全国高等卫生职业教育临床医学专业
（3+2）"十三五"规划教材

供临床医学、预防医学、康复治疗技术、口腔医学、护理、中医学、健康管理等专业使用

临床医学实践技能

LINCHUANG YIXUE SHIJIAN JINENG

主　编　周建军

副主编　崔杏芳　巴特尔　邵春芬

编　委　（以姓氏笔画为序）

巴特尔　内蒙古医科大学

田秀蓉　重庆三峡医药高等专科学校

杨　黎　重庆护理职业学院

杨笑怡　平顶山学院

张　娜　邢台医学高等专科学校

邵春芬　邢台医学高等专科学校

周建军　重庆三峡医药高等专科学校

赵　敦　山西医科大学汾阳学院

徐　健　重庆大学附属肿瘤医院

徐海霞　内蒙古医科大学

崔杏芳　宁夏医科大学

董克勤　宁夏医科大学

程　芳　内蒙古医科大学

华中科技大学出版社
http://www.hustp.com
中国·武汉

U0301848

内 容 简 介

本书为全国高等卫生职业教育临床医学专业(3+2)"十三五"规划教材。

本书共分为九章,主要介绍了职业素质、体格检查技能、外科手术基本技能、内科常用诊疗操作技能、妇儿诊疗技术、护理基本技能、院前急救基本技能、其他辅助技能、X线影像学诊断,涉及近百个临床操作技能点。本书以医学生学习、实践(实习)为需要,以流程化、提纲式的表现方法为主,使教学形象直观、简洁易懂,便于学生自学、互学。

本书可作为临床医学生、实习医生临床基本技能训练的参考书。

图书在版编目(CIP)数据

临床医学实践技能/周建军主编. —武汉:华中科技大学出版社,2020.1
全国高等卫生职业教育临床医学专业(3+2)"十三五"规划教材
ISBN 978-7-5680-5713-4

Ⅰ.①临… Ⅱ.①周… Ⅲ.①临床医学-高等职业教育-教材 Ⅳ.①R4

中国版本图书馆 CIP 数据核字(2019)第 296754 号

临床医学实践技能
Linchuang Yixue Shijian Jineng

周建军 主编

策划编辑:史燕丽
责任编辑:曾奇峰
封面设计:原色设计
责任校对:刘 竣
责任监印:周治超
出版发行:华中科技大学出版社(中国·武汉) 电话:(027)81321913
　　　　　武汉市东湖新技术开发区华工科技园 邮编:430223
录　排:华中科技大学惠友文印中心
印　刷:武汉市籍缘印刷厂
开　本:889mm×1194mm 1/16
印　张:17.5
字　数:440千字
版　次:2020年1月第1版第1次印刷
定　价:49.80元

全国高等卫生职业教育
临床医学专业(3+2)"十三五"规划教材

编委会

2017 年国务院办公厅印发《关于深化医教协同进一步推进医学教育改革与发展的意见》,就推动医学教育改革发展做出部署,明确了以"5+3"为主体、"3+2"(3 年临床医学专科教育+2 年助理全科医生培训)为补充的临床医学人才培养体系,对医学教育改革与发展提出了新的要求,提供了新的机遇。

为了进一步贯彻落实文件精神,适应临床医学高职教育改革发展的需要,服务"健康中国"对高素质创新技能型人才培养的需求,促进教育教学内容与临床技术技能同步更新,充分发挥教材建设在提高人才培养质量中的基础性作用,华中科技大学出版社经调研后,在教育部高职高专医学类专业教学指导委员会专家和部分高职高专示范院校领导的指导下,组织了全国近 40 所高职高专医药院校的近 200 位老师编写了这套全国高等卫生职业教育临床医学专业(3+2)"十三五"规划教材。

本套教材积极贯彻教育部《教育信息化"十三五"规划》要求,推进教材的信息化建设水平,打造具有时代特色的"融合教材",服务并推动教育信息化。此外,本套教材充分反映了各院校的教学改革成果和研究成果,教材编写体系和内容均有所创新,在编写过程中重点突出以下特点:

(1)紧跟医学教育改革的发展趋势和"十三五"教材建设工作,具有鲜明的高等卫生职业教育特色。

(2)紧密联系最新的教学大纲、助理医师执业资格考试的要求,整合和优化课程体系和内容,贴近岗位的实际需要。

(3)突出体现"医教协同"的人才培养体系,以及医学教育教学改革的最新成果。

(4)教材融传授知识、培养能力、提高技能、提高素质为一体,注重职业教育人才德能并重、知行合一和崇高职业精神的培养。

(5)大量应用案例导入、探究教学等编写理念,以提高学生的学习兴趣和学习效果。

本套教材得到了专家和领导的大力支持与高度关注,我们衷心希望这套教材能在相关课程的教学中发挥积极作用,并得到读者的青睐。我们也相信这套教材在使用过程中,通过教学实践的检验和实际问题的解决,能不断得到改进、完善和提高。

全国高等卫生职业教育临床医学专业(3+2)
"十三五"规划教材编写委员会

　　临床医学是理论与实践密切结合、专业与人文相互融通的科学。临床医生将理论联系临床工作实际,根据患者情况进行正确决策的能力,不是先天就有的,而是在临床实践中不断积累得来的。在临床实践中,基本操作技能是临床医生必须掌握的基本功。

　　加强临床基本技能培养是医学院校教学的重要内容,也是教学改革的难点之一。临床实践操作多在见习、实习中进行训练,时间短、内容多,学生系统训练和实践机会偏少。在近年来的执业医师资格考试中,临床技能考试的通过率并不高,学生技能操作水平参差不齐。基于此,我们组织编写了本书,希望能给临床医学生、实习医生的系统、规范的临床基本技能训练提供参考。

　　本书的编写团队由临床教学教师和临床一线医生共同组成,在编写过程中参考了大量临床资料,也结合了临床医生在临床工作中总结的经验。在内容方面,本书涵盖了临床医学本科和专科专业教学大纲中要求掌握的内容,对接了执业医师资格考试所需掌握的实践技能内容,增加了部分目前临床上常用的新的诊疗技术,主要介绍了职业素质(医患沟通及人文教育的理念)、体格检查技能、外科手术基本技能、内科常用诊疗操作技能、妇儿诊疗技术、护理基本技能、院前急救基本技能、其他辅助技能、X线影像学诊断,涉及近百个临床操作技能点。本书特色主要体现在以下几个方面。

　　(1)贯彻知识"必需、够用、实用"原则。

　　(2)以医学生学习、实践(实习)为需要,编写内容均为基本、常见的操作项目。

　　(3)注重医学人文素质培养,使实践教学内容更加完善,有利于培养学生的实践能力、综合分析能力和科学的思维方法。

　　(4)在编排形式方面,以流程化、提纲式的表现方法为主,使教学形象直观、简洁易懂,便于学生自学、互学,提高学生对临床技能的学习兴趣。

　　需要说明的是,医学是不断发展的,临床操作的方法也在不断更新、改变。编写中我们虽然做了很多努力,也尽可能吸收最新的内容,但也难免出现滞后性,请读者在学习过程中以最新内容为准。此外,本书在很多内容编写上是一种尝试,可借鉴的经验不多,加之编者水平有限,书中不足之处,敬请读者提出宝贵意见,以便不断更新和完善。

编 者

目 录

MULU

第八章　其他辅助技能

第九章　X线影像学诊断

第一章 职业素质

医务人员担负着维护和促进人类健康的使命，关系着人的健康利益和生命，这就决定了医务人员在医疗活动中必须面对一些道德与伦理上的问题。当今，经济社会的快速发展推动了医学事业的快速发展，进而也带来了许多道德纷争和伦理挑战。这些纷争和挑战发生于医学活动中的多个领域，包括临床医学实践操作。如何更好地提高医疗服务质量，以正确的方式面对各种医疗活动，就需要医务人员必须了解医学中的道德，从而培养高尚的医德。

第一节 医德医风

一、道德

《道德经》中老子说道："道生之，德畜之，物形之，势成之。是以万物莫不尊道而贵德。道之尊，德之贵，夫莫之命而常自然。""道"是指事物运行的真理；"德"是指人的品行。"道"和"德"是两个不同的概念。而今，道德是指人类独有的，在人们的实践活动中形成的，由经济基础决定的，以善恶为评价标准的，受社会舆论、传统习俗、内心信念影响和评判的，调节人际关系的个人心理与社会规范的综合。

二、医学道德

医学道德简称为医德。医德是一种职业道德，是一般社会道德在医疗卫生领域中的特殊表现。它是调整医务人员与患者、医务人员之间以及医务人员与社会之间关系的行为准则。医德是医学伦理学的主要研究对象，主要涉及医患之间的道德关系及道德现象。

医生是医德与医术的统一，没有好的医德就不是好的医生。那么医生应当具有怎样的医德？国内外文献对于医德的阐述在核心内容上是一致的，下文将介绍几种比较典型的阐述。

（一）国外对医德的阐述

1.《希波克拉底誓言》中的医德 "我要遵守誓约，矢志不渝。对传授我医术的老师，我要像父母一样敬重。对我的儿子、老师的儿子以及我的门徒，我要悉心传授医学知识。我要竭尽全力，采取我认为有利于患者的医疗措施，不能给患者带来痛苦与危害。我不把毒药给任何人，也绝不授意别人使用它。我要清清白白地行医和生活。无论进入谁家，只是为了治病，不为所欲为，不接受贿赂，不勾引异性。对看到或听到不应外传的私

Note

生活,我绝不泄露。"《希波克拉底誓言》强调了医生在医疗过程中应遵守的道德准则,约束了医生的行为。

2. 《日内瓦宣言》中的医德 "作为医学界的一员,我庄严宣誓,为服务人类而献身;我将患者的健康和福祉置于首位;我将尊重患者的自主权和尊严;我将保持对人类生命的最大尊重;我将不容许年龄、疾病或残疾、信仰、民族、性别、国籍、政治立场、种族、性取向、社会地位或其他任何因素干预我的职责和我的患者;我将尊重所寄托给我的秘密,即使患者死后;我将以良知、尊严和高尚的行为践行我的职业;我将维护医学的荣誉和高尚的传统;我将给予我的老师、同事和学生应有的尊敬和感谢;我将为了患者利益和医疗进步分享我的医学知识;我将照料自身健康,维持能力,以提供最高质量的服务;我不会利用我的医学知识侵犯人权和公民自由,即使受到威胁;我郑重地、自愿地做出这些承诺,以我的名誉担保。"《日内瓦宣言》既包含了医患如何相处的内容,又阐明了医际关系的处理原则。

(二)我国对医德的阐述

1. 孙思邈《大医精诚》中的医德 "凡大医治病,必当安神定志,无欲无求,先发大慈恻隐之心,誓愿普救含灵之苦,若有疾厄来求救者,不得问其贵贱贫富,长幼妍媸,怨亲善友,华夷愚智,普同一等,皆如至亲之想。"孙思邈在《大医精诚》中首次比较全面地阐述了医德的行为规范。他强调了为医者不仅要有精湛的技术,还要有良好的医德,对待患者要"普同一等",像亲人一样对待。

2. 我国政策法规中的医德 1988年卫生部颁布的《医务人员医德规范及其实施办法》从法律上明确了医疗卫生服务的道德要求和道德标准。其主要内容:"救死扶伤、人道待人;尊重患者,一视同仁;文明礼貌,关心体贴;谨言慎行,保守医密;互学互尊,奋发进取;廉洁奉公,遵纪守法。"

2012年卫生部颁布了《医疗卫生机构从业人员行为规范》,其主要内容:"以人为本,践行宗旨;遵纪守法,依法执业;尊重患者,关爱生命;优质服务,医患和谐;廉洁自律,恪守医德;严谨务实,精益求精;爱岗敬业,团结协作;乐于奉献,热心公益。"与1988年的《医务人员医德规范及其实施办法》相比,新的医德准则强调了以人为本和构建和谐医患关系的重要性,也强调了医疗卫生服务的公益性和公平性。

3. 《中国医学生誓言》中的医德 "健康所系,性命相托。我志愿献身医学,热爱祖国,忠于人民,恪守医德,尊师守纪,刻苦钻研,孜孜不倦,精益求精,全面发展。我决心竭尽全力,除人类之病痛,助健康之完美,维护医术的圣洁和荣誉,救死扶伤,不辞艰辛,执着追求,为祖国的医药卫生事业的发展和人类的身心健康奋斗终生。"该誓言作为医学生就读时的宣誓词,对其学医和行医都提出了要求。

三、医德关系与医德现象

(一)医德关系

(1)患者及患者家属与医务人员之间的关系,即医患关系。在医疗活动中,医患关系直接关系到医护质量和患者安危,是医疗活动的关键,也是医德关系的核心,是医学伦理学首要的研究对象。

(2)医务人员相互之间的关系,即医际关系。医际关系包括在医疗活动中,医疗单位内部的医生与医生、医生与护士、护士与护士、医护与后勤、医护与行政人员等之间的各种工作关系。医际关系直接影响医疗活动的开展。良好的医际关系有利于各项医疗服务、医疗质量及管理质量的提高。要形成良好的医际关系,就要以平等尊重、互帮互信、分工协作等作为基本准则。

(3) 医务人员、医疗机构甚至整个医学界与社会公众、政府等之间发生的社会关系,即医社关系。医社关系是由医学专业化与社会实践化引起的。随着医学模式的发展,人们对健康的观念和要求随之改变,这不仅扩大了医学服务的范围,也使得医务人员、医疗机构与社会各方面的联系在广度上、深度上都有很大的提高,医德也日趋社会化。医务人员在医疗活动中处理问题时,既要考虑局部利益,也要顾及对整个社会的责任。

(二) 医德现象

医德现象包括意识现象、规范现象以及活动现象。医德意识现象是医疗活动中形成的各种医德观念、理论等;医德规范现象是指导、评价医务人员医德的行为规范、道德要求等;医德活动现象是指在医疗活动中以医德为实践对象的现象,包括医德的评价、修养等。

四、在临床实践技能中对医德的要求

1. 重视疾病,慎选方法　医生在对患者进行诊疗时,应从患者实际病情出发,遵守最优原则,选择合适的操作方法(如体格检查、辅助检查等),避免不必要的检查,为患者节约金钱和时间。

2. 重视患者,维护利益　医生要以患者为服务对象,为其提供最优质的服务。在临床实践技能操作中,要切实维护患者的利益。

3. 知情同意,尽职尽责　医生要向患者及其家属详细说明操作的目的、意义、危险等内容,使患者在充分了解的基础上做出执行和不执行的决定。尤其是一些费用昂贵、过程复杂或者是涉及隐私部位检查的操作,医生要取得患者的理解和同意。

4. 关心体贴,减少伤害　国外和国内对医德的表述中,都提到了要关心患者,将患者当作"至亲"一样对待。尤其是某些疾病严重、心理障碍的患者,医生在对其进行临床诊疗操作时应当关心、细心、耐心。在操作的过程中,要注意遵守操作的标准,手法轻柔、动作敏捷,减少对患者的伤害。

5. 尊重患者,保护隐私　对待患者要一视同仁,不可将经济、外貌等因素夹杂在临床实践操作中,如对待异性患者,在操作过程中态度要庄重。不可将患者的基本信息泄露,也不可将患者的诊疗结果泄露给不必要的人;要注意诊疗结果的保管,保护患者的隐私。

五、医德修养

医德修养是指医务人员在医德方面所进行的自我教育、自我锻炼和自我陶冶的过程,以及在此基础上所达到的医德境界。医德修养可以分解为三层含义:一是动态的过程,即医务人员按照一定的道德原则和规范所进行的学习、体验、检查、反省等心理活动和客观实践活动过程;二是静态的结果,即经过长期的努力后所形成的医德品质、情操和道德境界;三是医务人员待人处世的态度,即对处理医患关系、医际关系、医社关系的认识态度。医德修养的途径有以下几种。

1. 认真学习,事必躬亲　医德的修养必须是自身亲自实践、学习的过程,旁人不能代替,是通过后天的学习而获得的。医德的修养既要学习医德的理论知识,又要学习先进人物的医德、先进单位的医风。此外,还要在医疗实践中检验自身的理论知识是否足够经得起考验。在考验之后,针对自身的不足,加以完善。

2. 增强决心,持之以恒 医德的修养还要增强决心,要有持之以恒的精神。坚持不断地提高医务人员的医疗道德,达到为人民服务的最高境界。

3. 加强法律的约束作用 医德的修养需要用法律来约束、保障。在医疗活动中,不良的医疗行为往往靠自身的自律来约束,这种约束时常起不到很好的效果。加强法律法规对不良医疗行为的惩戒,遏制不良的医德医风,使健康的医德医风得到宣扬,从而形成良好的医疗环境,保障医疗活动的顺利开展。

(杨　黎)

第二节　沟通能力

随着我国经济水平的不断发展,人们对健康的渴望也日益加剧。许多人在物质文明水平不断提高的同时,对医疗保健水平的要求也和其他生活水平一样不断提高。社会、经济的发展为医疗条件的提高带来了有利的一面,同时也造成医患间出现新的矛盾。医患间矛盾的升级对医患双方都有弊无利。目前,不论是患者还是医护人员都不同程度地认为医患关系不和谐。了解医患沟通困难的原因,提高医患沟通的技巧,对促进良好医患关系的形成具有重要的意义。

一、医患沟通的定义

狭义的医患沟通,即指医方在日常医疗活动中与患方就疾病、健康问题及相关因素(如费用、服务等)进行的沟通交流。狭义的医患沟通发生在医患个体之间,牵涉的范围较小。

广义的医患沟通,即指医务工作者、卫生行政人员、医疗机构管理人员以及医学教育工作者等主要围绕医疗卫生的医疗技术与医德、服务标准、法律法规、政策制度等方面,以非诊疗的方式与社会各界进行沟通。广义的医患沟通发生于医疗卫生服务相关群体与整个社会之间,它不仅有利于医患双方个体的信任合作及关系融洽,而且能推动医学发展和社会进步。

二、医患沟通的内容

医患沟通可以分为技术沟通和非技术沟通。

1. 技术沟通 技术沟通是医患双方在医疗活动中,为了收集病史、诊疗疾病、临床检查、确立治疗方案等而进行的沟通。如体格检查需患者配合,要进行沟通;治疗方案需得到患者的同意,要进行沟通。

2. 非技术沟通 医患双方在医疗活动中会产生道德关系、法律关系、经济关系、价值关系等非技术关系,而在这种非技术关系中医患间的沟通就是非技术沟通。非技术沟通中,情感交流的作用至关重要。

三、医患间沟通障碍的原因

(一) 医方的原因

1. 对医患沟通不够重视 医患沟通中,医务人员占主导作用,因而医患双方在沟通过程中处于不平等的地位。但部分医务人员对医患沟通的重要性认识不够,尚未建立起"以患者为中心"的服务理念;也有部分医务人员对患者的沟通只是医学信息的沟通,而忽略了对患者的人文关怀。

2. 沟通时间有限　有研究显示,我国三甲医院一位门诊医生给每位患者的平均诊治时间为 5 分钟。因为沟通时间有限,医生难以完全倾听患者的所有倾诉,只能要求其回答与疾病有关联的部分,从而导致患者对医患沟通的不满意。

3. 缺乏沟通技巧　部分医务人员没有良好的语言与非语言沟通的方式,在沟通中没有使用得体性、幽默性、鼓励性的语言;或者没有把握好沟通时的面部表情、身体动作,甚至没有形成良好的第一印象;或者对患者使用专业的医学术语,而没有加以解释,只是进行单向的信息传递,忽略了双向的、互动的信息传递和反馈过程。

4. 医学专业的特殊性　医学专业具有特殊性,它既能为患者诊治疾病,也可能会给患者带来伤害(如临床检查中出现的伤害)。现今医学技术的发展还具有局限性,难以掌握疾病的所有状况,也无法全面预知诊疗过程中出现的不确定性。当出现未预知的问题时,医患间可能出现沟通的障碍。同时,由于医学专业的特殊性,医务人员要掌握丰富的医学知识和临床工作经验才能顺利为患者进行诊治,但部分医务人员缺乏较强的业务能力,在沟通中难以回答患者提出的疑问等,影响沟通效果。

5. 部分医务人员医德缺失　市场经济下,一些医务人员为了追求更高的经济效益,追求更优越的物质生活,见利忘义,缺少"救死扶伤"的责任,也缺失了"医者仁心"的道德,从而导致医患间的沟通出现障碍,医患关系不和谐。

（二）患方的原因

1. 患者缺乏医学知识　由于医学专业的特殊性,绝大多数患者对医学知识的了解甚少,或者了解错误的知识。患者较难准确地理解医务人员发出的信息,难以做出正确的行为反应,医患间的沟通有时难以顺利进行。

2. 患者对治疗效果期望过高　随着社会经济的发展,患者对健康的需求越来越迫切,对医疗服务的要求也越来越高。患者及其家属由于对治疗效果期望过高,难以做出理性的判断,从而对医务人员产生误解。

（三）政府

随着社会主义市场经济的发展,医院也进入了市场的竞争之中。目前,我国各级政府对医疗机构的投入不足以支撑其正常的运营。医疗机构为了发展,必须增加其医疗收入,重视经济效益的发展,而忽略了社会效益的发展。社会效益与经济效益不统一。医患双方也成了经济效益的对立体,患方将其不满归咎于医方,导致沟通的不畅通。

医疗机构能提供的医疗服务能力与人民日益增长的健康需求间也存在矛盾。目前,我国医疗资源配置依旧不合理,优质医疗资源存在于大城市、大医院。基层医疗机构的医疗条件难以满足人民的需求,而大型医疗机构又人满为患,"一床难求""看病难"的现象引发患者的不满,导致医患间的矛盾。

（四）媒体

当前,某些过度放大医患关系的负面新闻(如医务人员收受红包、医疗事故等)强调患者的弱势地位。当发生医患间的纠纷时,媒体一边倒地站在患者一方,把医生当作敌人,谴责医生,甚至把部分医务人员医德堕落、医风败坏的现象扩大为整个群体的现象,使医疗机构、医务人员的社会形象受损,加深了医患间的矛盾。如"8 毛门"事件被媒体炒得沸沸扬扬,虽后经调查被证实为媒体误读,却也加深了医患间的矛盾。媒体对负面消息的夸大报道加重了医患间的防卫心理,使本来缺乏信任的双方更加相互猜忌,导致双方沟通不畅,对医患关系的恶化起到了推波助澜的作用。

四、医患间良好沟通的方式

(一) 医患间的语言沟通

希波克拉底说:"有两样东西能治病,一是语言,二是药物。"语言沟通是以词语符号为载体实现的沟通,如书面沟通等。要实现医患间良好的语言沟通,需要做到以下几点。

1. 运用得体的称呼语 医务人员在诊治患者时、患者在咨询医生时,都应使用得体的称呼语,如"您""请""谢谢"等最基本的礼貌用语。如患者在称呼医生时不应直呼其名,应尊称为某某医生;医生在称呼患者时,也应注意不可用患者的就诊号或住院号代替名字。

2. 充分利用语言的艺术 患者在就诊时,因为对疾病的不了解,内心会产生恐惧、焦虑、抑郁等负面情绪。医生在向患者询问病情或介绍检查内容时,应适当地运用幽默的语言,缓解患者紧张的情绪。

3. 多用称赞的语言 医患间沟通时,要多称赞对方。如患者遵医嘱进行治疗活动的过程中,医务人员可以说"坚持下去,就可以好转的""你的康复锻炼做得很好"等,鼓励患者,共同对抗疾病。

4. 语言表达简洁明确 医患间沟通时,语言表达要言简意赅,既要把意思表达清楚,又不能过于冗长。

5. 讲究提问的技巧 患者在陈述病史时,可能会不知如何表达自身的感受;或在表述过程中夹杂太多的修饰性词语,导致医生无法获知准确的病史。这就需要医生在提问时讲究提问的技巧,如患者腹痛就诊时通常主诉疼痛,此时医生可提问是刺痛、绞痛、阵痛等,以帮助诊断。

6. 使用保护性语言,忌用伤害性语言 医患间沟通时,应多使用保护性语言,切忌使用伤害性语言,伤害对方的人格尊严,从而造成医患间的矛盾。如在医疗过程中,"不要乱动,哪儿治疗不痛苦的""你这人怎么这么麻烦"等语言都可能会对患者造成心理上的伤害。

7. 不评价他人的诊断与治疗 医方和患方都不应评价他人的诊断与治疗,尊重其他患者的隐私与尊严。

(二) 医患间的非语言沟通

非语言沟通是指使用语言之外的方式进行沟通,如身体动作、眼神、声音、衣着打扮等。

1. 重视第一印象 医务人员要服装整洁,在医疗过程中着统一的服饰,态度和蔼可亲,给患者留下良好的第一印象。

2. 举止端庄 医务人员要重视"小节","小节"虽小,却是影响人整体形象的关键因素。

3. 目光接触 医务人员不可用异样的眼光去审视患者。

4. 面部表情 微笑是最好的语言。医务人员对待患者应时刻保持微笑。

5. 接触 医患间还应建立良好的接触沟通。如对患者进行身体检查时,动作要轻缓;检查之后,医生应帮助其整理好衣被。

(杨 黎)

第三节　医学伦理学

一、伦理学

（一）伦理学的概念

伦理学是一门专门研究道德的学术理论体系，是揭示其起源、本质、作用、规律的学科。它试图从理论层面去研究"我们应该怎样做""我们为什么这样做"等，并对其进行评判。伦理学在一定意义上是对道德的哲学概括。

伦理学的概念起源于西方，古希腊哲学家亚里士多德最先将研究人类道德的学问称为"伦理学"，由其撰写的《尼各马可伦理学》的问世标志着伦理学的产生。我国"伦理学"一词最早出现于清代末年，我国学者严复在其译著《天演论》中将伦理学概念和理论引入我国。

（二）伦理学的类型

根据二分类，伦理学可以分为规范伦理学和非规范伦理学；也可因研究方式分为描述伦理学、元伦理学、规范伦理学和美德伦理学。

1. 描述伦理学　它对道德现象的研究既不涉及行为的善恶及其标准，也不谋求制定行为的准则或规范，只是依据其特有的学科立场和方法对道德现象进行经验性描述和再现。人们对于日常生活道德的道德社会学、道德心理学、道德民俗学等都属于描述伦理学。

2. 元伦理学　它以伦理学本身作为研究对象。元伦理学起源于 1903 年，乔治·爱德华·摩尔于发表的《伦理学原理》中宣告了元伦理学的诞生。元伦理学所探讨的不是某种特定实际问题或日常生活遇到的问题，而是探讨伦理理论或批判的本质，如道德和不道德的含义。直至 20 世纪 70 年代，元伦理学一直为伦理学的主流思想。

3. 规范伦理学　规范伦理学一直是伦理学的代表、主体或核心，围绕着道德价值、道德义务和道德品质展开其理论形式，确定其道德原则等。20 世纪上半叶，规范伦理学处于没落时期。直至 20 世纪 70 年代，《正义论》的出版标志着规范伦理学的复兴。

4. 美德伦理学　美德伦理学是包含了美德学说的伦理学，它研究优良的道德如何实现。传统的美德伦理学的代表人物为亚里士多德。经过多年的发展，美德伦理学已经形成了与功利主义伦理学、义务论伦理学三足鼎立的局面。

上述四种类型的伦理学中，描述伦理学和元伦理学属于非规范伦理学范畴；美德伦理学和规范伦理学属于规范伦理学范畴。规范伦理学为非规范伦理学提供研究基础，而非规范伦理学为规范伦理学提供理论指导。两者相辅相成，互为指导。

二、医学伦理学

（一）医学伦理学的概念

医学伦理学是一门研究医德的科学，是运用伦理学的一般原理和主要准则，研究和指导医疗卫生领域中的道德现象、道德关系、道德问题和道德建设的学说和理论。医学伦理学既是医务人员在职业教育中必须接受的一门有关职业道德的理论课程，又是一门密切联系医学临床、实践性很强的学科。

（二）医学伦理学的产生

医学伦理早已存在于漫长的医史上，它伴随着医疗职业而产生和发展，最早的发展可追溯到汉谟拉比时代。《汉谟拉比法典》是记载在泥土平版上的规章，其包括医生照顾患者应遵循的规则，并且对医务人员的要求非常严格。不过，医学伦理学真正的起源是古希腊的《希波克拉底誓言》，它体现了医生和患者之间、医生和医生之间的相互行为准则和规范，对医生所应承担的责任也进行了具体的阐述，向医学界发起了行业的道德倡议书。

医学伦理学作为一门独立的学科是在第二次世界大战之后。1948年，世界医学会（WMA）在《希波克拉底誓言》的基础上制定了《日内瓦宣言》，并将其作为全世界的医务人员共同遵守的行为准则。

三、医学伦理学的研究内容

医学伦理学的研究内容包括医德的基本理论、医德的规范体系、医德的基本实践、医德的难题等。

1. 医德的基本理论 主要包括医德的哲学基础、发展史、本质、功能和作用等，即研究"医学伦理学是什么"等问题。

2. 医德的规范体系 主要包括医学伦理的基本原则、规范和范畴等，即阐明医疗活动中，作为主体应当承担何种道德责任，以及如何从伦理学角度评价医学行为的道德与否。医德的规范是医务人员进行医疗活动的思想和行为准则。它的制定必须通过对历史和现实中的医德现象进行归纳分析，以社会的终极道德为标准，从人类的行为中客观推导出来。

3. 医德的基本实践 通过医德的培养、教育、修养、评价等，使医务人员具有良好的社会认定的医德，并在医疗活动中体现其优良的医学美德。

4. 医德的难题 现代医学技术的快速发展也为医学伦理学带来了很多难题。如活体实验、遗传优生、试管婴儿、器官移植等方面出现了新的伦理学问题，这些问题需要广大的医务人员在医学活动中去解答，并逐渐形成医德规范。

四、医学伦理学的基本原则

（一）国外医学伦理学的基本原则

国外学者通常将医学伦理学的基本原则分为行善原则、尊重原则、公正原则和不伤害原则。

1. 行善原则

（1）概念：行善原则指采取必要的措施使患者获得利益，权衡利益实现的风险与代价。它包含预防疾病、减少疾病对患者的伤害和促进患者健康等多方面的内容。

（2）要求：第一，要确定服务的对象是患有疾病的人（即患者）；第二，医务人员所采取的任何行为必须以减轻患者的疾病为目的；第三，医务人员所采取的行动不能损害他人的利益。

2. 尊重原则

（1）概念：尊重原则包括狭义的尊重原则和广义的尊重原则两个方面。狭义的尊重原则即医患双方在医疗活动中应处于平等的地位，尊重对方的人格。广义的尊重原则即除强调医务人员应尊重患者及其家属的人格外,还应尊重其隐私、自主等。总言之,尊重即尊重自主的人的决策能力。

（2）要求:尊重患者的人格;尊重患者的自主选择权;尊重患者的隐私权。

3. 公正原则

（1）概念:公正原则指每个人都享有卫生资源公平分配的权利,同时也具有参与卫生资源的使用和分配的权利。公正原则既包括医患交往的公正,也包括卫生资源分配的公正。由亚当斯公平理论可知,公平不是绝对的,它与每个人所持有的评判标准有关,受到个人自我意识的影响。在医疗活动中,应当充分考虑公平的非绝对性,从患者的利益出发,以求达到最大的公平。

（2）要求:底线保障、机会平等、贡献分配、调剂分配。

4. 不伤害原则

（1）概念:不伤害原则指在医疗活动中不伤害患者的身心健康。在医疗活动中,医务人员针对患者的疾病所采取的任何措施既有有利的方面也有不利的方面,医疗伤害是不可避免的。怎么将对患者的伤害减到最低呢? 首先,应遵循行善原则,将患者的利益作为最高利益;其次,针对患者的病情采取最有效的治疗手段;再次,应对伤害做出必要的防护措施,如在采用核医学的方法对患者进行检查时,对患者采取防护手段,严格控制进入人体的试剂剂量。

（2）要求:不滥施辅助检查;不滥用药物;不滥施手术。

（二）我国社会主义医学伦理学的基本原则

我国医学伦理学在社会主义时期具有鲜明的时代特征,是我国社会主义核心价值体系的具体体现。它要求医务人员应当遵循"防病治病,救死扶伤,实行社会主义的人道主义,全心全意为人民身心健康服务"的基本原则,必须提高自己的医德和医疗技术,做到"医者仁心""济世救人"。

五、临床实践技能操作中的医学伦理学

（一）知情同意

"知"即知晓;"情"即内容;"同"即达到;"意"即共识。知情同意即知晓医疗活动的所有内容,且医患之间达成共识。在临床实践技能操作中,医务人员应该以患者的实际利益出发,选择合理的方案,向患者充分说明和解释;患者应当完全知晓操作的目的、方法、原则、危险及并发症等,并且自主决定是否同意该项操作的实施。

（二）保护患者的隐私

患者的隐私包括患者向医生提供的个人基本信息、生理信息、心理信息等,以及通过临床实践技能实行诊疗之后获知的关于疾病方面的信息。医生不应向他人透露有可能损坏患者声誉、尊严、人格等的私密信息。例如,在对患者的体格检查中,所获知的患者的生理缺陷在未得到患者的同意时,不可随意向医疗小组之外的人员或其他人员透露。但这种保密不是绝对保密,当保护患者的隐私和患者的生命相冲突时,应当以患者的生命优先。

（三）医疗最优化

医疗最优化即指在医疗活动中,采取对患者最有利且伤害最小的检查手段、治疗方案、手术方案等。在临床实践技能操作中,要综合考虑患者的病情需要以及患者的经济

能力、身体状况等因素,为患者选择最佳的操作手段,以求给患者带来最小的生理、心理上的伤害,以及最低的经济负担等。

（四）生命至上

生命至上即生命价值原则,指关心、维护、捍卫人的生命,它是临床实践技能操作伦理学中的终极判断依据。医疗活动中的所有行为都应将患者的生命放在首位。当行为与生命至上原则相违背时,应当立即制止,尊重生命的价值。

（杨 黎）

第二章 体格检查技能

第一节 问诊的方法与技能、病史采集

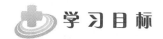

学习目标

1. 掌握：问诊的方法和技能。
2. 熟悉：病史采集的要点。
3. 了解：问诊的职业态度及行为。

问诊是医生通过与患者或其知情人交谈，了解疾病的发生、发展、治疗经过、既往健康等，经过分析、综合、全面思考而提出临床判断的一种诊法。问诊是病史采集的重要手段，也是最重要的临床技能之一。

一、问诊的重要性

问诊是诊断疾病的最基本也是最重要的手段之一。

（一）问诊是建立良好医患关系的桥梁

问诊是医患沟通、建立良好医患关系的桥梁。正确的问诊方法和良好的问诊技巧可使患者感到医生的亲切和可信，主动配合医生的工作，这对病情的诊断十分重要。

（二）问诊是获得诊断依据的重要手段

通过问诊获取的病史资料对诊断具有极其重要的意义。一个具有深厚医学知识和丰富临床经验的医生，常常通过单独的问诊就能对患者提出相当准确的诊断。

（三）问诊是了解病情的主要方法

通过问诊可全面了解患者所患疾病的发生、发展、病因、诊治经过及既往健康状况等全过程，了解患者的社会心理状况及其对疾病的影响，消除或减轻患者的顾虑。

（四）问诊可为进一步检查提供线索

详细的病史资料对患者的体格检查和各种诊断性检查提供了重要的线索和基本资料。

忽视问诊，必使病史采集粗疏，病情了解不够详细或确切，势必造成漏诊或误诊。对于病情复杂而又缺乏典型症状和体征的病例，深入细致的问诊就更为重要。

例如：患者，男，31岁。主诉反复发热9个月。患者体温始终在 37.8～39 ℃ 波动，无

受凉史,无咳嗽、咽痛、胸痛、腹痛、尿急、尿痛、尿频等症状,无体重改变。体格检查未发现有明确的阳性体征。在长达9个月的病程中,先后有12位医生负责该患者的医疗工作。考虑患者可能患有各种致病微生物的感染以及自身免疫性疾病,先后多次进行针对结核病、伤寒、斑疹伤寒、布鲁菌病、疟疾、风湿热、类风湿性关节炎、红斑狼疮等的实验室检查,结果均为阴性。按肌纤维炎治疗,不能完全控制体温。第13位经治医生接诊后,仔细回顾了患者的全部病历,重新询问了病史,了解到患者在发病前曾回内蒙古老家接触了刚刚生下来的羊羔。同时,这位医生在阅读文献时发现有研究者认为给患者静脉输用高浓度的葡萄糖溶液可以提高布鲁菌病的检出率。果然,再次进行的实验室检查明确了布鲁菌病的诊断。经过针对性的治疗,患者体温很快恢复正常,治疗好转出院。

二、问诊的职业态度及行为

问诊的目的是为了全面了解疾病的发生、发展、病因、诊治经过及既往健康状况。因此,医生必须取得患者的信任,要具有良好的职业态度及行为。

(一)仪表和礼节

医生的外表形象非常重要,整洁的衣着、谦虚礼貌的行为有助于促进医患关系的和谐,从而获得患者的信任,使其愿意同医生谈论敏感的问题,亦能启发和鼓励患者提供有关医疗的客观、真实的资料。因此,询问者在接触患者时要做到衣冠整洁、文明礼貌,使患者感到亲切温暖,值得信赖。粗鲁傲慢不仅会丧失患者对询问者的信任感,而且会使患者产生担忧或恐惧。

(二)自我介绍

问诊开始时,询问者要做自我介绍,说明自己的身份和问诊的目的。询问患者时一般应称某某先生、某某同志,不宜直呼其名。通过简短而随和的交谈,使患者情绪放松。

(三)举止和态度

问诊的过程中,询问者要举止端庄、态度和蔼,例如视线、姿势、面部表情、语言等都要注意给患者留下友善感。适当的非语言交流或体语可以消除与患者之间的障碍,增进关系和谐,使患者感到轻松自如,易于交流。

(四)赞扬和鼓励

患者身患疾病必然带来心理和情绪上的变化,如胡思乱想、情绪低落、反常,这对病情初诊治都是极为不利的。在问诊过程中,询问者要注意妥善地运用一些语言行为,间断地给予肯定和鼓励,自然地调节患者的心理和情绪,使患者受到启发鼓舞而积极提供信息,促进患者的合作,这对增进与患者的关系大有益处。

(五)关心与帮助

应从关心和帮助患者中采集必要的详细可靠的病史资料,这对诊断和治疗都有很重要的作用。

(1)关心患者对疾病的看法,了解患者对病因的担心和对诊断治疗的理解,启发诱导出患者隐藏的忧虑。

(2)关心疾病对患者本身、家庭成员生活方式和自我形象的影响,以消除患者的顾虑。

(3)关心患者的期望,了解患者就诊的确切目的和要求,以正确判断患者最感兴趣和最需要解决的问题,必要时应根据其兴趣给予适当的教育。

（4）关心患者现有的资助来源情况，鼓励患者设法寻找资助。

总之，在问诊过程中应关心患者的疾苦及其相关问题，积极为患者排忧解难。

三、问诊的方法与技巧

问诊的方法和技巧与获得信息的数量及质量息息相关，因而直接影响问诊效果。

（一）问诊的对象

尽量直接询问患者。对危重患者或有意识障碍的患者可由发病时的在场者及了解病情的人代诉。对小儿患者则主要询问其父母。

（二）组织安排

组织安排指整个问诊的结构与组织，包括引言、问诊的主体（主诉、现病史、过去史、系统回顾、个人史、家族史）和结束语。询问者应按项目的序列系统地询问患者，对交谈的目的、进程、预期结果应心中有数。

（三）时间顺序

时间顺序指主诉和现病史中症状或体征出现的先后次序。询问者应问清症状开始的确切时间。跟踪自首发至目前的演变过程，根据时间顺序追溯症状的演变，可避免遗漏重要的资料。如"以后怎么样？然后又……"，这样在核实所得资料的同时，可以了解事件发展的先后顺序。如有几个症状同时出现，有必要确定其先后顺序。

（四）过渡性语言

过渡性语言指问诊时用于两个项目之间的转换的语言，是向患者说明即将讨论的新项目及其理由。

例如："我们一直在谈论你今天来看病的目的，现在我想问你过去的病情，以便了解它与你目前的疾病有何关系，从儿童时期回忆起追溯到现在（停顿），你小时候健康情况如何？"用了这种过渡性语言，患者就不会困惑你为什么要改变话题，以及为什么要询问这些情况。

（1）过渡到家族史："现在我想和你谈谈你的家族史；你也知道，有些疾病在有血缘关系的亲属中有遗传倾向，为了获得一个尽可能完整的家谱，预测和治疗未来的疾病，我们需要了解这些情况。让我们先从你的父母开始吧，他们都健在吗？"

（2）过渡到系统回顾："我已经问了你许多问题，你非常合作，现在我想问问全身各个系统的情况，以免遗漏，这对我了解你的整个健康状况非常重要。"

（五）问诊进度

为了使问诊进展顺利，询问者应注意聆听，不要轻易打断患者讲话，让他有足够的时间回答问题，有时允许有必要的停顿（如在回顾思索时）。为了节约时间，可以提出现成的问题，如"你能告诉我通常你是怎样度过一天的吗"等。

不要急促地提出一连串的问题，使患者没有时间去考虑答案。如果患者不停地谈论许多与病史无关的问题，则可客气地把患者引导到病史线索上来，如"你的那些问题我理解，现在请谈谈你当时胸痛的情况吧"。

（六）问题类型

1. 一般问题　常用于问诊的开始，用一般的问话获得某一方面的大量资料，让患者像讲故事一样叙述他的病情。如："你今天来有哪里不舒服""请告诉我你的一般健康状况吧"。待获得一些信息后，再有侧重地追问一些具体问题。

2. 特殊问题 用于收集一些特定的有关细节,如"你何时开始腹痛呢""你腹痛有多久了""你的疼痛是锐痛还是钝痛"。提出特殊问题要求获得的信息更有针对性。

为了系统有效地获得准确的资料,询问者应遵循从一般到特殊的提问进程。以下是从一般到特殊提问的示例。

询问者:"请你告诉我你哪里不舒服。"(一般提问)

患者:"近两周,我的胃一直在痛,就在这儿(指痛的地方),在肚脐的上方。"

询问者:"请告诉我你痛的情况。"(一般提问)

患者:"哦,太糟了。"

询问者:"疼痛像什么样?"(直接提问)

患者:"烧灼样。"

询问者:"痛在深处还是在表面?"(直接选择提问)

患者:"相当深。"

询问者:"痛的部位有变动吗?"(直接提问)

患者:"不。"

询问者:"哪些情况使疼痛更厉害?"(直接提问)

患者:"进食后疼痛加重。"

询问者:"哪些情况使疼痛减轻?"(直接提问)

患者:"空腹时"。

开始提问时,应避免用直接或选择性问题,这样会限制患者交流信息的范围,使获取必要的资料变得困难费时。

(七)重复提问

有时为了核实资料,需要就同样的问题多问几次,重申要点。但无计划的重复提问可能会挫伤和谐的医患关系和失去患者的信任。结合其他问诊的技能,如归纳总结,将有助于减少重复提问。

(八)小结和记录

为防止遗漏和遗忘病史,在询问病史时,询问者对患者的每一项陈述应做全面而有重点的记录小结。问诊大致结束时,尽可能有重点地重述一下病史让患者听,看患者有无补充或纠正之处,以提供机会核实患者所述的病情或澄清所获信息。

(九)语言要通俗易懂

患者要能够理解询问者的问题,避免使用医学术语发问。如对心脏病患者问诊时,可问:"你在夜间睡眠时,有无突然憋醒的情况?"而不能问:"你有阵发性夜间呼吸困难吗?"不应使用具有待定含义的医学术语,如"里急后重""鼻衄""隐血""谵语"等。

(十)引证核实

为了收集到尽可能准确的病史,询问者应引证核实患者提供的信息。如果提供了特定的诊断和用药,就应问明该诊断是如何得出的及用药剂量等。

例1:患者:"我常有胸痛。"

询问者:"请你确切地说明一下是怎样的感受。"

例2:患者:"我父母都有冠心病。"

询问者:"他们怎样知道得了冠心病?做了什么检查才发现有冠心病?"

(十一)抓住重点,分清主次

患者在陈述病史时,可能主次不分、杂乱无章。因此询问者在问诊过程中一定要抓住重点,分清主次,对主诉和与本病有关的内容要深入了解,对患者的陈述要分析和鉴别。

(十二) 实事求是,忌主观臆断

有的患者对记忆不清的病史,回答问题时顺口称"是";有的患者对自己的病情感到恐惧,有可能隐瞒真相或夸大病情、不说实话或自己编造病情,甚至弄虚作假。对此,询问者要以实事求是的科学态度正确分析判断,发现不可靠或含糊不清之处,要反复询问,从不同角度询问,以求获得可靠病史,切忌主观臆断,轻易下"结论",随便告诉患者所患疾病,但也不能轻易对患者持怀疑态度。

(十三) 避免暗示性套问

在询问时,可有目的、有计划地提出一些问题,以引导患者提供正确而有助于诊断的资料。但必须防止暗示性套问或有意识地诱导患者提供符合询问者主观印象所要求的材料。如对腹痛的患者不应直接问"你腹痛时疼痛向右肩放射吗",而应变换一种方式提问,如"腹痛时,疼痛对别的部位有影响吗",这样获取的病史就比较客观、真实。

(十四) 鼓励患者提问

问诊时,让患者有机会提问是非常重要的,因为患者常有疑问需要解释,也会想起一些在询问者特殊提问前不曾想到的新问题。询问者应给患者机会,鼓励他提问或讨论问题。例如:询问者应对患者说明,如有疑问或者还能提供与现在正在讨论的问题有关的更多信息时,就请大胆地谈,通常是在每个主要项目交谈结束时进行,问诊末再重复。

(十五) 承认经验不足

询问者应明白自己的知识水平与能够为患者提供情况的需要是否相称。当自己不能提供足够的信息及适当医嘱时,应承认自己经验不足;一旦患者问及自己不懂的问题时,应承认并立即设法为患者寻找答案。

(十六) 其他值得注意的问题

1. 隐私　对患者的"隐私"要保密。有关泌尿生殖系统病史,问诊时声音要低,语言要婉转。

2. 危重患者　在做扼要的询问和重点检查后,应立即进行抢救,待病情好转后再做详细的病史询问及其他检查,以免延误治疗。

3. 其他医疗单位转来的病情介绍或病历摘要　应当给予足够的重视,但只能作为参考材料,须亲自询问病史、检查,以作为诊断的依据。

4. 问诊时间　一般不超过 40 分钟,但除了危重患者外,亦不应过于简短,低于 10 分钟。

5. 结束语　问诊结束后,以结束语暗示问诊结束,充分说明询问者的作用、义务及对患者的要求和希望,明确地讲明今后的诊疗计划,包括询问者和患者今后要做的工作、预约下一次就诊时间等。

四、病史采集

(一) 进入诊查室(病房)注意事项

1. 诊查前准备　进诊查室(病房)前要穿戴整齐(工作服、白帽、口罩),携带检查用具。

2. 保持诊查室(病房)安静　进入诊查室(病房)时要保持安静,走路及动作应轻柔,勿大声谈笑。

3. 注意保护性医疗制度 询问或对患者进行检查时,态度要亲切和蔼、体贴关怀。把握好检查时间,检查部位勿暴露太久,以免受凉。检查动作宜轻柔,体察患者疾苦或不便,争取患者配合。

4. 注意诊查室(病房)整洁 在诊查室(病房)询问检查时,勿坐在患者床上。书本、笔记本、检查用具、病历夹勿放在病床上。所用棉签、纸张勿随便丢放于床旁或地上,应放在指定的地方。

5. 爱护检查用具 检查用具(血压计、体温计等)应按照操作规程小心使用,以免破坏或失落零件,如有损坏应及时报告,用毕应整理归回原处。

6. 预防为主 检查前、后均应洗手,避免交叉感染。

(二)各系统病史问诊重点

1. 呼吸系统疾病问诊

(1)发病的前驱症状,有无受凉或过度疲劳,疾病急缓。

(2)有无接触过敏原(如花粉、油漆)及当地气候变化情况等。

(3)有无发冷、发热及是否规律,是否有盗汗、畏寒、寒战,最高体温及最低体温等。

(4)有无咳嗽,咳嗽的声调、性质与时间,是否有痰,痰的量、颜色及性质,咳嗽、咳痰与体位的关系。

(5)是否咯血,咯血量、颜色以及是否伴有脓痰等。

(6)是否胸痛,疼痛的部位、性质、程度及与呼吸、咳嗽和体位的关系,缓解或加重因素。

(7)是否呼吸困难,呼吸困难出现的时间、持续时间、严重程度,是否伴咳嗽、咳痰。

(8)有无厌食、失眠、消瘦、停经或月经量增多(女)。

(9)既往史中应询问有无结核病、肺炎、上呼吸道感染、寄生虫感染、支气管哮喘及其他呼吸道疾病病史,儿童时有无麻疹、百日咳、水痘、急性支气管炎、支气管肺炎等病史,有无食物、药物过敏史。

(10)个人史中应问一般生活条件和有何不良嗜好(如吸烟),从事何种职业,是否经常接触粉尘及刺激性化学药物,防护设备如何以及是否易经常受寒、受湿等。

(11)家族史中应问家族中是否有结核病患者或类似疾病者。

2. 循环系统疾病问诊

(1)是否头痛、头晕、乏力、疲倦,有无游走性关节炎,有无发热、多汗、皮疹、皮下结节等。

(2)病前有无咽峡炎、急性肾炎、溶血性链球菌感染史。

(3)有呼吸困难时要具体询问在何种情况下发生(白天、夜间、突然发生、安静时或劳动时),程度如何,持续时间,伴随症状及与体位的关系等。

(4)有无胸闷、气促及其程度,在何种情况下发生,如休息时、平卧时、走路时、家务劳动时、重体力劳动时等。

(5)有无咳嗽,在何种情况下发生,是否伴随咳痰(颜色、气味)、咯血。

(6)有无水肿,由下肢开始还是由面部开始,早上较严重还是下午较严重,发展的顺序及快慢程度等。

(7)心前区疼痛:疼痛部位、性质,是否有放射及其放射部位,与劳动和体位的关系,缓解或加重因素等。

（8）既往史中应询问是否患过猩红热、丹毒、扁桃体炎、急性肾小球肾炎、急性关节炎等,是否经常有上呼吸道感染、鼻窦炎、龋齿等疾病史。

（9）个人及婚姻史:在妊娠及生产时上述症状是否加重。

（10）家族史中应询问家族中有无类似疾病患者、糖尿病患者等。

3. 消化道疾病问诊

（1）食欲情况。

（2）腹痛,包括部位、性质、特点、时间、有无放射及其放射部位、疼痛加重与减轻因素,与进食的关系及伴随症状。

（3）恶心、呕吐:情况、呕吐时间、内容物。

（4）是否反酸、胃灼热、嗳气及与进食的关系等。

（5）排便情况(便秘、腹泻)及大便性状。

（6）是否吞咽困难及程度。

（7）既往史中应重点询问有无胃、肠道疾病史,有无胆囊炎、胰腺炎等病史。

（8）个人史中应询问有何不良嗜好(如吸烟、饮酒),饮食种类及饮食习惯,是否经常接触铅、汞等。

4. 肝脏、胆道疾病问诊

（1）是否厌油、食欲下降、腹胀、消化不良、恶心、呕吐、呕血。

（2）腹痛,包括部位、性质、特点、时间、有无放射及其放射部位、疼痛加剧与减轻因素,与进食的关系及伴随症状。

（3）黄疸、瘙痒、发热、小便颜色。

（4）排便情况(腹泻、便秘)及大便性状(柏油样、白陶土样)。

（5）既往史中应重点询问是否有伤寒、急性传染性肝炎、血吸虫病、肝胆胰腺方面的疾病。

（6）个人史中应询问是否常吃富含胆固醇的食物,是否经常饮酒、吸烟。对女性患者应询问怀孕次数。

5. 泌尿系统疾病问诊

（1）一般症状,如水肿、无力、发热、全身不适。

（2）注意水肿特点,如首先发生的部位、程度、演变及与体位的关系。

（3）是否有尿频、尿痛、排尿困难、血尿、脓尿、小便失禁、夜尿及尿量改变。

（4）腰痛,包括部位、性质、特点、时间、有无放射及其放射部位、疼痛加剧与减轻因素,与体位的关系及伴随症状。

（5）是否有失眠、头痛、头晕、视力障碍等。

（6）是否有口臭、食欲缺乏、恶心、呕吐、腹泻、便秘等。

（7）既往史中应注意有无先驱或伴发的疾病,是否有耳、鼻、咽、鼻旁窦等处慢性病灶、上呼吸道感染、结核病等疾病史。

（8）个人史中应询问是否有铅、汞中毒可能(减肥、增白美容等),是否有妊娠水肿、高血压、子痫的病史。

6. 血液系统疾病问诊

（1）有无全身软弱、嗜睡、头痛、头晕、耳鸣、晕厥或局部骨骼疼痛等情况。

（2）有无心悸、呼吸困难、呕血、便血、月经量增多。

（3）有无食欲缺乏、消化不良、腹泻、异食症、便秘、舌的烧灼感、吞咽困难。

（4）有无易出血倾向,包括皮肤、牙齿、黏膜、阴道、尿道、呼吸道等处出血。

（5）有无发热、口咽部感染、浅表淋巴结肿大。

（6）既往史中应重点询问有无较长期失血病史（如胃溃疡、黑便、痔疮、月经量过多等），有无寄生虫感染病史。

（7）个人史中应询问营养情况、饮食习惯，有无与铅、砷、苯、X射线、放射物接触史。

（8）家族史中应询问家族中是否有类似患者。

7. 内分泌、代谢性疾病问诊

（1）有无口渴、多饮、多汗、多尿、消瘦、失眠、嗜睡、头痛。

（2）有无体重减轻、体型改变，肢体、毛发、声音是否发生变化。

（3）有无食欲减退、全身软弱、肌肉疼痛或局部骨骼疼痛等情况。

（4）有无发热、关节痛、皮疹、口咽部溃疡及日晒、放射线接触。

（5）有无口眼干燥、皮肤瘙痒、便秘、吞咽困难等。

（6）既往史中应重点询问有无低钠、低钾、低钙、手足搐搦、关节变形病史。

（7）个人史中应询问饮食习惯及有无闭经、月经量过少、性欲和性功能改变。

（8）家族史中应询问家族中是否有类似患者。

8. 神经系统疾病问诊

（1）头痛的部位、时间及性质。

（2）有无喷射性呕吐、失眠、嗜睡、记忆力改变、意识障碍、晕厥、痉挛、瘫痪、视力障碍、感觉及运动异常。

9. 关节骨骼疾病问诊

（1）四肢及关节有无肿痛、运动障碍、形态异常，有无瘫痪、外伤、骨折及关节脱位。

（2）脊柱有无形态异常、疼痛、活动受限。

（3）是否曾在大骨节病高发区等地区居住及其时间，营养状态，是否缺乏维生素D及钙质等。

（三）病史采集内容

1. 一般资料 姓名、性别、年龄、民族、出生地、职业、婚姻、籍贯、住址、工作单位、电话号码、入院日期、病历书写日期、病史来源及可靠性。

2. 主诉 患者就诊的最主要症状或体征（非病名）和持续时间。

3. 现病史 所患疾病的最初症状到就诊时的临床表现。

（1）起病情况：起病日期（应取公历）、起病缓急、可能原因及诱因。

（2）主要症状的详细描述：部位、性质、持续时间和程度、加重或缓解方式。

（3）病因与诱因：指本次发病的病因（外伤、中毒、感染）和诱因（气候环境变化、情绪或起居饮食失调）。

（4）病情的发展及演变：患病过程中主要症状的变化或新症状的出现，起病后病情可呈持续性或间歇性发作、进行性加剧或逐渐好转。

（5）伴随症状及有鉴别诊断意义的阴性病史。

（6）诊疗经过：患者发病后接受检查与治疗的经过，包括检查时间、方法、结果及治疗时间、药名、剂量、疗程及治疗效果，应详细询问，病名及药名记录时应加引号。

（7）一般状况：包括患者病后的精神状态、睡眠、饮食、大小便、体重改变、出汗及劳动情况等。

4. 既往史 既往（此次发病就诊以前）一般健康状况和过去患过的疾病情况等。

（1）传染病史及其接触史：麻疹、水痘、百日咳、猩红热、白喉、伤寒、脑膜炎、痢疾、疟疾、肺结核等。按发病年月及当时诊断顺序描述各种疾病的症状、发病时间、治疗经过及有无后遗症等。询问方法应该是问具体疾病名称。

（2）局部病灶史：龋齿、扁桃体炎、鼻窦炎、中耳炎、咽（喉）痛史等。询问方法应该是问具体疾病名称或者相应的症状。

（3）外伤手术史：受伤部位、手术性质或者手术原因和日期、预后等。

（4）预防接种史：是否接种牛痘、预防注射，尽可能注明名称或其他皮肤试验的时间。对于成人尤其注意询问是否接种乙肝疫苗或甲型 H1N1 流感疫苗，对于儿童应注意询问是否按计划接种各种疫苗等。

（5）过敏史：是否有药物或食物过敏史，分别记录。

（6）近期有无输血、献血、注射史。

（7）系统回顾。

①呼吸系统：有无咳嗽（发作时间、发作频率和程度、性质及与气候的关系、与夜间的关系）、咳痰（色、量、性状、气味）、咯血（性状、色、量、有无痰）、胸痛（时间、部位、性质、程度、与呼吸及咳嗽的关系、缓解或加重因素）、喘息、呼吸困难（时间、性质、程度）、咽喉痛、扁桃体炎、盗汗、食欲缺乏、体重减轻等病史。

②循环系统：有无心悸、心前区疼痛（部位、性质、时间、有无放射及放射部位、频度、诱因、缓解或加重因素）、气促、咳嗽、咳痰、咯血、水肿、头晕、头痛、晕厥、少尿、肝区疼痛、腹胀等病史。

③消化系统：饮食习惯，食欲改变，是否吞咽困难、嗳气、反酸、腹痛（部位、性质、程度、时间、有无放射及放射部位、缓解或加重因素、诱因）、腹泻（次数、大便性状、气味、有无粪质）、恶心、呕吐（频度、时间、量、性质、与进食的关系、缓解或加重因素）、腹胀、呕血（性状、色、量）、便血（性状、色、量）、黄疸、体重下降，是否有食物或药物中毒史、腹部肿块史等病史。

④造血系统：有无疲乏无力、头晕、眼花、耳鸣、面色苍白、心悸、气促、皮肤黏膜出血、鼻出血、咯血、便血、黄疸、淋巴结肿大、肝大、脾大、发热、骨骼疼痛等。

⑤泌尿生殖系统：有无水肿、头痛、眩晕、视力障碍、食欲减退、皮肤苍白、腰痛及腹痛（部位、性质、程度、时间、有无放射及放射部位、缓解或加重因素、诱因）、排尿困难、尿频、尿急、尿痛、尿量及尿色改变（血尿、混浊尿）、夜尿、性功能紊乱、计划生育情况等。

⑥内分泌系统：是否畏寒、怕热、多汗、头痛、乏力、视力障碍、心悸、食欲异常、烦渴、多尿、水肿、肌肉震颤及痉挛，有无性格、智力、发育、体重、皮肤、毛发、性欲改变及骨骼等方面改变等病史。

⑦神经系统：有无头痛（部位、性质、程度、时间、有无放射及放射部位、缓解或加重因素、诱因）、失眠、嗜睡、意识障碍、晕厥、视力障碍、失语、多语、感觉失常、神经痛、麻痹、瘫痪、抽搐及其他精神异常等病史。

⑧运动系统：有无关节疼痛、红肿、畸形、局部肌肉萎缩、活动受限及外伤骨折、脱臼、肌肉骨骼疼痛等病史。

5. 个人史　出生地、所到地方及居留时间、生活习惯、不良嗜好、经济情况、文化水平、职业（工作性质、环境、时间、接触原料、对工作的态度）。应特别注意询问有无毒物或传染病、疫水接触史；性病史（必要时才询问）。

6. 婚姻、月经及生育史（女性患者）

（1）月经初潮年龄、周期、月经期，末次月经日期、经量及颜色，有无血块、痛经，白带（量、气味、性状）。

（2）妊娠次数及产次,生产情况(平产、难产或手术产、流产、早产或死胎),产后情况(有无大出血、产褥热)等。

（3）结婚年龄(男性、女性患者),爱人健康情况(若死亡,应询问死因及日期),性生活情况(必要时询问)。

7. 家族史 家族成员健康情况,有无传染病(如结核病、梅毒、乙肝、艾滋病)、与遗传有关的疾病(如血友病、糖尿病、原发性高血压、精神病)或与患者类似疾病的病史。如已死亡,则应问明死因及年龄,必要时追问其祖父母及外祖父母、舅父、表兄弟等情况。询问内容应该是问具体疾病名称。

五、能力检测

（1）问诊的重要性有哪些?

（2）问诊的方法与技巧有哪些?

（3）病史采集的内容包括什么?

（崔杏芳）

第二节　体格检查的基本技能

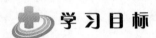

学习目标

1. 掌握:体格检查的基本方法。
2. 熟悉:体温、血压的测量。
3. 了解:皮肤检查。

体格检查是临床技能的重要组成部分,也是临床医生和医学生必备的基本功。它是医生用自己的感官或传统的辅助器具(听诊器、叩诊锤、血压计、体温计等)对患者进行的系统的观察和检查,其目的是收集患者有关健康的正确资料。通过体格检查结合临床表现和实验室检查的结果,可对大多数疾病做出临床诊断。

一、全身体格检查的基本要求

（1）内容务求全面系统。尽可能搜集完整的客观资料,在全面、系统的基础上有所侧重,使检查内容既能涵盖住院病历的要求条目,又能重点深入患病的器官系统。

（2）顺序应从头到脚分段进行。强调合理、规范的逻辑顺序,尽量减少被检者的不适和不必要的体位变动,同时也方便检查者操作。实施的关键是认真细致。

（3）遵循基本原则,实施中可酌情对个别检查顺序做适当调整。如:甲状腺触诊常需从被检者背后进行,因此,卧位检查的被检者在坐位检查后胸时可予以补充;检查前胸时,为了全面了解所发现的肺部体征,也可立即检查后胸部;腹部检查采取视听叩触的顺序更好;四肢检查中,上肢检查习惯由手至肩,而下肢由近及远进行。

（4）注意原则的灵活性。面对具体病例,如急诊、重症病例,简单体格检查后立即着手抢救或治疗,遗留的内容待病情稳定后补充。根据病情需要确定是否应行肛门、直肠、外生殖器的检查,如确需检查应特别注意保护被检者隐私。

（5）全身体格检查的方法具有很强的技艺性,务求正规合理,应用得当。为符合完整连贯的检查要求,检查方法应适当取舍。如:甲状腺触诊时视不同体位采用不同方法;腹腔积液的检查以移动性浊音检查较方便,特殊检查方法留待必要时重点深入进行。

（6）全身体格检查的顺序可按下述方式进行,以保证分段而集中的体格检查顺利完成。

①以卧位被检者为例:依次为一般情况和生命体征,头颈部,前、侧胸部（心、肺）,后背部（包括肺、脊柱、肾区、骶部）,腹部,上、下肢,肛门,直肠,外生殖器,神经系统（最后站立位）。

②以坐位被检者为例:依次为一般情况和生命体征,上肢,头颈部,后背部（包括肺、脊柱、肾区、骶部）,前、侧胸部（心、肺）,腹部,下肢,肛门,直肠,外生殖器,神经系统（最后站立位）。

（7）检查过程中与被检者适当交流,以增进医患关系,并有助于补充病史资料。如补充系统回顾的内容,查到哪里、问到哪里,简单几个问题可十分自然而简捷地获取各系统患病的资料。健康教育及精神支持也可在检查过程中体现。

（8）强调边查边想,正确评价,边问边查,核实补充。根据全身体格检查的基本项目做好准备,可以减少重复的次数和对被检者的干扰。

（9）掌握检查的进度和时间。一般应尽量在30～40分钟内完成。熟悉检查项目后,可以从容不迫、井然有序地进行体格检查。

（10）检查结束时应与被检者简单交谈,说明重要发现、注意事项或下一步检查计划。明确职业责任,掌握分寸,不要随便解释,以免增加被检者的思想负担或给医疗工作造成紊乱。

二、全身体格检查的注意事项

（一）准备工作

1. 体位 被检者可取卧位或坐位,适当披盖。检查者一般站在被检者右侧,按一定顺序进行全身体格检查,依次暴露各检查部位;背部检查可取坐位,不能坐起者只能侧卧进行;避免反复翻动,避免重复和遗漏,尽可能做到在一个体位完成更多的检查。通常首先进行生命体征和一般情况检查,然后按头、颈、胸、腹、脊柱、四肢和神经系统的顺序进行检查,必要时进行外生殖器、肛门和直肠检查。根据病情轻重、检查结果的影响因素等,可调整检查顺序,利于及时抢救和处理患者。

2. 环境 光线应适当,最好以自然光线作为照明;室温应适宜,环境应安静。检查手法应规范轻柔;被检查部位暴露应充分。

3. 检查工具 病床或体检床应置于适当位置。检查者除运用自己的感官外,常需借助简便的检查工具（表 2-2-1）。

表 2-2-1 体格检查的常用工具

必要的	选择性的	必要的	选择性的
体温计	近视力表	直尺、卷尺	鹅颈灯
血压计	检眼镜	叩诊锤	纱布

续表

必要的	选择性的	必要的	选择性的
听诊器	检耳镜	棉签	胶布
压舌板	检鼻镜	大头针	手套
手电筒	裂隙灯	音叉	润滑油

（二）特殊情况的体格检查

1. 老年人的体格检查 应正确区分年龄改变与病态，注意检查的技巧。

（1）老年人随年龄的变化：①记忆力减退，视力、听力有一定下降；②皮肤弹性降低，瞳孔对光反射稍迟钝，眼球向上凝视能力下降，角膜边缘及周围出现老年环；③收缩压略升高，但仍在正常范围；④胸廓前后径增加与脊柱后弓、椎体塌陷有关，肺部检查时捻发音不意味着疾病，心脏收缩期杂音明显，肠蠕动功能下降；⑤性器官萎缩，男性前列腺增大；⑥肌肉常有轻度萎缩；⑦步态变慢，跨步一般变小。

（2）特别注意事项：①定期体格检查，老年人可能因骨关节改变而行动不便，应按被检者实际情况，耐心、细致地进行体格检查。根据病情轻重和检查结果的影响因素，可调整检查顺序。②检查内容与成人无异，生命体征十分重要。血压检查最好包括坐、卧、立位，可以了解循环代偿能力，并应两侧检查。③检查方法应灵活机动。如：在交谈中有效地了解记忆力、智力；从家人和护理人员处获取信息。精神状态可从被检者一般状态、情感反应及语言、行为是否适度加以评价，也可从交谈中了解被检者的时间、地点、人物定向力。④注意被检者视力、听力下降程度。被检者一般对耳语音及高调语音分辨特别差。⑤心脏检查时注意第一心音改变及第三心音可能为病态。⑥腹部听诊注意血管杂音，触诊注意腹主动脉是否增宽。⑦骨关节改变应区分骨关节炎，观察步态，各运动器官功能可结合日常生活自理能力分析。⑧神经系统检查时注意踝反射减弱，其他深反射及肌力亦可稍减弱。

2. 小儿的体格检查 体格检查对象是14岁以下的儿童。年龄越小，体检次数越多。检查内容包括体格发育测量及全身各系统的检查。重视问诊与体格检查的结合，并做出评价。

（1）小儿随年龄的变化：①询问出生年月日（公历），计算实足年龄。②各年龄段体格检查重点。新生儿：出生后一般健康状况，有无窒息、黄疸。婴幼儿：有无佝偻病早期症状；小儿会坐、爬、站、走的月龄；小儿视力、听力、语言发育情况。学龄前：神经精神发育情况。③儿童体格发育测量：体重、身长、头围、胸围。④全身各系统检查。

（2）特别注意事项：①检查前做好与小儿的沟通，取得家属和小儿的配合；适当表扬或抚触，有时可用一些物品（如玩具）吸引小儿。②不能过多问诊，以免造成小儿恐惧而不实回答。③体格检查时要耐心，仔细地了解小儿的全面情况；视诊尤为重要，密切观察小儿的精神状况、面色；选用合适的听诊器、体温计、软尺等。④动作轻柔适度，手法正确，注意保暖，先进行对小儿无明显刺激及不适并且要求小儿配合的检查。⑤检查时不一定要按照常规顺序检查，可根据情况灵活掌握，利用合适时机做相应检查。如安静的时候先听诊检查，而口腔检查等对小儿刺激性大的检查应放到最后，尽可能不遗漏。⑥注意小儿神经发育的检查，对新生儿、婴儿行神经系统检查时应注意姿势反射等。

Note

三、体格检查的基本技能

体格检查的基本技能有五种：视诊、触诊、叩诊、听诊和嗅诊。要想熟练地进行全面、有序、重点、规范和正确的体格检查，既需要扎实的医学知识，又需要反复的临床实践和丰富的临床经验。体格检查的过程既是基本技能的训练过程，也是临床经验的积累过程，还是与患者交流、沟通、建立良好医患关系的过程。

（一）视诊

视诊是医生用眼睛观察被检者全身或局部表现的一种诊断方法。视诊可观察患者的一般状况和许多全身性的体征，如年龄、发育、营养、意识状态、面容、表情、体位、姿势、步态等。局部视诊可了解患者机体各部分的改变，如皮肤、黏膜颜色的变化，舌苔的有无，头颈、胸廓、腹部、四肢、肌肉、骨骼和关节外形的异常等。但对于特殊部位，如眼底、鼓膜、喉、支气管等须借助检耳镜、检鼻镜、检眼镜及内镜等协助检查。

一般状况包括意识状态和个人整洁情况，如表情是否安详或是否呈痛苦状，一般情况是否良好或是否呈病态。此外，还需要注意患者外表整洁与否，这对判断患者的自尊和精神状态可提供有用的信息。

视诊可评价患者的营养状态。营养不良者多表现为眼窝下陷，颊部消瘦和皮肤松弛。长期罹患慢性消耗性疾病（如肿瘤、结核病或甲亢等）的患者可表现出明显消瘦的外观，严重者称为恶病质。

体型对诊断某些疾病亦具有参考价值，如无力型者常见于结核病或胃十二指肠溃疡的患者。反之，超力型者则有罹患高血压、冠心病的趋势。

某些疾病常表现出一种特殊体位，如：大量心包积液的患者常端坐呼吸并前倾以缓解心脏受压的症状；肾或胆绞痛的患者常辗转不安；全腹膜炎的患者多屈膝仰卧，尽量使腹肌松弛以达到降低腹内压、减轻腹痛的目的。

能行走的患者可观察其步态和姿势，包括神经和骨骼肌系统是否协调、有无跛行、步伐是否正常等。通过与患者的交流，可了解其语言形式、发音是否含糊不清，这些均有助于对四肢、骨骼、神经系统、呼吸系统疾病的诊断提供线索。

不同部位的视诊内容和方法不同，但它简便易行，适用范围广，常能提供重要的诊断资料和线索，有时仅用视诊就可明确疾病的诊断。视诊又是一种常被忽略的诊断和检查方法。只有在丰富医学知识和临床经验的基础上才能减少和避免视而不见的现象；只有反复临床实践，才能深入、细致、敏锐地观察；只有将视诊与其他检查方法紧密结合，将局部征象与全身表现结合，才能发现并确定具有重要诊断意义的临床征象。

（二）触诊

触诊是医生通过手接触被检查部位时的感觉来进行诊断的一种方法。它可以进一步检查视诊发现的异常征象，也可以明确视诊所不能明确的体征，如体温、湿度、震颤、波动、压痛、摩擦感以及包块的位置、大小、轮廓、表面性质、硬度、移动度等。触诊的适用范围很广，尤以腹部检查更为重要。由于手指指腹对触觉较为敏感、掌指关节部掌面皮肤对震动较为敏感、手背皮肤对温度较为敏感，因此触诊时多用这些部位。

1. 触诊方法　触诊时，由于目的不同而施加的压力有轻有重，因而可分为浅部触诊法和深部触诊法。

（1）浅部触诊法：适用于体表浅在病变（关节、软组织、浅部动脉、浅部静脉、神经、阴囊、精索等）的检查和评估。腹部浅部触诊可触及的深度约为 1 cm。

23

触诊时，将一手放在被检查部位，用掌指关节和腕关节的协同动作以旋转或滑动方式轻压触摸。浅部触诊一般不引起患者痛苦或痛苦较轻，也多不引起肌肉紧张，因此有利于检查腹部有无压痛、抵抗感、搏动、包块和某些肿大脏器等。浅部触诊常在深部触诊前进行，有利于患者做好接受深部触诊的心理准备。

（2）深部触诊法：检查时可用单手或双手重叠由浅入深、逐渐加压以达到深部触诊的目的。腹部深部触诊触及的深度常常在 2 cm 以上，有时可达 4～5 cm，主要用于检查和评估腹腔病变和脏器情况。

深部触诊法根据检查目的和手法不同可分为以下几种。

（1）深部滑行触诊法：检查时嘱患者张口平静呼吸，或与患者谈话以转移其注意力，尽量使腹肌松弛。医生用右手并拢的示、中、环指平放在腹壁上，以手指末端逐渐触向腹腔的脏器或包块，在被触及的包块上做上下左右滑动触摸，如为肠管或条索状包块，应向与包块长轴垂直的方向进行滑动触诊。这种触诊方法常用于腹腔深部包块和胃肠病变的检查。

（2）双手触诊法：将左手掌置于被检查脏器或包块的背后部，右手示、中、环指并拢平置于腹壁被检查部位，左手掌向右手方向托起，使被检查的脏器或包块位于双手之间，并更接近体表，有利于右手触诊检查。本方法用于肝、脾、肾和腹腔肿物的检查。

（3）深压触诊法：用一根或两根并拢的手指逐渐深压腹壁被检查部位，用于探测腹腔深在病变的部位或确定腹腔压痛点，如阑尾压痛点、胆囊压痛点、输尿管压痛点等。检查反跳痛时，在手指深压的基础上迅速将手抬起，询问患者是否感觉疼痛加重或查看面部是否出现痛苦表情。

（4）冲击触诊法：又称浮沉触诊法。检查时，右手并拢的示、中、环三指成 70°～90°角放置于腹壁拟检查的相应部位，做数次急速而较有力的冲击动作，在冲击腹壁时指端会有腹腔脏器或包块浮沉的感觉。这种方法一般只用于大量腹腔积液时肝、脾及腹腔包块难以触及者。手指急速冲击时，腹腔积液在脏器或包块表面暂时移去，故指端易触及肿大的肝、脾或腹腔包块。冲击触诊法会使患者感到不适，操作时应避免用力过猛。

2. 触诊注意事项

（1）检查前讲清触诊的目的，消除患者的紧张情绪，取得患者的密切配合。

（2）医生的手应温暖，手法应轻柔，以免引起肌肉紧张，影响检查效果。在检查过程中，应随时观察患者表情。

（3）患者应采取适当体位，才能获得满意的检查效果。通常取仰卧位，双手置于体侧，双腿稍屈，腹肌尽可能放松。检查肝、脾、肾时也可嘱患者取侧卧位。

（4）检查下腹部时，应嘱患者排尿，以免将充盈的膀胱误认为腹腔包块。有时也须排便后检查。

（5）触诊时医生应手脑并用，边检查边思索。应注意病变的部位、特点、毗邻关系，以明确病变的性质和来源。

（三）叩诊

叩诊是医生用手指叩击身体表面某一部位，使之震动而产生音响，根据震动和音响的特点来判断被检查部位的脏器状态有无异常的一种诊断方法。

叩诊多用于确定肺尖宽度、肺下缘位置、胸膜病变、胸膜腔内液体多少或气体有无、肺部病变大小与性质、纵隔宽度、心界大小与形状、肝脾的边界、腹腔积液有无与多少，以及子宫、卵巢、膀胱有无胀大等情况。另外，用手或叩诊锤直接叩击被检查部位来诊查反射情况和有无疼痛反应也属叩诊。

1. 叩诊方法 根据检查目的与手法的不同可分为间接叩诊法和直接叩诊法。

(1) 间接叩诊法:此法为应用最多的叩诊方法。医生将左手中指第二指节紧贴于叩诊部位,其他手指稍微抬起,勿与体表接触;右手指自然弯曲,用中指指端叩击左手中指末端指关节处或第二节指骨的远端,因为该处易与被检查部位紧密接触,而且对被检查部位的震动较敏感。叩击方向应与叩诊部位的体表垂直。叩诊时应以腕关节与掌指关节的活动为主,避免肘关节和肩关节参与运动。叩击动作要灵活、短促、富有弹性。叩击后右手中指应立即抬起,以免影响音响的振幅与频率而不易判断叩诊音。在同一叩诊部位可连续叩击2~3次,若未获得明确印象,可再连续叩击2~3次。应避免不间断、连续快速叩击,因为这不利于叩诊音的分辨。

检查患者肝区或肾区有无叩击痛时,检查者可将左手手掌平置于被检查部位,右手握成拳状,并用其尺侧叩击左手手背,询问或观察被检者有无疼痛感。

(2) 直接叩诊法:医生右手示、中、环指并拢,用其掌面直接拍击被检查部位,借助拍击的音响和指下的震动感来判断病变情况的方法称为直接叩诊法。该法适用于胸部和腹部范围较广泛的病变,如胸膜粘连或增厚、大量胸腔积液或腹腔积液及气胸等。

2. 叩诊音 叩诊时被叩击部位产生的音响称为叩诊音。叩诊音取决于被叩击部位组织或器官的致密度、弹性、含气量及与体表的间距。根据音响的频率(高音者调高,低音者调低)、振幅(大者音响强,小者音响弱)和是否乐音(音律和谐)的不同,临床上将叩诊音分为清音、鼓音、过清音、浊音、实音五种。

(1) 清音:正常肺部的叩诊音。清音为频率为100~128次/秒、震动持续时间较长、音响不甚一致的非乐音,提示肺组织的弹性、含气量、致密度正常。

(2) 鼓音:如同击鼓声,是一种和谐的乐音,音响比清音强,震动持续时间也较长,在叩击含有大量气体的空腔脏器时出现。正常情况下可见于胃泡区和腹部,病理情况下可见于肺内空洞、气胸、气腹等。

(3) 过清音:介于鼓音与清音之间,是属于鼓音范畴的一种变音,音调较清音低,音响较清音强,为一种类乐音,是正常成人不会出现的一种病态叩击音。临床上常见于肺组织含气量增多、弹性减弱时,如肺气肿。正常儿童可叩出相对过清音。

(4) 浊音:一种音调较高、音响较弱、震动持续时间较短的非乐音。除音响外,板指所感到的震动也较弱。其在叩击被少量含气组织覆盖的实质脏器时产生,如叩击心或肝被肺段边缘所覆盖的部分,或在病理状态下如肺炎(肺组织含气量减少)时产生。

(5) 实音:一种音调较浊音高、音响更弱、震动持续时间更短的非乐音,如叩击心和肝等实质脏器所产生的音响。在病理状态下可见于大量胸腔积液或肺实变等。几种叩诊音及其特点见表2-2-2。

表 2-2-2 常见叩诊音及其特点

叩诊音	音响强度	音调	持续时间	正常可出现的部位
清音	强	低	较长	正常肺
鼓音	更强	更低	较长	胃泡区和腹部
过清音	较强	较低	更长	正常成人不出现,可见于肺气肿时
浊音	较弱	较高	较短	心、肝被肺段边缘覆盖部分
实音	更弱	更高	更短	实质脏器

3. 叩诊注意事项

（1）环境应安静，以免影响叩诊音的判断。

（2）根据叩诊部位不同，患者应采取适当体位，如：叩诊胸部时，可取坐位或卧位；叩诊腹部时常取仰卧位；检查有无少量腹腔积液时，可嘱患者取肘膝位。

（3）叩诊应自上至下、从一侧至另一侧进行，并注意对称部位的比较与鉴别。

（4）叩诊时不仅要注意音响的变化，还要注意不同病灶的震动感差异，两者应相互配合。

（5）操作应规范，叩击力量要均匀适当。应视不同的检查部位、病变性质、范围大小、位置深浅等具体情况来确定叩击力量。被检查部位的病变或脏器范围小、位置表浅，宜采取轻（弱）叩诊；病变或脏器范围比较大、位置比较深时，则需要用中度力量叩诊；若病灶位置距体表达 7 cm 左右，则需用重（强）叩诊。

（四）听诊

听诊是医生根据患者身体各部位活动时发出的声音判断正常与否的一种诊断方法。

广义的听诊包括听身体各部位所发出的任何声音，如语声、呼吸声、咳嗽声和呃逆、嗳气、呻吟、啼哭、呼叫发出的声音以及肠鸣音、关节活动音及骨擦音等，这些声音有时可对临床诊断提供有用的线索。

1. 听诊方法　可分为直接听诊法和间接听诊法两种方法。

（1）直接听诊法：医生将耳直接贴附于患者的体壁上进行听诊，这种方法所能听到的体内声音很弱。这是听诊器出现之前所采用的听诊方法，目前也只有在某些特殊和紧急情况下才会采用。

（2）间接听诊法：这是用听诊器进行听诊的一种检查方法。此法方便，可以在任何体位听诊中应用；听诊效果好，因听诊器对器官活动的声音有一定的放大作用；能阻断环境中的噪声，应用范围广。除用于心、肺、腹的听诊外，此法还可以听取身体其他部位发出的声音，如血管音、皮下气肿音、肌束颤动音、关节活动音、骨擦音等。

2. 听诊注意事项

（1）环境应安静、温暖、避风。

（2）根据病情和听诊的需要，采取适当的体位。

（3）正确使用听诊器。听诊器体件有钟型和膜型两种：钟型体件适用于听取低调声音，使用时应轻触体表被检查部位；膜型体件适用于听取高调声音，使用时应紧触体表被检查部位。听诊器软管长度应与医生手臂长度相适应。听诊前应注意检查耳件方向是否正确，硬管和软管管腔是否通畅。

（4）听诊时注意力要集中，必要时应嘱被检者控制呼吸配合听诊。

（五）嗅诊

嗅诊是通过嗅觉来判断发自被检者的异常气味与疾病之间关系的一种诊断方法。

根据疾病的不同，来自患者皮肤、黏膜、呼吸道、胃肠道、呕吐物、排泄物、分泌物、脓液和血液等的气味的特点和性质也不一样。正常汗液无特殊强烈刺激气味；酸性汗液见于风湿热和长期服用水杨酸、阿司匹林等解热镇痛药物的患者；臭味见于腋臭等患者。正常痰液无特殊气味；若痰液呈恶臭味，提示厌氧菌感染，见于支气管扩张症或肺脓肿。恶臭的脓液可见于气性坏疽。呕吐物出现粪便味可见于长期剧烈呕吐或低位肠梗阻患者；呕吐物中含脓液并有令人恶心的烂苹果味，可见于胃坏疽。粪便具有腐败性臭味见于消化不良或胰腺功能不良者；腥臭味粪便见于细菌性痢疾；肝腥味粪便见于阿米巴痢疾。尿呈浓烈氨味见于膀胱炎,由于尿液在膀胱内被细菌发酵所致。呼吸呈刺激性蒜味见于有机磷杀虫药中毒;烂苹果味见于糖尿病酮症酸中毒;氨味见于尿毒症;肝腥味见于肝性脑病。临床工作中,嗅诊可迅速提供具有重要意义的诊断线索,但必须结合其他检查才能做出正确的诊断。

嗅诊时医生用手将被检者散发的气味扇向自己鼻部,然后仔细判别气味的特点与性质。

四、能力检测

(1) 全身体格检查的基本要求有哪些?

(2) 对老年人、儿童进行体格检查时要特别注意什么?

(3) 全身体格检查的基本技能有哪些?

(4) 常见的叩诊音有哪些?

(崔杏芳)

第三节　生命体征的测量

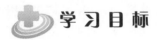
学习目标

1. 掌握:体温、血压的测量方法。
2. 熟悉:身高(长)、体重、头围、腹围的测量方法。
3. 了解:体温、血压测量的适应证。

一、一般测量(身高(长)、体重、头围、腹围)

一般测量是对患者全身健康状况的概括性观察,是体格检查过程中的第一步,包括体温、呼吸、脉搏、血压、身高(长)、体重、头围、腹围等。同时也要注意患者服饰仪容、个人卫生,以及患者精神状态、对周围环境中人和物的反应和全身状况及器官功能的综合评估。

(一) 检查方法

一般测量以借助器械检查为主。检查者在第一次接触患者时就开始了该项检查,在交谈及全身体格检查过程中完成这一检查。

(二) 检查内容

1. 身高(长)

(1) 3岁以下:立位测量不易准确测量,应采用量板仰卧位测量身长。脱去被检者帽、鞋、袜及外衣,使其仰卧于量板中线上,助手将被检者扶正并固定,使其头顶接触头板。测量者一手按直被检者膝部,使两下肢伸直紧贴底板;另一手移动足板使其紧贴被检者足底,并与底板相互垂直,当量板两侧数字相等时读数,记录至小数点后一位。

(2) 3岁及以上:取立位,采用身高计或将皮尺钉在平直的墙上测量身高。要求被检

Note

者脱鞋、帽并直立,两眼正视前方,两耳郭上缘与眼眶下缘连线成水平位,胸稍挺,腹微收,两臂自然下垂,手指并拢,脚跟靠拢脚尖分开成 60°角,背靠身高计的立柱或墙壁,使两足后跟、臀部及两肩三点都接触立柱或墙壁。测量者移动身高计头顶板(或用一木板代替)与被检者头顶接触,板呈水平位时读取立柱上的数字(cm),记录至小数点后一位。

(3) 临床意义:身高(长)代表头部、脊柱与下肢的长度。身高(长)的增长规律与体重相似,年龄越小增长越快,有婴儿期和青春期两个生长高峰。身高(长)的增长受遗传、内分泌、宫内生长水平的影响较明显,短期的疾病与营养波动不易影响身高(长)的增长。身高(长)低于同年龄、同性别参照人群均值 2 个标准差(−2SD)为生长迟缓;低于同年龄、同性别参照人群均值 2~3 个标准差为中度生长迟缓;低于均值 3 个标准差为重度生长迟缓。身高(长)低于同年龄、同性别正常人群身高(长)第 3 百分位数时,符合矮身材标准,考虑为生长激素缺乏症、家族性矮身材、体质性青春期延迟、先天性卵巢发育不全、先天性甲状腺功能减低症、骨骼发育障碍等;过高要考虑巨人症的可能。

2. 体重

(1) 体重的测量应在晨起空腹时将尿排出后,平时于进食后 2 小时称量为佳。测量时为获取准确测量值,要求只穿内衣裤,衣服不能脱去时应除去衣服重量。

(2) 0~1 岁一般用载重盘式电子秤或杠杆秤测量,准确读数至 10 g;1~3 岁用载重 20~30 kg 的坐式电子秤或杠杆秤测量,准确读数至 50 g;7 岁以上用载重 100 kg 的电子秤或杠杆秤测量,准确读数至 100 g。

(3) 临床意义:体重为身体各器官、系统、体液的综合重量,是反映机体生长与营养状况的指标。体重超过同年龄、同性别、同身高参照人群均值 20% 为肥胖。体重低于同年龄、同性别参照人群均值 2 个标准差为体重低下;低于同年龄、同性别参照人群均值 2~3 个标准差为中度体重低下;低于均值 3 个标准差为重度体重低下。

3. 头围 儿童头颅的大小以头围来衡量,测量时以软尺自眉间绕到颅后通过枕骨粗隆。头围在发育阶段的变化:新生儿约为 34 cm,出生后的前半年增加 8 cm,后半年增加 3 cm,第二年增加 2 cm,第三、四年约增加 1.5 cm,4~10 岁共增加约 1.5 cm,到 18 岁可达 53 cm 或以上,以后几乎不再变化。矢状缝和其他颅缝大多在出生后 6 个月骨化,骨化过早会影响颅脑的发育。

头围的增长与脑和颅骨的生长有关,头围的测量在 2 岁以内最有价值。头围小于同年龄、同性别参照人群均值 2 个标准差常提示脑发育不良,头围增长过快常提示脑积水。

4. 腹围 当全腹膨隆时,为观察其程度和变化,常需测量腹围。让被检者排尿后平卧,用软尺经脐绕腹一周,测得的周长即为腹围(脐周腹围),通常以厘米为单位,还可以测其腹部最大周长(最大腹围)。定期在同样条件下测量比较,可以观察腹腔内容物(如腹腔积液)、妊娠的变化。

二、体温测量

生理情况下,体温有一定的波动。早晨体温略低,下午略高,在 24 小时内波动幅度一般不超过 1 ℃;运动或进食后体温略高;老年人体温略低;月经期前或妊娠期妇女体温略高。

(一) 适应证

(1) 所有就诊患者。

(2) 自我监测体温。

（3）有疫区接触史者。

（二）准备

1. 物品及设备准备　水银体温计、记录单、非接触式体温计。

2. 检查者准备

（1）询问、了解被检者的身体状况,向被检者解释测量体温的目的,取得被检者的配合。

（2）评估适宜的测温方法。

3. 被检者准备　根据实际情况,被检者采取合适舒适的体位。

（三）步骤

操作步骤		具 体 内 容
洗手,检查体温计		检查体温计是否完好,将水银柱甩至 35 ℃以下
根据患者的生命体征、病情、年龄等因素,选择适合的测量方法	口腔测量法	将消毒后的体温计置于患者舌下,让其紧闭口唇,5 分钟后读数。正常值为 36.3～37.2 ℃。使用该法时应嘱患者用鼻呼吸,以免影响测量结果。该法结果较为准确,但婴幼儿及神志不清者不能使用
	肛门测量法	让患者取侧卧位,将肛门体温计头端涂以润滑剂后,缓慢插入肛门内达体温计长度的一半为止,5 分钟后读数。正常值为 36.5～37.7 ℃。该法读数一般较口腔测量法高 0.3～0.5 ℃。该法测量结果稳定,多用于婴幼儿及神志不清者
	腋下测量法	将体温计头端置于患者腋窝深处,嘱患者用上臂将体温计夹紧,5～10 分钟后读数,有学者认为 7 分钟为最佳测量时间。正常值为 36～37 ℃。使用该法时,注意腋窝处应无致热或降温物品,并应将腋窝汗液擦干,以免影响测定结果。该法简便、安全,且不易发生交叉感染,为国内目前最常用的体温测量方法
读数、记录		读取体温计读数,消毒体温计。体温测定的结果应按时记录于体温记录单上,描绘出体温曲线

（四）重点内容提示

（1）测量前需将体温计的汞(俗称水银)柱甩到 35 ℃以下,否则测量结果高于实际体温。

（2）采用腋下测量法时,若患者明显消瘦、病情危重或神志不清而不能将体温计夹紧,测量结果将低于实际体温。

（3）检测局部存在冷热物品或刺激时,可对测量结果造成影响,如用温水漱口、局部放置冰袋或热水袋、坐浴后等。

三、血压测量

血压测量方法有直接测压法和间接测压法。①直接测压法:经皮穿刺将导管由周围动脉送至主动脉,导管末端接监护测压系统,自动显示血压值。本法虽然精确、实时且不受外周动脉收缩的影响,但为有创方式,仅适用于危重、疑难病例。②间接测压法:袖带

Note

加压法,用血压计测量。血压计有汞柱式、弹簧式和电子血压计。医疗机构常用汞柱式血压计或经国际标准检验合格的电子血压计进行测量。

（一）适应证

（1）高血压患者。

（2）低血压患者。

（3）心功能异常者。

（4）正常体格检查。

（二）准备

1. 物品及设备准备　汞柱式血压计(或电子血压计)、听诊器、记录本、笔。

2. 检查者准备

（1）戴口罩,洗手。

（2）携用物至床前,核对被检者基本信息,解释测量的目的。

3. 被检者准备

（1）测量前被检者应安静休息 15 分钟,心情放松。

（2）被检者取坐位或卧位。

（3）被检者露出要检查的上臂,将衣袖卷至肩部。

（三）步骤

（1）嘱被检者伸直肘部,手掌平放向上,使被测肢体肱动脉与心脏处于同一水平(血压计"0"点和肱动脉、心脏处在同一水平)。卧位时,被测肢体肱动脉和腋中线平;坐位时,肱动脉平第 4 肋软骨。

（2）放平血压计,驱尽袖带内空气。使袖袋的中部对着肘窝,将袖袋平整无折地缠在肘窝,松紧适宜,袖袋下缘应距离肘窝 2～3 cm,松紧以能插入一指为宜。袖带宽度大小应适合被检者的上臂,至少应包裹 80% 上臂。

（3）打开水银槽开关,戴好听诊器。

（4）在肘窝内侧摸到肱动脉搏动点,将听诊器胸件紧贴肱动脉搏动点处。左手固定听诊器胸件,轻轻加压;右手关紧橡皮球的阀门用手握橡皮球充气,至肱动脉搏动音消失,继续充气至汞柱再上升 20～30 mmHg。

（5）渐松橡皮球阀门,缓缓放气使汞柱缓慢下降,放气速度以每秒 4 mmHg 为宜(每秒下降 0.5 kPa)。同时注意汞柱所指的刻度,视线与汞柱上端保持水平。

（6）从听诊器中听到第一声搏动时的数值为收缩压,搏动变弱或消失时的数值为舒张压。

（7）测量完毕,将袖带内余气排尽,拧紧气门螺旋帽,解开袖带。将袖带卷好,右倾 45°关闭水银槽开关。将袖带放入血压计盆内的固定位置,关闭血压计。

（8）协助被检者穿好衣服,安置舒适体位。将测量结果用分数式方法记录,如 90/70 mmHg。

（9）电子血压计测量方法按照说明书操作即可。

（10）动态血压监测:这是高血压诊治中的一项进展。测量时应使用符合国际标准的动态血压监测仪,设定间期为 24 小时记录血压。一般设白昼时间为 6:00 到 22:00,每 15 分钟或 20 分钟测血压一次;晚间为 22:00 到次日 6:00,每 30 分钟记录一次。凡是疑有单纯性诊所高血压(白大衣高血压)、隐蔽性高血压、顽固难治性高血压、发作性高血压或低血压,以及降压治疗效果差的患者,均应考虑做动态血压监测作为常规血压的补充

Note

手段。

（四）重点内容提示

（1）要定期检查血压计，以保持其准确性，并应平稳放置，切勿倒置或震荡。

（2）充气时不可过高、过猛，用后驱尽袖带内的空气，卷好。

（3）凡汞柱下有开关者，用毕应将开关关闭。如汞柱里出现气泡，应及时修理，不可带着气泡测量。

（4）发现血压计听不清或异常时，应重测。使汞柱降至"0"点再测，必要时测两上臂对照。

（5）对于须密切观察血压者，应尽量做到四定：定时间、定体位、定部位、定血压计。

（6）对偏瘫患者，应在健侧手臂上测量。

（7）为了避免血液流动作用的影响，在测量血压时，血压计"0"点应和肱动脉、心脏处在同一水平。坐位时，肱动脉平第 4 肋软骨；卧位时，肱动脉和腋中线平。如果肢体过高，测出的血压常偏低；位置过低，则测得的血压偏高。

四、能力检测

（1）引起患者体温升高的原因有哪些？

（2）口腔测量时不慎咬破水银体温计应如何处理？

（3）根据中国高血压的防治指南，成人高血压的标准和分类是什么？

（4）如何测量血压才能判断患者为高血压？

（崔杏芳）

第四节　皮肤与浅表淋巴结检查

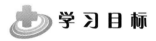
学习目标

1. 掌握：浅表淋巴结（颈部、腋窝和腹股沟）的检查方法。

2. 熟悉：皮肤检查的要点。

3. 了解：头颈部、上肢、下肢淋巴结的分布。

一、皮肤

1. 色泽　发绀、苍白、黄染（注意真性黄疸与假性黄疸的鉴别）、色素沉着、色素脱失。

2. 弹性　正常、减弱。检查手法：常取手背或上臂内侧位，用示指与拇指将皮肤捏起，正常人于松手后皱褶立即平复；弹性减弱时皱褶平复缓慢，见于长期消耗性疾病或严重脱水的患者。

3. 温度　正常、增高、降低。

4. 湿度　正常、湿润、干燥。手脚皮肤发凉而大汗淋漓称为冷汗，夜间睡后出汗称盗汗。

5. 皮疹 注意有无。如有则注意其类型(包括斑疹、玫瑰疹、丘疹、斑丘疹、荨麻疹)、颜色、压之是否褪色、平坦或隆起、出现与消失的时间、发展顺序、形态、大小、有无瘙痒及脱屑等。

6. 出血 出血点(淤点)、紫癜、淤斑、血肿。务必注意出血点、小红痣与充血性皮疹的区别(后者加压褪色或消失)

7. 蜘蛛痣 皮肤小动脉末端分支性扩张所形成的血管痣,形似蜘蛛而得名。分布在上腔静脉回流的区域,如面、颈、上肢、胸部等处。慢性肝病者可同时出现肝掌(大、小鱼际充血)。蜘蛛痣的检查手法:用火柴杆或棉签压迫蜘蛛痣的中心(即中央小动脉干部),其辐射状小血管网即褪色,去除压力后复现。

8. 肝掌 肝掌的发生原因与蜘蛛痣一样,表现为肝病患者手掌面的大、小鱼际及手指掌面、基部呈现粉红色(融合或未融合)或胭脂样斑点,压之褪色,久者可呈紫褐色。仔细观察可见许多星星点点扩张连成片的小动脉。肝掌随肝功能好转而减轻或消失。见于慢性肝病。

9. 皮下结节 注意数目、部位、大小、硬度、活动度、有无压痛。

10. 瘢痕、溃疡 注意部位、大小等。

11. 水肿 出现部位、质地、指压变化。检查手法:以手指按压检查部位后,受压组织发生凹陷,称为凹陷性水肿。黏液性水肿及象皮肿虽有组织明显肿胀,但指压后无组织凹陷。

(1) 轻度水肿:见于疏松组织(如眼睑、胫前、踝部),指压后轻度下陷、平复较快。

(2) 中度水肿:全身水肿,指压后下陷较深、平复较慢。

(3) 重度水肿:全身明显水肿,皮肤发亮,甚至有液体渗出或体腔积液。

二、浅表淋巴结(颈部、腋窝和腹股沟)

淋巴结分布于全身,一般体格检查仅能检查身体各部表浅的淋巴结。正常情况下,淋巴结直径多在 0.2~0.5 cm 之间,质地柔软,表面光滑,与毗邻组织无粘连,不易触及,亦无压痛。

(一) 浅表淋巴结分布

1. 头颈部

(1) 耳前淋巴结:位于耳屏前方。

(2) 耳后淋巴结:位于耳后乳突表面、胸锁乳突肌止点处,亦称为乳突淋巴结。

(3) 枕淋巴结:位于枕部皮下,斜方肌起点与胸锁乳突肌止点之间。

(4) 颌下淋巴结:位于下颌下腺附近,在下颌角与颏部中间。

(5) 颏下淋巴结:位于颏下三角内,下颌舌骨肌表面,两侧下颌骨前端中点后方。

(6) 颈前淋巴结:位于胸锁乳突肌表面及下颌角处。

(7) 颈后淋巴结:位于斜方肌前缘。

(8) 锁骨上淋巴结:位于锁骨与胸锁乳突肌形成的夹角处。

2. 上肢

(1) 腋窝淋巴结:上肢最大的淋巴结组群,可分为 5 群。

①外侧淋巴结群:位于腋窝外侧壁。

②胸肌淋巴结群:位于胸大肌下缘深部。

③肩胛下淋巴结群:位于腋窝后皱襞深部。

④中央淋巴结群:位于腋窝内侧壁近肋骨及前锯肌处。

⑤腋尖淋巴结群:位于腋窝顶部。

(2)滑车上淋巴结:位于上臂内侧,内上髁上方 3~4 cm 处,肱二头肌与肱三头肌之间的肌间沟内。

3．下肢

(1)腹股沟淋巴结:位于腹股沟韧带下方股三角内,分为上、下两群。

①上群:位于腹股沟韧带下方,与韧带平行排列,故又称腹股沟韧带横组或水平组。

②下群:位于大隐静脉上端,沿静脉走向排列,故又称腹股沟淋巴结纵组或垂直组。

(2)腘窝淋巴结:位于小隐静脉和腘静脉的汇合处。

(二)浅表淋巴结检查

1．适应证

(1)体格检查。

(2)怀疑有引起淋巴结肿大疾病的患者。

2．准备

(1)物品及设备准备:棉签、探针等。

(2)检查者准备:仪表端庄,向被检者说明检查方法,取得合作。

(3)被检者准备:心情放松,采取舒适体位,按照医生的要求暴露检查部位。

3．步骤

操作步骤	具 体 内 容
视诊	视诊时要注意局部征象,包括皮肤是否隆起,颜色有无变化,有无皮疹、瘢痕、瘘管等。同时要注意全身状态
触诊	触诊是检查淋巴结的主要方法 检查者将示、中、环指并拢,其指腹平放于被检查部位的皮肤上进行滑动触诊,这里所说的滑动是指指腹按压的皮肤与皮下组织之间的滑动;滑动的方式应取相互垂直的多个方向或转动式滑动,这有助于区分淋巴结与肌肉和血管结节 检查颈部淋巴结时,可站在患者前面或背后,手指紧贴检查部位,由浅及深进行滑动触诊,嘱患者头稍低或偏向检查侧,以使皮肤或肌肉松弛,有利于触诊 检查锁骨上淋巴结时,让患者取坐位或卧位,头部稍向前屈,用双手进行触诊,左手触诊右侧,右手触诊左侧,由浅部逐渐触摸至锁骨后深部 检查腋窝淋巴结时,患者前臂稍外展,检查者以右手检查左侧,以左手检查右侧。触诊时由浅及深至腋窝各部 检查滑车上淋巴结时,以左(右)手扶托患者左(右)前臂,以右(左)手向滑车上淋巴结由浅及深进行触摸 发现淋巴结肿大时,应注意其部位、大小、数目、硬度、压痛、活动度、有无粘连,以及局部皮肤有无红肿、瘢痕、瘘管等。同时注意寻找引起淋巴结肿大的原发病灶
检查顺序	全身体格检查时,淋巴结的检查应在相应身体部位检查过程中进行 (1)头颈部淋巴结的检查顺序:耳前、耳后、枕部、颌下、颏下、颈前、颈后、锁骨上淋巴结 (2)上肢淋巴结的检查顺序:腋窝淋巴结、滑车上淋巴结。腋窝淋巴结检查应按腋尖群、中央群、胸肌群、肩胛下群和外侧群的顺序进行 (3)下肢淋巴结的检查顺序:腹股沟部(先查上群、后查下群)、腘窝部

33

4. 重点内容提示

（1）触诊时的滑动是指腹按压的皮肤与皮下组织之间的滑动。

（2）为了避免遗漏，应严格按照检查顺序对淋巴结进行检查。

三、能力检测

（1）正常淋巴结是怎样的？

（2）淋巴结检查的顺序是什么？

（3）发现淋巴结肿大时应如何描述？

（崔杏芳）

第五节　头面部检查

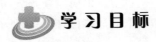

1. **掌握**：眼、鼻和鼻窦及口咽部、扁桃体的检查方法、操作步骤、适应证及禁忌证。

2. **熟悉**：眼、鼻和鼻窦及口咽部、扁桃体的检查的注意事项及临床意义。

3. **了解**：眼、鼻和鼻窦及口咽部、扁桃体的检查的操作目的。

一、眼的检查

（一）适应证与禁忌证

1. 适应证

（1）正常体格检查。

（2）眼部疾病。

（3）能够引起眼部变化的其他疾病。

2. 禁忌证　无绝对禁忌证。

（二）准备

1. 物品及设备准备　聚光手电筒、快速手消毒剂、污物桶等。检查环境自然光线充足，无阳光直射。

2. 检查者准备　戴帽子、口罩，清洗手部，涂抹快速手消毒剂，必要时戴检查手套。

3. 被检者准备　勿用眼过度，检查前勿直视强光灯。

（三）步骤

操作步骤		具 体 内 容
检查眼睑	视诊	观察眼睑有无睑内翻、上睑下垂、眼睑闭合障碍、眼睑水肿、倒睫等
	触诊	用浅部触诊法检查眼睑有无包块、压痛等

续表

操作步骤		具 体 内 容
检查结膜	检查上睑结膜及上穹窿结膜	需翻转上睑。用示指和拇指捏住上睑中、外 1/3 交界处的边缘,嘱被检者向下看,此时轻轻向前下方牵拉,然后示指向下压迫睑板上缘,并与拇指配合将睑缘向上捻转,即可将眼睑翻开。检查后,轻轻向前下方牵拉上睑,同时嘱被检者往上看,即可使眼睑恢复至正常位置。右手检查被检者左眼,左手检查右眼
	检查下睑结膜及下穹窿结膜	将拇指或示指放在下睑中部稍向下方牵拉下睑
	视诊	观察结膜:黏膜充血发红,见于结膜炎、角膜炎;颗粒与滤泡多见于沙眼;结膜苍白多见于贫血;结膜发黄多见于黄疸;散在的出血点多见于感染性心内膜炎;充血、分泌物增多多见于急性结膜炎;大片的结膜下出血,多见于高血压、动脉硬化
检查眼球	检查眼球外形	双侧眼球突出见于甲状腺功能亢进症,患者除突眼外还有以下眼征:①Stellwag 征:瞬目(即眨眼)减少。②Graefe 征:眼球下转时上睑不能相应下垂。③Mobius 征:集合运动减弱,即目标由远处逐渐移近眼球时,双侧眼球不能适度内聚。④Joffroy 征:上视时无额纹出现 单侧眼球突出,多由局部炎症或眶内占位性病变所致,偶见于颅内病变 双侧眼球下陷多见于严重脱水,老年人由于眶内脂肪萎缩亦有双侧眼球下陷 单侧眼球下陷见于 Horner 综合征和眶尖骨折
	检查眼球运动	检查者置目标物(棉签或手指尖)于被检者眼前 30～40 cm 处,嘱被检者固定头部位置,眼球随目标物按左→左上→左下、右→右上→右下 6 个方向进行移动,检查每个方向均要从中位(两眼平视前方)开始。每个方向代表双眼的一对配偶肌的功能(图 2-5-1)。先检查左眼、再检查右眼。①斜视:用不透明物体遮住眼球,再取下遮盖物,若眼球偏斜,即为斜视。由支配眼肌运动的神经核、神经或眼外肌本身器质性病变所产生的斜视,称为麻痹性斜视,多由颅脑外伤、鼻咽癌、脑炎、脑膜炎、脑脓肿、脑血管病变引起。②复视:嘱被检者注视光源,若看到两个光点,即为复视。③眼球震颤:嘱被检者眼球随医生手指所示方向(水平和垂直)运动数次,观察是否出现震颤。双侧眼球发生一系列有规律的快速往返运动,称为眼球震颤。运动的速度起始时缓慢,称为慢相;复原时迅速,称为快相。运动方向以水平方向为常见,垂直和旋转方向较少见。自发的眼球震颤见于耳源性眩晕、小脑疾病和视力严重低下等
	检查眼压	指测法:嘱被检者向下看(不能闭眼),检查者将双手示指放在上睑的眉弓和睑板上缘之间,其他手指放在额部和颊部,然后双手示指交替轻压眼球的赤道部,借助指尖感觉眼球波动的抗力,判断眼球软硬度。也可借助眼压计进行测量。眼压降低见于眼球萎缩、脱水等;眼压升高见于颅内压升高、青光眼等

Note

续表

操作步骤		具 体 内 容
检查角膜	视诊	检查时用斜照光更易观察其透明度,注意有无云翳、白斑、软化、溃疡、新生血管等。云翳与白斑如发生在角膜瞳孔部位可以引起不同程度的视力障碍。角膜周边的血管增生可能为严重沙眼所造成。角膜软化见于婴幼儿营养不良、维生素 A 缺乏等。角膜边缘及周围出现灰白色混浊环是类脂质沉着的结果,多见于老年人,故称为老年环,无自觉症状,不妨碍视力。肝豆状核变性时角膜边缘可出现黄色或棕褐色的色素环,环的外缘较清晰,内缘较模糊,称为 Kayser-Fleischer 环,是铜代谢障碍的结果
检查巩膜	视诊	正常巩膜呈瓷白色,不透明,血管极少。发生黄疸时,巩膜比其他黏膜更先出现黄染。这种黄染在巩膜是连续的,近角膜巩膜交界处较轻,越远离越黄。检查时,可让被检者向内下视,暴露其巩膜的外上部分,更容易发现黄疸。中年以后在内眦部可出现黄色斑块,由脂肪沉着形成,这种斑块呈不均匀性分布,应与黄疸鉴别
检查虹膜	视诊	虹膜是眼球葡萄膜的最前部分,中央有圆形孔洞即瞳孔。虹膜内有瞳孔括约肌与扩大肌,能调节瞳孔的大小。正常虹膜纹理近瞳孔部分呈放射状排列,周边呈环形排列。纹理模糊或消失见于虹膜炎症、水肿和萎缩。虹膜形态异常或有裂孔,见于虹膜后粘连、外伤、先天性虹膜缺损等
检查瞳孔	检查瞳孔的形状和大小	瞳孔是虹膜中央的孔洞,正常为圆形,双侧等大,直径为 3~4 mm。瞳孔缩小是由动眼神经的副交感神经纤维支配;瞳孔扩大是由交感神经支配 青光眼或眼内肿瘤时可呈椭圆形;虹膜粘连时形状可不规则 引起瞳孔大小改变的因素很多,生理情况下,婴幼儿和老年人瞳孔较小,在光亮处瞳孔较小,青少年瞳孔较大,兴奋或在暗处瞳孔扩大。病理情况下,瞳孔缩小见于虹膜炎症、有机磷农药中毒、药物(毛果芸香碱、吗啡、氯丙嗪)反应等;瞳孔扩大见于外伤、颈交感神经刺激、绝对期青光眼、视神经萎缩、药物(阿托品、可卡因)影响等。双侧瞳孔散大并伴有对光反射消失为濒死状态的表现。一侧眼交感神经麻痹可引发 Honer 综合征,出现瞳孔缩小、眼睑下垂和眼球下陷、同侧结膜充血及面部无汗。双侧瞳孔大小不等常提示有颅内病变,如脑外伤、脑肿瘤、中枢神经性梅毒、脑疝等。双侧瞳孔大小不等且变化不定,可能是中枢神经和虹膜的神经支配障碍;双侧瞳孔不等且伴有对光反射减弱或消失以及神志不清,往往是中脑功能损害的表现
	对光反射检查	直接对光反射检查通常是用手电筒直接照射瞳孔并观察其动态反应。正常人当眼受到光线刺激后瞳孔立即缩小,移开光源后瞳孔迅速复原。间接对光反射是指光线照射一眼时,另一眼瞳孔立即缩小,移开光线,瞳孔扩大。检查间接对光反射时,应以一手挡住光线以免检查眼受到照射而形成直接对光反射。瞳孔对光反射是检查瞳孔功能活动的方法。对光反射迟钝或消失,见于昏迷患者
	集合反射检查	嘱被检者注视 1 m 以外的目标物(通常是检查者的示指尖),然后将目标物逐渐移近眼球(距眼球 5~10 cm),正常人此时可见双眼内聚、瞳孔缩小,称为集合反射。由于视物由远至近也伴有晶状体的调节,因此,以上双眼内聚、瞳孔缩小和晶状体的调节又统称为近反射。动眼神经功能损害时,睫状肌和双眼内直肌麻痹,集合反射消失

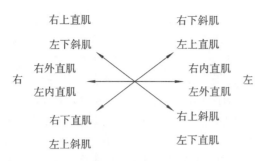

右上直肌　　　　　右下斜肌

左下斜肌　　　　　左上直肌

右　右外直肌　　　　　右内直肌　左

左内直肌　　　　　左外直肌

右下直肌　　　　　右上斜肌

左上斜肌　　　　　左下直肌

图 2-5-1　眼球运动检查(眼外肌 6 个方向的运动功能)

（四）重点内容提示

（1）在做眼部检查时，检查环境光线不可太强烈。

（2）结膜分睑结膜、穹窿部结膜与球结膜三部分。检查上睑结膜及上穹窿结膜时需翻转上睑，在翻上睑时动作要轻巧、柔和，以免引起被检者的痛苦和流泪。

（3）检查眼球运动时，每个方向均要从中位(两眼平视前方)开始，不能将每个方向连起来画圈。

（4）指测法检查眼压时，注意示指交替按压被检者双侧眼球，按压力度适中。

（5）检查巩膜时，黄疸患者巩膜黄染是连续的，较为均匀；中老年人巩膜边缘可有黄色斑块，这种脂肪沉着性斑块分布不均匀，注意两者的鉴别。

（五）能力检测

（1）眼球突出及眼球下陷的常见原因是什么？

（2）如何检查眼球运动？

（3）如何检查巩膜？

（4）如何做瞳孔集合反射检查？

（5）双侧瞳孔不等大(一侧缩小)有什么临床意义？

（6）双侧瞳孔缩小(针尖瞳)说明什么问题？

（7）两眼辐辏反射不良(不能聚合)考虑什么原因？

二、鼻和鼻窦的检查

（一）适应证与禁忌证

1. 适应证

（1）正常体格检查。

（2）鼻部疾病。

（3）能够引起鼻部变化的其他疾病。

2. 禁忌证　无绝对禁忌证。

（二）准备

1. 物品及设备准备　额镜、鼻前镜、膝状镊、棉签、酒精灯、纱布、光源(或手电筒)、快速手消毒剂、污物桶等。检查环境宜稍暗，应设窗帘，避免强烈光线直接射入。

2. 检查者准备　戴帽子、口罩，清洗手部，必要时戴检查手套。

3. 被检者准备　身心放松，勿过度紧张，坐于检查座椅或高背靠椅上，头部直立或略前倾。

（三）步骤

操作步骤		具 体 内 容
检查鼻的外形	视诊	注意鼻部皮肤颜色和鼻外形的改变。鼻梁部皮肤出现黑褐色斑点或斑片为日晒后或其他原因所致的色素沉着，如黑热病、慢性肝脏疾病等。鼻梁部皮肤出现红色斑块，可见于系统性红斑狼疮患者。鼻尖和鼻翼部皮肤发红，并有毛细血管扩张和组织肥厚，见于酒渣鼻。鼻腔完全堵塞、外界变形、鼻梁宽平如蛙状，称为蛙状鼻，见于肥大的鼻息肉患者。鞍鼻是由鼻骨破坏、鼻梁塌陷所致，见于鼻骨骨折、鼻骨发育不良、先天性梅毒和麻风病患者。吸气时鼻孔张大、呼气时鼻孔回缩称为鼻翼扇动，见于呼吸困难或高热患者。鼻骨骨折是最常见的骨折之一，凡鼻外伤引起鼻出血患者都应仔细检查有无鼻骨或软骨的骨折或移位
检查鼻腔	鼻镜使用方法	检查者左手持鼻镜，以拇指及示指捏住鼻镜的关节，将一柄置于掌心，另三指握于另一柄上，将两叶合拢的鼻镜平行伸入鼻前庭并轻轻打开。鼻镜不宜进入过深，以免引起疼痛或损伤鼻中隔黏膜引起出血。取出鼻镜时不可完全闭紧双叶，以免夹持鼻毛引起疼痛
	视诊	使用鼻镜可观察中鼻甲、中鼻道、嗅裂和鼻中隔上部；不使用器械只能观察鼻前庭、鼻底和部分下鼻甲。重点观察：鼻腔黏膜颜色、肿胀、肥厚、萎缩、表面湿润、干燥、出血；总鼻道增宽或狭窄；鼻道分泌物位置、颜色、性质、量；鼻中隔有无偏曲，有无新生物 正常鼻腔黏膜为淡红色，表面光滑、湿润而有光泽。急性炎症时鼻腔黏膜肿胀呈鲜红色，有黏性分泌物。慢性炎症时黏膜呈暗红色，下鼻甲前端有时呈桑葚状，分泌物为黏脓性。变应性鼻炎的黏膜水肿、苍白或呈淡紫色，分泌物稀薄呈水样。萎缩性鼻炎的黏膜萎缩、干燥，失去正常光泽，被覆脓痂，下鼻甲缩小，鼻腔宽大，嗅觉减退或丧失，中鼻甲偶见肥厚或息肉样变 正常成人的鼻中隔很少完全正中，多数稍有偏曲，如有明显的偏曲，并产生呼吸障碍，称为鼻中隔偏曲。严重的高位偏曲可压迫鼻甲，引起神经性头痛，也可因偏曲部骨质刺激黏膜而引起出血。鼻中隔出现孔洞称为鼻中隔穿孔，患者可听到鼻腔中有哨声，检查时用小型手电筒照射一侧鼻孔，可见对侧有亮光透入。穿孔多由鼻腔慢性炎症、外伤等引起 正常鼻腔无出血。外伤、鼻腔感染、局部血管损伤、鼻咽癌、鼻中隔偏曲等可导致单侧鼻腔出血。双侧鼻腔出血多由全身性疾病引起，如某些发热性传染病（流行性出血热、伤寒等）、血液系统疾病（血小板减少性紫癜、再生障碍性贫血、白血病、血友病）、高血压、肝脏疾病、维生素 C 或维生素 D 缺乏等，妇女如发生周期性鼻腔出血则应考虑到子宫内膜异位症
检查鼻窦	视诊及触诊	鼻窦位于颅骨内，只有鼻窦病变严重时才能引起相应的面部外形不同程度地改变。局部肿胀、压痛多见于鼻窦感染性炎性病变。鼻窦感染若向眼眶扩散，引起眼睑肿胀、结膜充血、眼球突出或移位等。鼻窦肿瘤若累及面部可表现为面部相应部位隆起或皮肤破溃。上颌窦的肿瘤可突破上颌窦后外侧壁，引起患侧颞下窝和翼腭窝饱满，并有张口受限。鼻窦囊肿可引起窦腔扩大，触诊有乒乓球感

续表

操作步骤		具 体 内 容
检查鼻窦	检查上颌窦压痛	医生双手固定于被检者的两侧耳后,将拇指分别置于左右颧部向后按压,询问有无压痛,并比较两侧压痛有无区别;也可用右手中指指腹叩击颧部,询问是否有叩击痛
	检查额窦压痛	一手扶持被检者枕部,用另一手拇指或示指置于眼眶上缘内侧用力向后、向上按压;或以双手固定头部,双手拇指置于眼眶上缘内侧向后、向上按压,询问有无压痛及两侧压痛有无差异;也可用中指叩击该区,询问有无叩击痛
	检查筛窦压痛	双手固定于被检者两侧耳后,双手拇指分别置于鼻根部与眼内眦之间向后方按压,询问有无压痛
	检查蝶窦压痛	因解剖位置较深,不能在体表进行检查

(四) 重点内容提示

(1) 鼻及鼻窦部位较为敏感脆弱,检查时注意动作要轻巧,忌粗暴操作。

(2) 检查过程中,可根据观察的需要,使被检者头部左右转动,以便能详细观察到鼻腔的内壁和外壁。退镜前,勿将鼻镜的两叶并拢,以免夹住鼻毛而引起疼痛。

(3) 鼻窦为鼻腔周围含气的骨质空腔,共四对(图 2-5-2),都有窦口与鼻腔相通,当引流不畅时容易发生炎症。鼻窦炎时出现鼻塞、流涕、头痛和鼻窦压痛。检查时要注意观察鼻道有无异常分泌物及新生物。

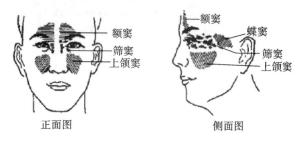

图 2-5-2　鼻窦的位置

(五) 能力检测

(1) 检查鼻腔时要注意什么问题?

(2) 哪些原因可以导致鼻中隔形态异常?

(3) 哪些原因可以导致鼻黏膜异常?

三、口咽部、扁桃体的检查

(一) 适应证与禁忌证

1. 适应证

(1) 正常体格检查。

(2) 口咽部或扁桃体疾病。

(3) 引起口咽部改变的其他疾病,如麻疹、核黄素缺乏等。

2. 禁忌证 无绝对禁忌证。

（二）准备

1. 物品及设备准备 压舌板、手电筒、棉签等。检查环境光线充足。

2. 检查者准备 戴帽子、口罩，清洗手部，必要时戴检查手套。

3. 被检者准备 身心放松，勿过度紧张，勿使用化妆品。

（三）步骤

操作步骤		具 体 内 容
检查口唇	视诊	健康人口唇红润光泽，当毛细血管充盈不足或血红蛋白含量降低时，口唇即呈苍白色，见于贫血、虚脱、主动脉瓣关闭不全等；口唇颜色深红见于急性发热性疾病。口唇发绀见于心力衰竭、呼吸衰竭等。口唇干燥并有皲裂，见于严重脱水患者。口唇疱疹为口唇黏膜与皮肤交界处发生的成簇小水泡，半透明，初发时有瘙痒或刺激感，随后出现疼痛，1周左右即结棕色痂，愈后不留瘢痕，多为单纯疱疹病毒感染所引起，常伴发于大叶性肺炎、感冒、流行性脑脊髓膜炎、疟疾等。唇裂为先天性发育畸形。口唇突然发生非炎症性、无痛性肿胀，见于血管神经性水肿。口角糜烂见于核黄素缺乏症。口唇肥厚增大见于黏液性水肿、肢端肥大症等
检查口腔黏膜	视诊	重点观察口腔黏膜颜色，有无色素沉着、淤斑、出血点、溃疡等。口腔黏膜检查应在充足的自然光线下进行，也可用手电筒照明，正常口腔黏膜光洁呈粉红色。口腔黏膜如出现蓝黑色色素沉着斑片，多为肾上腺皮质功能减退症。大小不等的黏膜下出血点或淤斑，则可能为出血性疾病或维生素C缺乏所引起。若在相当于上颌第二磨牙的颊黏膜处出现帽针头大小的白色斑点，称为麻疹黏膜斑，为麻疹的早期特征。此外，对称性黏膜充血、肿胀并伴有小出血点，称为黏膜疹，见于猩红热、风疹和某些药物中毒。溃疡可见于慢性复发性口疮。鹅口疮由白色念珠菌感染所致，多见于衰弱的患儿或老年患者，也可出现于长期使用广谱抗生素和抗癌药之后。检查口底黏膜和舌底部，让患者舌头上翘触及硬腭
	触诊	口底组织比较松软，有时需要用触诊法才能触及口底新生物。颌下腺导管结石也可用触诊法检查
检查牙齿	视诊	应注意观察有无龋齿、残根、缺牙和义齿等。牙的色泽与形状具有临床诊断意义，如：牙齿呈黄褐色称斑釉牙，为长期饮用含氟量过高的水所引起；中切牙切缘呈月牙形凹陷且牙间隙分离过宽，称为Hutchinson齿，为先天性梅毒的重要体征之一；单纯牙间隙过宽见于肢端肥大症
	牙齿检查的记录方法	如发现牙齿疾病，应按图2-5-3所示格式标明所在部位
检查牙龈	视诊	正常牙龈呈粉红色，质韧且与牙颈部紧密贴合，检查时经压迫无出血及溢脓。牙龈水肿见于慢性牙周炎。牙龈缘出血常为口腔内局部因素引起，如牙结石等；也可由全身性疾病所致，如维生素C缺乏症、肝脏疾病或血液系统出血性疾病等。牙龈经挤压后有脓液溢出见于慢性牙周炎、牙龈瘘管等。牙龈的游离缘出现蓝灰色点线称为铅线，是铅中毒的特征，铋、汞、砷等中毒时可出现类似的黑褐色点线状色素沉着，应结合病史注意鉴别

续表

操作步骤		具体内容
检查舌	视诊	许多局部或全身性疾病均可使舌的感觉、运动与形态发生变化,这些变化往往能为临床提供重要的诊断依据。明显干燥舌见于鼻部疾病(可伴有张口呼吸、唾液缺乏)、大量吸烟、阿托品使用后、放射治疗后等;严重的干燥舌可见舌体缩小并有纵沟,见于严重脱水,可伴有皮肤弹性减退。舌体暂时性肿大见于舌炎、口腔炎、舌的蜂窝织炎、脓肿、血肿、血管神经性水肿等。舌体长时间肿大见于黏液性水肿、呆小病和先天愚型、舌肿瘤等。舌面上出现黄色上皮细胞堆积而成的隆起部分,状如地图,称为地图舌,可由核黄素缺乏引起。舌面上出现横向裂纹,见于先天愚型与核黄素缺乏,后者有舌痛;纵向裂纹见于梅毒性舌炎。草莓舌见于猩红热或长期发热患者。牛肉舌见于糙皮病(烟酸缺乏)。镜面舌见于缺铁性贫血、恶性贫血及慢性萎缩性胃炎。舌面附有黑色或黄褐色毛,称为毛舌,为丝状乳头缠绕了真菌丝以及其上皮细胞角化所形成,见于久病衰弱或长期使用广谱抗生素(引起真菌生长)的患者。舌震颤见于甲状腺功能亢进症;偏斜见于舌下神经麻痹
检查咽部及扁桃体	鼻咽	位于软腭平面上方、鼻腔的后方,在儿童时期此部位淋巴组织丰富,称为腺状体或增殖体,青春期前后逐渐萎缩,如果过度肥大,可发生鼻塞、张口呼吸和分泌性中耳炎。鼻咽癌好发于咽隐窝和鼻咽顶壁,患者表现为回吸涕中带血、颈部淋巴结肿大、一侧分泌性中耳炎和耳鸣、耳聋及脑神经症状。鼻咽部位置隐蔽,直接视诊窥及不到,需借助间接喉镜或电子鼻咽喉镜等器械(图 2-5-4)
	口咽	位于软腭平面上方、会厌上缘的上方;前方直对口腔,软腭向下延续形成前后两层黏膜皱襞,前面的黏膜皱襞称为腭舌弓,后面的称为腭咽弓。扁桃体位于腭舌弓和腭咽弓之间的扁桃体窝中。腭咽弓的后方称为咽后壁,一般咽部检查即指这个范围(图 2-5-5) 　　口咽的检查方法:被检者取坐位,头略后仰,口张大并发"啊"音,此时医生用压舌板在舌的前 2/3 与后 1/3 交界处迅速下压,软腭上抬,在照明的配合下即可见软腭、腭垂、软腭弓、扁桃体、咽后壁等 　　若发现咽部黏膜充血、红肿、黏膜腺分泌增多,多见于急性咽炎。若咽部黏膜充血、表面粗糙,并可见淋巴滤泡增生呈簇状,见于慢性咽炎。扁桃体发炎时,腺体红肿、增大,在扁桃体隐窝内有黄白色分泌物或渗出物形成的苔片状假膜,很易剥离。白喉也可形成假膜,但白喉假膜不易剥离,若强行剥离则易引起出血。扁桃体肿大一般分为三度(图 2-5-6):不超过腭咽弓者为Ⅰ度;超过腭咽弓未超过咽后壁中线者为Ⅱ度;达到或超过咽后壁中线者为Ⅲ度。一般检查未见扁桃体肿大时可用压舌板刺激咽部,引起反射性恶心。扁桃体突出为包埋式扁桃体,同时隐窝有脓栓时,常构成反复发热的隐性病灶
	喉咽	位于口咽之下,也称下咽部,其前方通喉腔,下端通食管。此部分的检查需用间接或直接喉镜才能进行

Note

操作步骤		具 体 内 容
检查口腔 气味	嗅诊	健康人口腔无特殊气味,饮酒、吸烟的人可有烟酒味,如有特殊难闻的气味称为口臭,可由牙龈炎、牙周炎、胃肠道或其他全身性疾病引起。如牙龈炎、龋齿、牙周炎可产生臭味;牙槽脓肿为腥臭味;牙龈出血为血腥味。糖尿病酮症酸中毒患者口腔可有烂苹果味;尿毒症患者口腔中可发出尿味;肝坏死患者口腔中有肝臭味;肺脓肿患者呼吸时可发出组织坏死的臭味;有机磷农药中毒的患者口腔中可能闻到大蒜味
检查腮腺	视诊及触诊	腮腺位于耳屏、下颌角、颧弓所构成的三角区内,正常腮腺体薄而软,触诊时摸不出腺体轮廓。腮腺肿大时可见以耳垂为中心的隆起,并可触及边缘不明显的包块。腮腺导管位于颧骨下 1.5 cm 处,横过嚼肌表面,开口在相当于上颌第二磨牙对面的颊黏膜上,检查时应注意导管口有无分泌物。腮腺肿大见于急性流行性腮腺炎、急性化脓性腮腺炎、腮腺肿瘤等

上

右 8 7 6 5 4 3 2 1 | 1 2 3 4 5 6 7 8 左

8 7 6 5 4 3 2 1 | 1 2 3 4 5 6 7 8

下

1.中切牙；2.侧切牙；3.尖牙；4.第一前磨牙；5.第二前磨牙；
6.第一磨牙；7.第二磨牙；8.第三磨牙

示例：⎯1⎸ 为右上中切牙；⎸4⎯ 为右下第一前磨牙；$\frac{5}{7}$ 示右上第二前磨牙及左下第二磨牙为某种病变的部位。

图 2-5-3　牙齿检查的记录方法

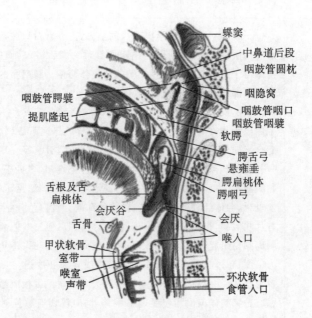

图 2-5-4　咽部矢状切面图

（四）重点内容提示

（1）使用压舌板检查口咽及扁桃体时,压舌板插入深度不可过深,否则会引起被检者呕吐。

（2）咽部及扁桃体看到假膜时,不可强行剥离,否则容易引起出血。

Note

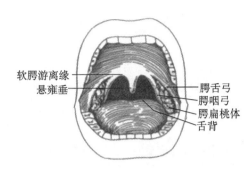

软腭游离缘
悬雍垂
腭舌弓
腭咽弓
腭扁桃体
舌背

图 2-5-5 口咽解剖

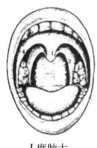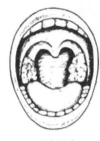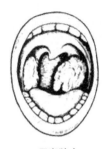

Ⅰ度肿大 Ⅱ度肿大 Ⅲ度肿大

图 2-5-6 扁桃体肿大分度

（五）能力检测

（1）请描述扁桃体肿大的分度。

（2）口腔出现异味时的临床意义有哪些？

（3）舌的感觉、运动与形态发生变化时的临床意义有哪些？

（杨笑怡）

第六节 颈部检查与其他

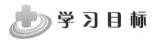 学习目标

1. **掌握**：甲状腺、气管和颈部血管的检查方法、操作步骤、适应证及禁忌证。

2. **熟悉**：甲状腺、气管和颈部血管检查的注意事项及临床意义。

3. **了解**：甲状腺、气管和颈部血管检查的操作目的。

一、甲状腺检查

（一）适应证与禁忌证

1. 适应证

（1）正常体格检查。

（2）甲状腺肿大、结节、肿块、疼痛。

2. 禁忌证　无绝对禁忌证。

（二）准备

1. 物品及设备准备　听诊器。检查环境安静,光线充足。

2. 检查者准备　着装整洁、仪表端庄、举止大方、语言文明,表现出良好的职业素养。戴帽子、口罩,清洗手部。

3. 被检者准备　身心放松,勿过度紧张,采取坐位,解开领口,暴露两侧锁骨以上的颈部。

（三）步骤

操作步骤		具 体 内 容
检查甲状腺	视诊	嘱被检者双手放于枕后,头向后仰,做吞咽动作。观察甲状腺的大小和对称性。正常人甲状腺外观不突出,女性在青春发育期可略增大。检查时可见甲状腺随吞咽动作而向上移动,常以此将颈前的其他包块与甲状腺病变相鉴别(图 2-6-1)
	甲状腺侧叶的后面触诊	嘱被检者取坐位,稍低头,颈部肌肉放松。检查者站在被检者身后,一手示、中指施压于一侧甲状软骨,将气管推向对侧,另一手拇指在对侧胸锁乳突肌后缘向前推挤甲状腺,示、中指在其前缘触诊甲状腺(图 2-6-2)。检查过程中嘱被检者做吞咽动作,重复检查。用同样方法检查另一侧甲状腺
	甲状腺侧叶的前面触诊	嘱被检者取坐位,稍低头,颈部肌肉放松。检查者面对被检者,一手拇指施压于一侧甲状软骨,将气管推向对侧,另一手示、中指在对侧胸锁乳突肌后缘向前推挤甲状腺,拇指在胸锁乳突肌前缘触诊甲状腺(图 2-6-3)。检查过程中嘱被检者做吞咽动作,重复检查。用同样方法检查另一侧甲状腺
	甲状腺峡部触诊	甲状腺峡部位于环状软骨下方第二至第四气管环前面。检查者面对被检者用拇指或站在被检者后面用示指自胸骨上切迹向上触摸,可触及气管前甲状腺组织,判断有无增厚。嘱被检者做吞咽动作,可感到此组织在手指下滑动,判断有无肿大和结节
	听诊	检查者面对被检者,将钟型听诊器体件放于甲状腺部位,听诊甲状腺是否有血管杂音,两侧均需检查。正常人用听诊器听诊时听不到血管杂音,如能听到低调的连续性"轰鸣"声,说明甲状腺血管增多、增粗、血流加速,对诊断甲状腺功能亢进症有很大帮助。另外,在弥漫性甲状腺肿伴功能亢进者中还可听到收缩期动脉杂音

（四）重点内容提示

（1）观察甲状腺的轮廓时,除了需要视诊,还需用触诊进一步明确其大小和性质。

（2）甲状腺侧叶的前面触诊时,拇指不可以放在颈后;后面触诊时,示、中指不可以放在颈后。

（3）做甲状腺触诊时,嘱被检者配合做吞咽动作。

（4）对甲状腺肿大者,要注意其甲状腺大小、是否对称、硬度、有无压痛、是否光滑、有无结节和震颤。

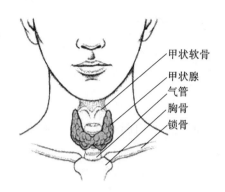

图 2-6-1　甲状腺的位置

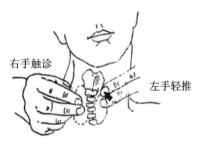

图 2-6-2　甲状腺侧叶的后面触诊

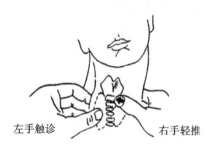

图 2-6-3　甲状腺侧叶的前面触诊

（5）甲状腺肿大分为 3 度。Ⅰ度：不能看出肿大但能触及。Ⅱ度：既可看出肿大又能触及，但在胸锁乳突肌以内区域。Ⅲ度：肿大超出胸锁乳突肌外缘。

（6）根据肿大的甲状腺的特点，判断引起甲状腺肿大的原因。

①单纯性甲状腺肿：甲状腺明显肿大，多为弥漫性，也可为结节性，多不伴有甲状腺功能改变；因缺碘、致甲状腺肿物质或酶的缺陷等引起。

②甲状腺功能亢进症：甲状腺可呈对称性或非对称性肿大，质地多柔软；由于血管增多、增粗且血流加快，可听到连续性血管杂音，触及震颤。

③甲状腺肿瘤：甲状腺肿瘤常呈不对称性肿大，表面凹凸不平，呈结节性，质地坚硬且与周围组织发生粘连，波及喉返神经、颈交感神经时，可引起声音嘶哑。甲状腺腺瘤呈圆形或椭圆形肿大，多为单发，也可多发，质地坚韧，无压痛。大部分甲状腺癌发展较慢，体积较小时易与甲状腺腺瘤和颈前淋巴结肿大等相混淆。

④慢性淋巴细胞性甲状腺炎：多为对称性、弥漫性肿大，也可呈结节性肿大，与四周无粘连而边界清楚，表面光滑，质地坚韧而有弹性。当肿大腺体向后挤压颈总动脉时，可在腺体后缘触及颈总动脉搏动，而甲状腺癌常将颈总动脉包绕在癌组织内，腺体后缘不能触及颈总动脉搏动，有助于两者鉴别。

（7）甲状腺的听诊需使用钟型听诊器听诊两侧甲状腺。

（五）能力检测

（1）甲状腺肿大的分度有哪些？

（2）甲状腺功能亢进症的颈部体征有哪些？

（3）单纯性甲状腺肿的颈部体征有哪些？

（4）甲状腺癌的颈部体征有哪些？

（5）慢性淋巴细胞性甲状腺炎的颈部体征有哪些？

Note

二、气管和颈部血管的检查

（一）适应证与禁忌证

1. 适应证

（1）正常体格检查。

（2）胸腔内、肺和心脏病理改变后引起气管和颈部血管的变化。

2. 禁忌证　无绝对禁忌证。

（二）准备

1. 物品及设备准备　听诊器，皮尺。检查环境安静，光线充足。

2. 检查者准备　着装整洁、仪表端庄、举止大方、语言文明，表现出良好的职业素养。戴帽子、口罩，清洗手部。

3. 被检者准备　身心放松，勿过度紧张，采取坐位，解开领口，暴露两侧锁骨以上的颈部。

（三）步骤

操作步骤		具 体 内 容
检查气管	检查气管有无移位	嘱被检者取端坐位或仰卧位，两上肢下伸，使颈部处于自然直立状态。检查者站其前（或右）侧，将示指和环指指端分别固定于两侧胸锁关节上，手掌与被检者胸骨平行，中指远端在胸骨上窝处上下左右触摸气管后，指端置于气管正中处。观察中指是否在示指和环指的中间。如中指与两指距离不等则表示气管有移位。正常人的气管位于颈前正中部
检查颈部血管	颈静脉视诊	正常人立位或坐位时颈静脉不显露，平卧时可稍见充盈，充盈水平仅限于锁骨上缘至下颌角距离的下 2/3 以内。30°～45°角的半卧位时静脉充盈度超过正常水平，称颈静脉充盈，见于右心衰竭、心包积液、缩窄性心包炎、上腔静脉阻塞综合征。若有颈静脉搏动，见于三尖瓣关闭不全
	颈动脉视诊	正常人安静时颈动脉搏动不明显，若出现搏动增强，见于主动脉关闭不全、高血压、甲状腺功能亢进症、严重贫血等

（四）重点内容提示

（1）气管检查。

①气管移向健侧：见于一侧大量胸腔积液、一侧胸腔积气、纵隔肿瘤。

②气管移向患侧：见于肺不张，广泛胸膜粘连、肥厚。

（2）颈部血管检查：在做颈部血管检查时需要被检者把头尽可能偏向被检查侧的对面，以充分显露颈部血管。

（五）能力检测

（1）气管偏移的分类有哪些？常见于哪些疾病？

（2）颈静脉充盈常见于什么疾病？

（3）颈动脉搏动增强常见于什么疾病？

（杨笑怡）

第七节　胸部检查

学习目标

1. 掌握:胸部的体表标志;胸部检查(视诊、叩诊、触诊、听诊)的方法及步骤。

2. 熟悉:胸部检查的适应证;胸壁静脉曲张血流方向的判断方法及其临床意义;异常的呼吸运动、频率、节律的特点;语音震颤的检查方法、正常表现、异常表现及临床意义;胸膜摩擦感的正常表现、异常表现及临床意义;胸部正常、异常听诊音的特点;乳房检查内容。

3. 了解:常见异常胸廓的特点及其临床意义;异常的呼吸运动、频率、节律的临床意义;乳房常见病的触诊特点。

胸部是指颈部以下、腹部以上的区域,可分为前胸部、侧胸部和背部。胸廓由12块胸椎和12对肋骨、锁骨及胸骨组成。胸部检查的内容很多,本节以视诊、触诊、叩诊、听诊的顺序依次介绍胸部检查的项目及方法,心脏检查另列一节介绍。

一、胸部视诊

(一) 胸部体表标志

1. 适应证

(1) 正常体格检查。

(2) 准确标记胸廓内部脏器的轮廓和位置。

(3) 标记异常体征的部位和范围。

2. 准备

(1) 物品及设备准备:无需特殊设备。

(2) 检查者准备。

①着装整洁,仪表端庄、举止大方、语言文明,表现出良好的职业素养。

②做好解释说明。

③操作前洗手,保持手部温暖。

④ 立于被检者右侧。

(3) 被检者准备。

①充分暴露胸部。

②被检者可采取坐位或卧位。

3. 步骤

操作步骤	具体内容	
视诊骨骼标志	胸骨	胸壁前正中,由上而下可分为胸骨柄、胸骨体、剑突
	胸骨上切迹	胸骨柄上方,正常气管位于其后正中
	剑突	胸骨体下端的三角形部分

Note

续表

操作步骤		具 体 内 容
视诊骨骼标志	胸骨角	胸骨柄与胸骨体连接处向外突起的部分。其两端与第2肋软骨相连
	腹上角	左右肋弓在胸骨下端汇合所形成的夹角,也称胸骨下角
	肩胛下角	肩胛骨位于后胸壁第2~8肋骨之间,其最下端称肩胛下角
	第7颈椎棘突	颈部前屈,颈根部最突出的部位即为第7颈椎棘突
	肋脊角	第12肋骨与脊柱构成的夹角
视诊垂直线标志	前正中线	即胸骨中线。通过胸骨正中的垂直线,即上端位于胸骨柄上缘的中点,向下通过剑突中央的垂直线
	锁骨中线(左、右)	通过锁骨的肩峰端与胸骨端两者中点的垂直线,即通过锁骨中点向下的垂直线
	胸骨线(左、右)	沿胸骨边缘与前正中线平行的垂直线
	胸骨旁线(左、右)	胸骨线和锁骨中线中间的垂直线
	腋前线(左、右)	通过腋窝前皱襞沿前侧胸壁向下的垂直线
	腋中线(左、右)	自腋窝顶端于腋前线和腋后线之间向下的垂直线
	腋后线(左、右)	通过腋窝后皱襞沿后侧胸壁向下的垂直线
	肩胛下角线(左、右)	双臂下垂时通过肩胛下角与后正中线平行的垂直线
	后正中线	即脊柱中线。通过椎骨棘突,或沿脊柱正中下行的垂直线
视诊自然陷窝	腋窝(左、右)	上肢内侧与胸壁相连的凹陷部
	胸骨上窝	胸骨柄上方的凹陷部,正常气管位于其后
	锁骨上窝(左、右)	锁骨上方的凹陷部
	锁骨下窝(左、右)	锁骨下方的凹陷部,下界为第3肋骨下缘
视诊解剖分区	肩胛上区(左、右)	肩胛冈以上的区域,其外上界为斜方肌的上缘
	肩胛下区(左、右)	两肩胛下角的连线与第12胸椎水平线之间的区域。后正中线将此区分为左、右两部
	肩胛间区(左、右)	两肩胛骨内缘之间的区域。后正中线将此区分为左、右两部
判断临床意义	胸骨角	由此开始计数肋间隙和肋骨。胸骨角还标志着支气管分叉、心房上缘和上下纵隔交界及相当于第4或第5胸椎的水平
	腹上角	相当于横膈的穹窿部,其后为肝左叶、胃及胰腺
	锁骨上窝	相当于两肺上叶肺尖的上部
	锁骨下窝	相当于两肺上叶肺尖的下部
	第7颈椎棘突	下方为胸椎的起点,常以此处作为计数胸椎的标志
	肩胛上区	相当于上叶肺尖的下部
	肩胛下角	被检者取直立位或端坐位,两臂自然下垂,此时肩胛下角位于第7肋或第7肋间,相当于第8胸椎的水平。以此作为计数后肋骨的标志
	肋脊角	肾脏和输尿管上端所在的区域

4．重点内容提示

（1）所有体表标志均应熟识。必须做到随机指出任一体表标志，都能说出准确的定位。

（2）当视诊不明显时，可以结合触诊定位。

（3）与被检者沟通时态度要和蔼。检查过程中注意为被检者保暖，动作轻柔，注意保护被检者隐私。检查结束后告知被检者检查完毕。

5．能力检测

（1）简述胸骨角的临床意义。

（2）用肩胛下角计数后肋骨时采取什么体位？其临床意义是什么？

（3）第 7 颈椎棘突的临床意义是什么？

（4）通过肋脊角（左、右）如何定位内脏？

（二）胸壁与胸廓

1．适应证

（1）正常体格检查。

（2）明确异常情况及程度。

2．准备

（1）物品及设备准备：无需特殊设备。检查环境安静、温暖，光线充足。

（2）检查者准备。

①着装整洁，仪表端庄、举止大方、语言文明，表现出良好的职业素养。

②做好解释说明。

③操作前洗手，保持手部温暖。

④站在被检者前面或右侧。

（3）被检者准备。

①充分暴露胸部（前胸部和背部）。

②被检者可采取坐位或卧位。

3．步骤

操作步骤		具 体 内 容
视诊胸壁	正常胸壁	观察有无皮疹、出血、瘢痕、蜘蛛痣、静脉充盈或曲张
	蜘蛛痣	在面颈部、前胸部、肩部及上臂和手背等上腔静脉分布的区域，观察有无形似蜘蛛的血管痣
		进一步确认：检查者用竹签等物品压迫蜘蛛痣中心，其辐射状小血管网即刻消失，去除压力后又出现
	胸壁静脉	观察有无静脉充盈、曲张
		若有进一步判断血流方向：选择一段没有分支的胸壁静脉，检查者将右手示指和中指并拢压在静脉上，然后其中一根手指紧压静脉向外滑动，挤出该段静脉内血液，至一定距离后放松该手指，另一手指紧压不动，看静脉是否充盈。如迅速充盈，则血流方向是从放松的一端流向紧压手指的一端。再同法放松另一手指，观察静脉充盈速度，即可判断出血流方向（图 2-7-1）

续表

操作步骤		具体内容
判断临床意义	蜘蛛痣	急性、慢性肝炎,肝硬化
	静脉曲张	静脉血流方向自上而下,常见于上腔静脉阻塞;静脉血流方向自下而上,常见于下腔静脉阻塞,也可见于门静脉梗阻
视诊胸廓	正常胸廓	两侧是否对称,有无畸形、局部隆起,肋间隙有无异常
	扁平胸	胸廓呈扁平状,其前后径不及左右径的一半(图 2-7-2)
	桶状胸	胸廓前后径增加,有时与左右径几乎相等,甚至超过左右径,呈圆桶状。肋间隙增宽且饱满。腹上角增大,且呼吸时改变不明显(图 2-7-2)
	佝偻病胸	沿胸骨两侧各肋软骨与肋骨交界处常隆起,形成串珠状,谓之佝偻病串珠
		下胸部前面的肋骨常外翻,沿膈附着的部位其胸壁向内凹陷形成的沟状带,称为肋膈沟
		胸骨剑突处显著内陷,形似漏斗,谓之漏斗胸(图 2-7-2)
		胸廓的前后径略长于左右径,其上下距离较短,胸骨下端常前突,胸廓前侧壁肋骨凹陷,称为鸡胸(图 2-7-2)
	一侧变形	一侧膨隆
		一侧平坦或下陷
	局部隆起	心前区隆起或其他部位隆起
	其他畸形胸廓	胸廓两侧不对称,肋间隙增宽或变窄
判断临床意义	扁平胸	见于瘦长体型者,亦可见于慢性消耗性疾病,如肺结核等
	桶状胸	见于严重肺气肿
	佝偻病胸	佝偻病串珠、肋膈沟、漏斗胸、鸡胸均见于佝偻病
	一侧膨隆	多见于大量胸腔积液、气胸,或一侧严重代偿性肺气肿
	一侧平坦或下陷	常见于肺不张、肺纤维化、广泛性胸膜增厚和粘连等
	局部隆起	见于心脏明显肿大、心包大量积液、主动脉瘤及胸内或胸壁肿瘤等。还见于肋软骨炎和肋骨骨折等
	其他畸形胸廓	见于脊柱前凸、后凸或侧凸

4. 重点内容提示

(1) 胸壁静脉血流方向的判断手法。

(2) 佝偻病胸的类型与特征。

(3) 检查结束后报告检查结果务求内容完整,语言规范准确。

(4) 检查前须告知被检者,并征得被检者同意以获得配合。与被检者沟通态度和蔼,检查过程中注意为被检者保暖,动作轻柔,注意保护被检查者隐私。检查结束后告知被检者检查结果。

5. 能力检测

(1) 佝偻病胸的常见类型有哪些?

(2) 何谓鸡胸?鸡胸常见于什么病变?

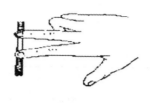

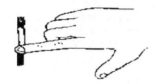

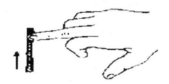

图 2-7-1　判断血流方向示意图

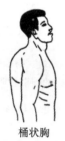 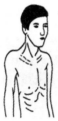 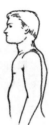 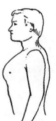

桶状胸　　　　扁平胸　　　　漏斗胸　　　　鸡胸

图 2-7-2　常见畸形胸廓

（3）何谓桶状胸？其临床意义是什么？

（4）引起胸廓一侧膨隆的常见原因有哪些？

（5）引起胸廓局部隆起的常见原因有哪些？

（6）何为蜘蛛痣？如何确认？临床意义是什么？

（三）呼吸运动、呼吸频率、呼吸节律

1. 适应证

（1）正常体格检查。

（2）呼吸异常时的体格检查。

（3）呼吸困难的鉴别。

2. 准备

（1）物品及设备准备：计时器。

（2）检查者准备。

①着装整洁，仪表端庄、举止大方、语言文明，表现出良好的职业素养。

②做好解释说明。

③操作前洗手，保持手部温暖。

④站在被检者右侧。

（3）被检者准备。

Note

①充分暴露胸部和腹部。

②被检者可采取仰卧位或坐位。

3. 步骤

操作步骤		具 体 内 容
视诊呼吸运动	正常呼吸	视线与胸廓在同一水平。仔细观察胸部与腹部的起伏情况、呼吸运动的强弱、两侧呼吸运动是否对称
		胸式呼吸:呼吸以肋间肌运动为主,正常女性以胸式呼吸为主 腹式呼吸:呼吸以膈肌运动为主,正常男性和儿童以腹式呼吸为主 呼吸运动两侧一致,无增强或减弱
	库斯莫尔(Kussmaul)呼吸	深长而慢的呼吸
	三凹征	吸气时胸骨上窝、锁骨上窝及肋间隙向内凹陷
视诊呼吸频率	正常呼吸	计数 1 分钟呼吸次数,为 16～20 次/分(图 2-7-3)
	呼吸过速	超过 24 次/分(图 2-7-3)
	呼吸过缓	小于 12 次/分(图 2-7-3)
视诊呼吸节律	正常呼吸	仔细观察呼吸是否均匀而整齐。正常呼吸均匀整齐
	潮式呼吸	呼吸由浅慢逐渐变为深快,然后由深快转为浅慢,随之出现一段呼吸暂停后,又开始如上变化的周期性呼吸(图 2-7-4)
	间停呼吸(比奥呼吸)	有规律地呼吸几次后,突然停止一段时间,又开始呼吸,周而复始(图 2-7-5)
判断临床意义	胸式呼吸减弱	见于肺炎、肺结核、支气管肺癌、胸膜炎、胸腔积液、气胸等
	库斯莫尔(Kussmaul)呼吸	见于严重代谢性酸中毒
	三凹征	见于气管阻塞
	呼吸过速	见于发热、疼痛、贫血、心力衰竭、甲状腺功能亢进症等
	呼吸过缓	见于麻醉剂、镇静剂使用及颅内压增高等
	潮式呼吸	由呼吸中枢兴奋性降低所致
	间停呼吸(比奥呼吸)	由呼吸中枢兴奋性降低所致,预后多不良,常在临终前发生

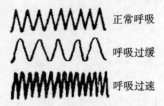

图 2-7-3　呼吸频率改变

4. 重点内容提示

(1)胸、腹部暴露要充分。

(2)被检者取仰卧位更便于视诊。视诊时,检查者视线应与胸部在同一水平。

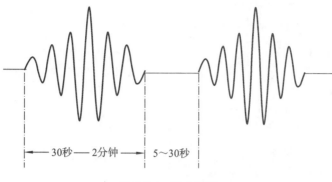

图 2-7-4　潮式呼吸

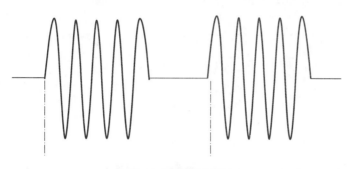

图 2-7-5　间停呼吸

（3）熟知视诊内容,包括正常呼吸与常见的异常呼吸。

（4）检查结束后报告检查结果务求内容完整,语言规范准确。如正常成年男性的检查结果如下:呼吸运动以腹式呼吸为主,频率为 15 次/分,节律规整,两侧呼吸运动对称,无增强或减弱。

（5）检查前须告知被检者,并征得被检者同意以获得配合。与被检者沟通态度和蔼,检查过程中注意为被检者保暖,动作轻柔,注意保护被检者隐私。检查结束后告知被检者检查完毕。

5. 能力检测

（1）胸式呼吸减弱而腹式呼吸增强的临床意义是什么?

（2）潮式呼吸的临床意义是什么?

（3）间停呼吸(比奥呼吸)的临床意义是什么?

（4）库斯莫尔(Kussmaul)呼吸的临床意义是什么?

（5）三凹征的临床表现及临床意义是什么?

（6）男,63 岁,咳嗽、咳痰 20 年,加重半个月。10 年前已诊断为"慢支、肺气肿"。在胸廓视诊方面可能有何发现?

（7）男,32 岁,因左肩关节酸痛,4 小时前曾接受针灸治疗,现左侧胸痛,呼吸困难,即来急诊。在为患者做胸廓视诊时可能有何发现?

（8）对于右侧大量胸腔积液患者,胸部视诊检查可发现哪些阳性体征?

二、胸部触诊

1. 适应证

（1）正常体格检查。

（2）肺部常见病的检查。

2. 准备

(1) 物品及设备准备:无需特殊设备。

(2) 检查者准备。

①着装整洁,仪表端庄、举止大方、语言文明,表现出良好的职业素养。

②做好解释。

③操作前洗手,保持手部温暖。

④站在被检者右侧。

(3) 被检者准备。

①充分暴露胸部(前胸部和背部)。

②被检者可采取卧位或坐位。

3. 步骤

操作步骤		具 体 内 容
胸廓扩张度检查	前胸检查	检查者两手置于被检者胸廓下面的前侧部,左右拇指分别沿两侧肋缘指向剑突,拇指尖在前正中线两侧对称部位,而手掌和伸展的手指置于前侧胸壁,嘱被检者做深呼吸运动。在吸气相时,观察两手拇指随胸廓扩张而分离的距离,同时比较两手的动度是否一致(图2-7-6)
	后胸检查	检查者两手平置于被检者背部,约于第10肋骨水平,拇指与中线平行,并将两侧皮肤向中线轻推,嘱被检者做深呼吸运动,观察并比较两手的动度是否一致
	结果	正常人两侧胸廓扩张度一致,无增强或减弱
		扩张度减弱见于胸腔积液、气胸、肺不张等
语音震颤检查	检查手法	检查者将左右手掌的尺侧缘或掌面轻放于两侧胸壁的对称部位,然后嘱被检者用同等强度重复发"yi"长音,比较两手在两侧相应部位感触到的语音震颤的异同,注意有无增强或减弱
	两手交叉	在同一部位两手交叉重复检查一次
	检查顺序	自上而下、从内到外、先前后背
	结果	正常人两侧语音震颤一致,无增强或减弱
		增强见于大叶性肺炎实变、空洞型肺结核等
		减弱见于肺气肿、阻塞性肺不张、气胸等
胸膜摩擦感检查	检查手法	检查者将两手掌平置于被检者前胸的下前侧部或腋下部(腋中线第5、6肋间)
	深呼吸	嘱被检者做深呼吸运动,注意感觉有无如皮革样相互摩擦的感觉
	屏住呼吸	嘱被检者屏住呼吸,重复前述检查
	结果	正常人无胸膜摩擦感
		有胸膜摩擦感,深呼吸明显,屏气消失,见于纤维素性胸膜炎

4. 重点内容提示

(1) 胸廓扩张度检查的重点是前胸廓扩张度的检查。

(2) 检查者用于感触语音震颤的部位是两手的小鱼际(手掌的尺侧缘),一定要轻放

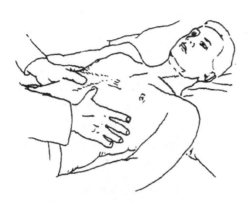

图 2-7-6　检查胸廓扩张度（前胸）

而不能用力。在同一部位需要两手交叉重复检查一次。语音震颤检查的部位不要有遗漏。

（3）熟记胸膜摩擦感的检查部位。

（4）检查结束后报告检查结果务求内容完整，语言规范准确。如正常人的检查结果：胸廓扩张度（呼吸动度）两侧一致，两侧（肺）语音震颤对称，无增强或减弱，两侧均未触及胸膜摩擦感。

（5）检查前须告知被检者，并征得被检者同意以获得配合。与被检者沟通态度和蔼，检查过程中注意为被检者保暖，动作轻柔，注意保护被检者隐私。

5. 能力检测

（1）胸廓扩张度检查的临床意义是什么？

（2）语音震颤检查的原理是什么？

（3）男，27 岁，发热、右侧胸痛，干咳 4 天，就诊前 1 天开始胸痛减轻，但逐渐出现呼吸困难，即来院急诊。在为患者做胸（肺）部触诊时，右胸（肺）部可能有何发现？

（4）语音震颤增强的临床意义是什么？

（5）语音震颤减弱的临床意义是什么？

（6）胸膜摩擦感的临床意义是什么？如何与心包摩擦感鉴别？

三、胸部叩诊

1. 适应证

（1）正常体格检查。

（2）发现或排除异常体征。

2. 准备

（1）物品及设备准备：直尺、记号笔。检查环境安静、温暖，光线充足。

（2）检查者准备。

①着装整洁，仪表端庄、举止大方、语言文明，表现出良好的职业素养。

②操作前洗手，保持手部温暖。

③站在被检者右侧。

（3）被检者准备。

①充分暴露胸部（可脱去上衣，使腰部以上的胸部充分暴露）。

②被检者可采取坐位或卧位，肌肉放松，两臂自然下垂，呼吸均匀。

Note

3. 步骤

操作步骤		具 体 内 容
前胸部的叩诊	肺上界	从锁骨上窝开始,叩出肺上界(肺尖)。方法:自斜方肌前缘中央部开始叩诊,逐渐叩向外侧,当由清音变为浊音时,该处即为肺上界的外侧终点,在此点做好标记;然后由上述中央部叩向内侧,至清音变为浊音时,该处即为肺上界的内侧终点,同样在此点做好标记。用直尺测量内、外侧终点间的距离,即为肺上界的宽度(图 2-7-7)。此项操作也可在背部叩诊时进行
	肋间隙	沿锁骨中线、腋前线自第1肋间隙从上至下逐一肋间隙进行叩诊。每一肋间隙均先叩诊左侧,再叩诊右侧;每侧均由外向内叩诊
	肺下界	锁骨中线上,当叩诊音从清音变为浊音(右侧)或鼓音(左侧)时,该处即为肺下界,做好标记
侧胸部的叩诊	确定体位	嘱被检者取坐位,举起上臂置于头部
	肋间隙	自腋窝开始沿腋中线、腋后线叩诊,自上而下逐一肋间隙进行叩诊,直至肋缘。先叩诊左侧,再叩诊右侧
	肺下界	在腋中线上清音变为浊音处,即为肺下界,做好标记。
背部叩诊	确定体位	嘱被检者取坐位,向前稍低头,两手交叉抱肘。尽可能使肩胛骨移向外侧方,上半身略向前倾
	肺尖宽度	叩诊自肺尖开始,先叩出肺尖宽度
	肋间隙	沿肩胛线自上而下逐一肋间隙进行叩诊,每一肋间隙先左后右对称叩诊,叩诊手法(板指与肋骨平行)与前胸叩诊一致,直至叩出肺下界,并做好标记
	肩胛间区	采用板指与脊柱平行的手法,自上而下、先左后右对称叩诊
	肩胛下区	叩诊手法(板指与肋骨平行)与前胸叩诊一致
肺下界移动度叩诊	确定体位	嘱被检者取坐位,向前稍低头,两臂自然下垂
	平静呼吸时的肺下界	检查者先找到肩胛下角,在肩胛线上叩出肺下界,并做好标记
	深吸气时的肺下界	嘱被检者深吸气后屏住呼吸,检查者沿肩胛线继续向下叩诊,当由清音变为浊音时,该处即为肩胛线上肺下界的最低点,在此点做好标记
	深呼气时的肺下界	再嘱被检者做深呼气后屏住呼吸,沿肩胛线平静呼吸时的肺下界标记点往上叩诊,至浊音变为清音时,该处即为肩胛线上肺下界的最高点,在此点做好标记
	测量	用直尺测量最高至最低两点间的距离,测得数据即为肺下界移动度(图 2-7-7)
记录结果	前胸	正常胸部叩诊音为清音(图 2-7-8)。前胸上部、右侧腋下稍浊,左侧腋前线下呈鼓音
	肺上界	肺上界宽度为 4~6 cm
	肺下界	平静呼吸时,在锁骨中线、腋中线、肩胛线上依次位于第 6 肋间隙、第 8 肋间隙、第 10 肋间隙
	肺下界移动度	6~8 cm

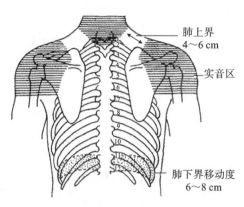

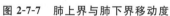

图 2-7-7　肺上界与肺下界移动度

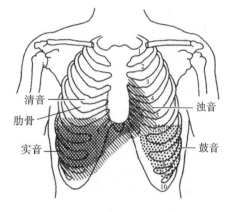

图 2-7-8　正常叩诊音分布（前胸）

4. 重点内容提示

（1）叩诊时板指应平贴于肋间隙并与肋骨平行，叩击力量要均匀，轻重应适宜，频率不易过快。

（2）叩诊姿势（手法）要标准：以左手中指第二指节平紧贴于叩击部位表面，左手余部不要接触皮肤，右手中指指端垂直叩击左手中指第二指节远端或末端指关节上（图 2-7-9）。叩击动作由右腕关节和掌指关节的运动来完成，避免肘关节和肩关节参与活动，叩击动作要灵活、短促、富有弹性，在同一部位连续叩诊 2～3 次。

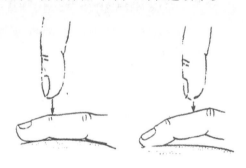

图 2-7-9　正确叩诊

（3）被检者体位摆放及呼吸配合正确。

（4）叩诊顺序要正确。首先检查前胸部，然后检查侧胸部，最后检查背部。自上而下、由外向内。

（5）注意左右、内外对比。

（6）检查前须告知被检者，并征得被检者同意以获得配合。与被检者沟通态度和蔼，检查过程中注意为被检者保暖，动作轻柔，注意保护被检者隐私。

5. 能力检测

（1）正常人叩诊的肺上界宽度为多少？肺上界变窄、变宽的临床意义是什么？

（2）男，50 岁，患慢性支气管炎 30 余年，每年冬季咳嗽加剧，咳出白色黏液痰，量多，晨间可咳出半杯泡沫痰，近日来咳嗽加重伴低热，夜间不能平卧，咳出脓性痰液。为患者做胸（肺）部叩诊时可能发现哪些体征？

（3）女，45 岁。搬运重物后，出现进行性呼吸困难伴右侧胸痛来医院急诊，在进行胸部叩诊检查时可能有什么发现？

（4）女，23 岁，发热、左侧胸痛，干咳 4 天，就诊前 1 天开始胸痛减轻，但逐渐出现呼吸困难,来院就诊。在为患者做胸部叩诊时,左胸部可能有何发现?

四、胸部听诊

（一）正常胸肺部听诊

1. 适应证 正常体格检查。

2. 准备

（1）物品及设备准备:听诊器。

（2）检查者准备。

①着装整洁,仪表端庄、举止大方、语言文明,表现出良好的职业素养。

②操作前洗手,保持手部温暖。

③站在被检者右侧。

（3）被检者准备。

①充分暴露胸部。

②被检者可采取坐位或卧位。

3. 步骤

操作步骤		具 体 内 容
正常呼吸音	正确使用听诊器	检查者先用手掌心捂热听诊器体件。双耳戴上听诊器耳件,右手拇指与中指握住听诊器体件,示指放于听诊器体件的背面,将听诊器体件紧密而适度地置于听诊部位
	被检者配合	嘱被检者做均匀呼吸,必要时可做较深的呼吸或咳嗽数声后立即听诊
	听诊顺序	由肺尖开始,自上而下、左右对称听诊。分别检查前胸部、侧胸部和背部,听诊前胸部应沿锁骨中线和腋前线;听诊侧胸部应沿腋中线和腋后线;听诊背部应沿肩胛线。自上至下逐一肋间进行,而且要自上而下、左右两侧对称部位进行对比。每处至少听1~2个呼吸周期
	支气管呼吸音	喉部,胸骨上窝,背部第6、7颈椎及第1、2胸椎附近可闻及(图2-7-10,图2-7-11)。呼气时声似"哈"音、时间长、调高、音强
	支气管肺泡呼吸音	胸骨两侧第1、2肋间隙,肩胛间区第3、4胸椎水平以及肺尖前、后部的肺野部位可闻及(图2-7-12,图2-7-13)。呼气时似支气管呼吸音,弱、低;吸气时似肺泡呼吸音,强、高
	肺泡呼吸音	除上述部位以外的大部分肺野内均可闻及。吸气时声似"夫"音、时间长、调高、音强

4. 重点内容提示

（1）检查前应将听诊器体件捂热;持握听诊器体件的手姿必须正确;不得隔衣听诊。

（2）听诊部位及顺序必须正确。

（3）必须自上而下、左右两侧对称部位对比听诊,每处至少听1~2个呼吸周期。

（4）考试时,应边检查边指出听诊部位及该部位的听诊内容。

（5）被检者取卧位时,检查者站于右侧;取坐位时,检查者站于前面或右侧。

（6）检查前须告知被检者,并征得被检者同意以获得配合。与被检者沟通态度和蔼,

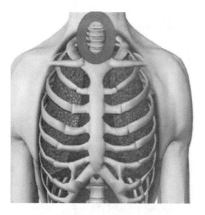

图 2-7-10　支气管呼吸音听诊部位(前面)

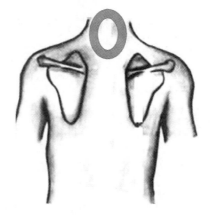

图 2-7-11　支气管呼吸音听诊部位(背面)

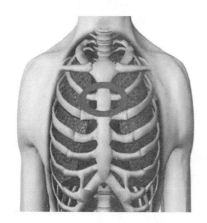

图 2-7-12　支气管肺泡呼吸音听诊部位(前胸)

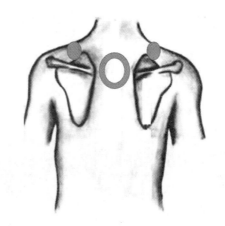

图 2-7-13　支气管肺泡呼吸音听诊部位(后背)

检查过程中注意为被检者保暖,动作轻柔,注意保护被检者隐私。

5. 能力检测

(1)正常呼吸音有哪三种?

(2)三种呼吸音的听诊部位分别在哪?

(3)试闭眼辨别三种正常呼吸音。

(二)胸(肺)部异常听诊

1. 适应证　胸(肺)部异常体征检查。

2. 准备

(1)物品及设备准备:听诊器、仿真模拟人。

(2)检查者准备。

①着装整洁,仪表端庄、举止大方、语言文明,表现出良好的职业素养。

②操作前洗手,保持手部温暖。

③站在被检者右侧。

(3)被检者准备。

①被检者为患者或模拟患者。

②充分暴露胸部。

③被检者可采取坐位或卧位。

3. 步骤

操作步骤		具体内容
异常呼吸音	听诊	异常支气管呼吸音,异常支气管肺泡呼吸音,肺泡呼吸音增强、减弱、呼气延长
	临床意义	异常支气管呼吸音见于肺炎实变、空洞型肺结核、压迫性肺不张
		异常支气管肺泡呼吸音见于支气管肺炎、大叶性肺炎早期
		肺泡呼吸音增强见于发热、运动、代谢亢进、酸中毒等
		肺泡呼吸音减弱见于肺炎、肺气肿、气胸、胸腔积液等
		呼气延长见于支气管哮喘、肺气肿
语音共振	听诊	嘱被检者用同等强度重复发"yi"长音,检查者将听诊器体件放在被检者前胸、背部,自上而下、左右两侧对称部位对比听诊
啰音	干啰音	持续时间长,调高。呼气、吸气时均有,呼气时多。易变性大
	湿啰音	断续而短暂,一次常连续多个出现。呼气、吸气时均有,吸气时多。易变性小
	临床意义	干啰音见于支气管哮喘、支气管内膜结核、支气管肿瘤等
		湿啰音见于肺水肿、肺淤血、肺炎、肺结核等
胸膜摩擦音	确定听诊部位	检查者将听诊器体件放在被检者前胸的下前侧部或腋下部(腋中线第5、6肋间)进行听诊
	听诊	嘱被检者做深慢呼吸,注意听诊吸气相和呼气相有无胸膜摩擦的声音
	屏气鉴别	如闻及胸膜摩擦音,嘱被检者屏住呼吸,胸膜摩擦音即消失。以此证实闻及的摩擦音为胸膜摩擦音,而非心包摩擦音
	临床意义	见于纤维素性胸膜炎

4. 重点内容提示

(1) 检查前应将听诊器体件捂热;持握听诊器体件的手姿必须正确;不得隔衣听诊。

(2) 听诊部位及顺序必须正确。

(3) 必须自上而下、左右两侧对称部位对比听诊,每处至少听1~2个呼吸周期。

(4) 语音共振检查的部位及顺序必须正确,且不得遗漏。

(5) 胸膜摩擦音的检查部位必须正确;应嘱被检者屏住呼吸,以进行确认。

(6) 被检者取卧位时,检查者站于右侧;取坐位时,检查者站于前面或右侧。

(7) 检查前须告知被检者,并征得被检者同意以获得配合。与被检者沟通态度和蔼,检查过程中注意为被检者保暖,动作轻柔,注意保护被检者隐私。

5. 能力检测

(1) 男,22岁,建筑工人,3天前在大雨中施工,当晚寒战、发热。3天以来热度不退,现咳嗽时觉左胸疼痛,咳出少量铁锈色痰。对该患者进行胸(肺)部听诊时可能会发现哪些体征?

(2) 在胸壁左前下侧听到摩擦音时,如何区别胸膜摩擦音与心包摩擦音?

(3) 胸部听诊时哪些部位听到支气管呼吸音属不正常呼吸音?

(4) 胸腔积液时患侧胸部听诊有何变化?

（5）哮喘患者发作时可出现严重的呼气性呼吸困难,听诊时有哪些重要体征?

（6）管状呼吸音的特点及临床意义是什么?

五、乳房检查

1. 适应证

（1）健康乳房的检查。

（2）乳房病变的检查与鉴别。

2. 准备

（1）物品及设备准备:遮挡屏风。

（2）检查者准备。

①着装整洁,仪表端庄、举止大方、语言文明,表现出良好的职业素养。

②操作前洗手,保持手部温暖。

③站在被检者前面或右侧。

④男性医生检查女性患者时,需要女性医务工作者陪同。

（3）被检者准备。

①充分暴露前胸部。

②被检者可采取坐位或卧位。

3. 步骤

操作步骤		具 体 内 容
视诊	体位	被检者两臂自然下垂,需要时可嘱被检者两臂高举过头部或两手叉腰
	外形	对称性
	皮肤	有无发红、水肿、溃疡、色素沉着、瘢痕、回缩
	乳头	位置,大小,两侧是否对称,有无乳头内陷、回缩,有无分泌物
触诊	体位	被检者取坐位,先两臂自然下垂,然后两臂高举过头部或两手叉腰。取仰卧位时,两臂充分外展或高举过头部,可在肩部垫一小枕以抬高肩部
	划分象限	以乳头为中心做一水平线和垂直线,可将乳房分为4个象限
	顺序	由健侧乳房开始,后检查患侧
	检查	检查者的手指和手掌应平置在乳房上,应用指腹轻施压力,旋转或来回滑动进行触诊
	左侧乳房	检查左侧乳房时由外上象限开始,沿顺时针方向进行,由浅入深触诊,直至4个象限检查完毕为止,最后触诊乳头和乳晕区(图2-7-14)
	右侧乳房	检查右侧乳房时也从外上象限开始,沿逆时针方向进行,由浅入深触诊,直至4个象限检查完毕为止,最后触诊乳头
	触诊内容	硬度和弹性、压痛、包块(部位、大小、外形、硬度、压痛、活动度)及乳头有无硬结、弹性消失、触痛和分泌物
	记录结果	正常:两侧对称呈半球形,乳头对称,无凹陷、无回缩、无溢液,触诊无包块
		急性乳腺炎:乳房红、肿、热,有硬结或包块
		乳腺癌:局部橘皮样,乳头可回缩,包块硬,与局部皮下组织粘连,界限不清
		乳腺纤维瘤:包块质地较柔韧或中等硬度,界限清楚,有一定的活动度

Note

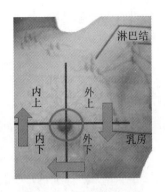
图 2-7-14 乳房触诊顺序

4. 重点内容提示

（1）乳房检查应有女性医务人员在场。

（2）被检者体位应正确。

（3）熟知乳房检查的内容（视诊内容和触诊内容）。

（4）乳房触诊应先健侧后患侧；两侧乳房均从外上象限开始检查，左侧沿顺时针方向进行，右侧沿逆时针方向进行，最后均应检查乳头。

（5）检查结果报告（记录）应完整、规范。

（6）检查前须告知被检者，并征得被检者同意以获得配合。与被检者沟通态度和蔼，检查过程中注意为被检者保暖，动作轻柔，注意保护被检者隐私。检查结束后告知，全过程有爱伤意识。

5. 能力检测

（1）乳房皮肤橘皮样变的常见病因是什么？

（2）乳头出现血性分泌物的常见病因是什么？

（3）乳房触诊发现包块时，应注意包块的哪些特征？

（4）乳房视诊的主要内容有哪些？

（邵春芬）

第八节　心脏检查

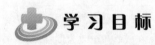 学习目标

1. 掌握：心脏的检查（视诊、触诊、叩诊、听诊）方法。

2. 熟悉：正常心脏和病态心脏的体征；正常心脏的相对浊音界。

3. 了解：心前区隆起、心尖搏动异常、心前区震颤、心包摩擦感的临床意义；心浊音界改变的临床意义。

一、心脏视诊

1. 适应证

（1）正常心脏的检查。

（2）心前区隆起的检查。

（3）心尖搏动的位置、范围、强弱、节律等有无异常的检查。

（4）心前区其他部位异常搏动的检查。

2. 准备

（1）物品及设备准备：无需特殊设备。

（2）检查者准备。

①着装整洁、仪表端庄、举止大方、语言文明，表现出良好的职业素养。

②做好解释说明,取得配合。

③保持室内温暖和手部温暖。

④站在被检者右侧。

(3) 被检者准备:被检者采取坐位或仰卧位,解开上衣,暴露心前区。

3. 步骤

操作步骤		具 体 内 容
视诊心前区	体位	检查者站在被检者右侧或足端,两眼与被检者胸廓同高
	观察	在自然光线下仔细观察心前区有无隆起
	正常	心前区与对侧一致、对称
	异常	心前区隆起
视诊心尖搏动	体位	检查者站在被检者右侧或足端,两眼或视线与心尖搏动点呈切线位置
	观察	在自然光线下仔细观察心尖搏动点
	内容	位置、范围、强弱、节律、频率
	结果	第 5 肋间、左锁骨中线内 0.5～1.0 cm 处。搏动范围直径为 2.0～2.5 cm。强弱适中,节律均匀,频率为 60～100 次/分
		心尖搏动异常
心前区其他部位	观察	有无异常搏动
临床意义	心前区隆起	见于先天性心脏病
	心尖搏动向左下移位	见于左心室增大(图 2-8-1)
	心尖搏动向左移位	见于右心室增大(图 2-8-2)

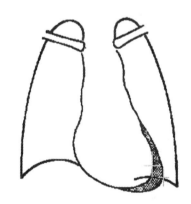

图 2-8-1　左心室增大(心尖搏动向左下移位)

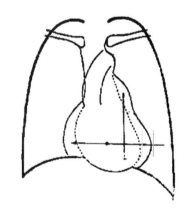

图 2-8-2　右心室增大(心尖搏动向左移位)

4. 重点内容提示

(1) 被检者注意保持身体不要倾斜,以免使心脏的位置发生变化。

(2) 部分正常人的心尖搏动看不见。

(3) 观察心尖搏动时应注意其位置、范围、强弱、节律等有无异常。

(4) 正常心尖搏动的位置受人体体型、年龄、体位、呼吸等因素的影响。

(5) 心尖搏动的强弱与胸壁的厚薄有关。肥胖者胸壁厚,搏动较弱;瘦弱者胸壁薄,搏动较强,范围亦较大。剧烈运动、精神紧张、发热、甲状腺功能亢进时,心尖搏动常增强。

5.能力检测

(1)心前区隆起见于哪些疾病?

(2)正常人心尖搏动的位置、范围?

(3)体型对正常心尖搏动位置的影响有哪些?

(4)年龄对正常心尖搏动位置的影响有哪些?

(5)体位对正常心尖搏动位置的影响有哪些?

(6)呼吸对正常心尖搏动位置的影响有哪些?

(7)哪些心脏疾病可使心尖搏动位置发生改变?

(8)哪些胸部疾病可使心尖搏动位置发生改变?

(9)哪些腹部疾病可使心尖搏动位置发生改变?

(10)胸壁的厚薄与心尖搏动的强弱有何关系?

(11)哪些心脏疾病可使心尖搏动的强弱发生改变?

(12)负性心尖搏动见于哪些疾病?

(13)心前区其他部位异常搏动见于哪些疾病?

二、心脏触诊

1.适应证

(1)正常心脏的检查。

(2)心尖搏动的检查。

(3)心前区震颤的检查。

(4)心包摩擦感的检查。

2.准备

(1)物品及设备准备:仿真模拟人。

(2)检查者准备。

①着装整洁,仪表端庄、举止大方、语言文明,表现出良好的职业素养。

②做好解释,取得合作。

③操作前洗手,保持手部温暖。

④站在被检者右侧。

(3)被检者准备:被检者采取坐位或仰卧位,解开上衣,暴露心前区。

3.步骤

操作步骤		具 体 内 容
方法	体位	检查者站在被检者右侧
	触诊	检查者先用右手全手掌置于心前区开始检查,然后逐渐缩小到用手掌尺侧(小鱼际)或示指和中指指腹并拢同时触诊,必要时也可用单指指腹触诊
内容	心尖搏动	仔细感觉心尖搏动位置、强弱有无改变
	震颤	仔细感觉心前区有无震颤
	心包摩擦感	仔细感觉有无心包摩擦感

续表

操作步骤		具 体 内 容
临床意义	震颤	心脏器质性病变
	心包摩擦感	纤维素性心包炎

4．重点内容提示

（1）心脏触诊检查除可证实视诊的结果外，还可发现视诊未发现的体征。

（2）视诊与触诊应同时进行，能起互补效果。

（3）被检者采取坐位或平卧位时，两上肢自然下垂或平放于躯干的两侧，身体勿左右倾斜，以免影响心尖搏动的位置。

（4）心脏触诊的部位，除心尖部外，应依次检查心前区、胸骨两旁及上腹部。

（5）触及任何搏动时，均应注意搏动的位置、范围、强度及时期等。

（6）心包摩擦感在心前区或胸骨左缘第 3、4 肋间处较易触及，心脏收缩期及舒张期均能触及，收缩期更明显；坐位前倾或呼气末时更易触及。如心包腔内渗液增多，摩擦感消失。

5．能力检测

（1）心尖抬举性搏动能说明有左心室肥大吗？

（2）心尖搏动能确定收缩期或舒张期吗？

（3）心前区触及震颤时一定有器质性心脏病吗？

（4）收缩期震颤见于哪些疾病？

（5）舒张期震颤见于哪些疾病？

（6）连续性震颤见于哪些疾病？

（7）心包摩擦感见于哪些疾病？

三、心脏叩诊

1．适应证

（1）正常心脏的检查。

（2）确定心脏病的心脏大小、形态。

2．准备

（1）物品及设备准备：测量尺、笔、纸。

（2）检查者准备。

①着装整洁，仪表端庄，举止大方、语言文明，表现出良好的职业素养。

②做好解释，取得合作。

③操作前洗手，保持手部温暖。

④站在被检者右侧。

（3）被检者准备：被检采取坐位或仰卧位，解开上衣，暴露心前区。

3．步骤

操作步骤		具 体 内 容
叩诊	体位	检查者位于被检者右侧，或与其相对而坐
	方法	间接叩诊法

Note

续表

操作步骤		具 体 内 容
叩诊	叩诊心左界	从心尖搏动最强点外 2～3 cm 处开始（一般为第 5 肋间左锁骨中线稍外），由外向内叩诊，叩诊音由清音变为浊音时用笔做标记，如此向上逐一肋间叩诊，直至第 2 肋间。连接各肋间的标记点，即为心浊音界的左界
	叩诊心右界	在右锁骨中线上先叩出肝浊音界，于其上一肋间（通常为第 4 肋间）由外向内叩诊，叩诊音由清音变为浊音时用笔做标记，逐一肋间向上叩诊至第 2 肋间。连接各肋间的标记点，即为心浊音界的右界
测量	测量	用硬尺平放于胸壁上，测出各肋间的浊音界距前正中线的距离（图 2-8-3），并记录
判断结果	正常	心右界第 2、3、4 肋间依次为 2～3 cm、2～3 cm、3～4 cm 心左界第 2、3、4、5 肋间依次为 2～3 cm、3.5～4.5 cm、5～6 cm、7～9 cm 左锁骨中线距前正中线的距离为 8～10 cm
	靴形心	左心室增大时，心浊音界向左下扩大，使心浊音界呈靴形（图 2-8-4），称为主动脉型心
		可见于主动脉瓣关闭不全、高血压性心脏病
	梨形心	左心房显著扩大时，心腰部浊音界向左扩大，胸骨左缘第 3 肋间心浊音界增大，心浊音界外形呈梨形（图 2-8-5），又称二尖瓣型心
		常见于二尖瓣狭窄
	烧瓶形心	心浊音界向两侧扩大，并随体位改变而变化。坐位时，心浊音区呈三角烧瓶形（图 2-8-6）；仰卧时，心底部浊音区明显增宽
		见于心包积液

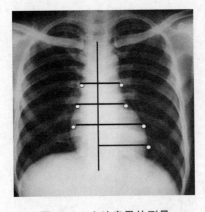

图 2-8-3　心浊音界的测量

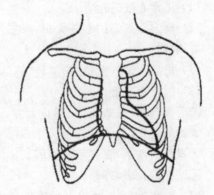

图 2-8-4　靴形心（主动脉瓣关闭不全）

4. 重点内容提示

（1）叩诊时环境应安静，仔细听叩诊音的变化。

（2）板指方向与采取的体位有关，被检者取坐位时，检查者板指与心缘平行（即与肋间垂直）；被检者取仰卧位时，检查者站于被检者右侧，板指与心缘垂直（即与肋间平行）。

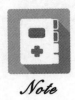

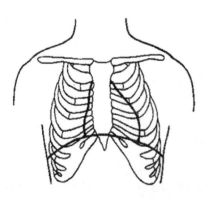

图 2-8-5　梨形心(二尖瓣狭窄)

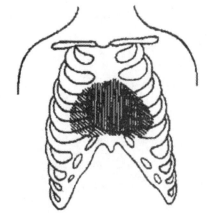

图 2-8-6　烧瓶形心(心包积液)

（3）板指一定要紧贴皮肤表面,叩诊力度适中,根据被检者胖瘦采取适当力度叩诊,用力要均匀,一般采用轻叩法。

（4）叩诊时叩诊手指与板指一定要垂直。叩诊要用腕部力量,要有弹性。

（5）叩诊时板指每次移动的距离不宜过大。

（6）测量心浊音界的距离时一定要测量垂直距离(不能用软尺斜放或随胸壁的曲度测量)。

（7）胸部疾病:大量胸腔积液或气胸时,心浊音界在患侧叩不出,在健侧则外移;肺实变、肺部肿瘤或纵隔淋巴结肿大时,如与心浊音界重叠,则无法确定心浊音界;肺气肿时,心浊音界缩小或叩不出。

（8）腹部情况:大量腹腔积液、巨大肿瘤及妊娠末期等可使横膈升高,心脏呈横位,叩诊时心浊音界扩大。

5．能力检测

（1）如何判断心脏相对浊音界正常?

（2）右心室扩大时心浊音界如何改变?

（3）主动脉扩张、主动脉瘤时,心浊音界如何改变?

（4）心包积液时心浊音界如何改变?

四、心脏听诊

(一) 正常心脏听诊

1．适应证　正常心脏的检查。

2．准备

（1）物品及设备准备:听诊器。

（2）检查者准备。

①着装整洁,仪表端庄、举止大方、语言文明,表现出良好的职业素养。

②做好解释,取得合作。

③操作前洗手,保持手部温暖。

④站在被检者右侧。

（3）被检者准备:被检者采取坐位或仰卧位,解开上衣,暴露心前区。

Note

3. 步骤

操作步骤		具 体 内 容
准备	体位	嘱被检者采取仰卧位或坐位,检查者位于被检者右侧,或与其相对而坐,必要时可嘱被检者变换体位进行心脏听诊检查
确定听诊部位	二尖瓣听诊区	心尖部,即第 5 肋间左侧锁骨中线稍内侧(图 2-8-7)
	肺动脉瓣听诊区	胸骨左缘第 2 肋间(图 2-8-7)
	主动脉瓣听诊区	胸骨右缘第 2 肋间(图 2-8-7)
	主动脉瓣第二听诊区	胸骨左缘第 3、4 肋间(图 2-8-7)
	三尖瓣听诊区	胸骨左缘第 4、5 肋间(图 2-8-7)
选择听诊顺序	顺序 1	二尖瓣听诊区、肺动脉瓣听诊区、主动脉瓣听诊区、主动脉瓣第二听诊区、三尖瓣听诊区
	顺序 2	二尖瓣听诊区、主动脉瓣听诊区、主动脉瓣第二听诊区、肺动脉瓣听诊区、三尖瓣听诊区
听诊	心率	正常成人心率为 60～100 次/分
	心律	正常人心律规则,部分青年人可有窦性心律不齐
	心音	正常情况,通常听到第一心音和第二心音,在部分健康儿童和青年可听到第三心音

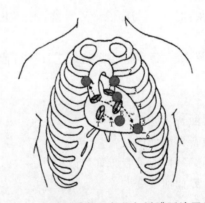

图 2-8-7　心脏瓣膜解剖部位与瓣膜听诊区位置

4. 重点内容提示

(1)环境应安静,听诊器体件与胸壁间不能隔有衣物。

(2)检查者注意力要高度集中,听诊过程应认真仔细,规范而有序。

(3)被检者一般采取仰卧位或坐位,为了更好地听清心音或杂音,有时需让被检者改变体位,做深吸气或深呼气,或做适当运动。

(4)使用一副高质量的具备钟型和膜型体件的听诊器。钟型体件听诊器用于听取低频心音和杂音,膜型体件听诊器用于听取高频心音和杂音。

(5)每个瓣膜区听诊的时间不宜过短。

5. 能力检测

(1)如何辨别第一、二心音?

(2)正确辨别第一、二心音有何临床意义?

（二）心脏异常听诊

1. 适应证 各种心脏疾病的检查。

2. 准备

（1）物品及设备准备：听诊器、仿真模拟人。

（2）检查者准备。

①着装整洁，仪表端庄、举止大方、语言文明，表现出良好的职业素养。

②做好解释，取得合作。

③操作前洗手，保持手部温暖。

④站在被检者右侧。

（3）被检者准备：被检者采取坐位或仰卧位，解开上衣，暴露心前区。

3. 步骤

操作步骤		具 体 内 容
准备	体位	嘱被检者采取仰卧位或坐位，检查者位于被检者右侧，或与其相对而坐，必要时可嘱被检者变换体位进行心脏听诊检查
听诊	心率异常	心动过速：成人心率＞100次/分，婴幼儿心率＞150次/分 心动过缓：心率＜60次/分
		心动过速见于运动、激动、发热、贫血等 心动过缓见于颅内高压及镇静剂、麻醉剂使用等
	心律失常	期前收缩：在心律规则的基础上，突然提前出现一次心跳 心房颤动：可听到心律绝对不规则、第一心音强弱不等和心率与脉率不一致
		期前收缩见于各种器质性心脏病患者或健康人 心房颤动见于二尖瓣狭窄、高血压性心脏病、冠心病、甲状腺功能亢进症等
	心音强弱改变	第一心音增强 第一心音减弱 第一心音强弱不等
		第一心音增强见于二尖瓣狭窄、发热、甲状腺功能亢进症等 第一心音减弱见于二尖瓣关闭不全、心肌炎、心肌梗死等 第一心音强弱不等见于心房颤动、完全房室传导阻滞
	心音性质改变	钟摆律：心尖部第一心音性质改变，音调类似第二心音，心率快，心室收缩与舒张时间几乎相等，两个心音强弱相等，间隔均匀一致，如钟摆的"嗒嗒"声 胎心律：在钟摆律的基础上，同时有心动过速，心率在120次/分以上，酷似胎儿心音
		提示急性心肌梗死、扩张型心肌病、重症心肌炎等
	心音分裂	第一心音分裂：听诊时第一心音分为两个声音（图2-8-8） 第二心音分裂：听诊时第二心音分为两个声音，吸气时明显（图2-8-8） 第二心音逆分裂：听诊时第二心音分为两个声音，呼气时明显

续表

操作步骤		具 体 内 容
听诊	心音分裂	第一心音分裂见于完全性右束支传导阻滞、肺动脉高压等 非生理性第二心音分裂见于肺动脉瓣狭窄、二尖瓣关闭不全等 第二心音逆分裂见于完全性左束支传导阻滞、重度高血压等
	舒张期额外心音	舒张期奔马律:由出现在第二心音之后的病理性第三心音或第四心音与原有的第一、二心音所组成的韵律,犹如奔跑的马蹄声 二尖瓣开放拍击音:在第二心音后 0.05~0.06 秒,有一音调高、历时短、响亮、清脆的附加音,呈拍击样。以心尖内侧较清楚 心包叩击音:在第二心音后 0.09~0.12 秒的中频、较响、短促的额外心音。在整个心前区可听到
		舒张期奔马律见于心力衰竭 二尖瓣开放拍击音见于二尖瓣狭窄 心包叩击音见于缩窄性心包炎
	收缩期额外心音	收缩早期喷射音:高频爆裂样声音,高调、短促、清脆,紧接第一心音后 0.05~0.07 秒,心底部最清楚 收缩中晚期喀喇音:音调高、短促、清脆,如关门落锁的"ka-ta"样声音,在心尖区及稍内侧最清楚
		收缩早期喷射音见于主动脉瓣狭窄、高血压、肺动脉瓣狭窄、肺动脉高压等 收缩中晚期喀喇音见于二尖瓣脱垂
	心包摩擦音	粗糙、音调高、搔抓样、较表浅,类似纸张摩擦的声音。在心前区或胸骨左缘第 3、4 肋间最响亮,坐位前倾及呼气末更明显
		见于纤维素性心包炎

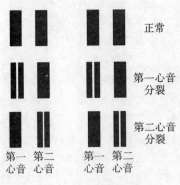

图 2-8-8 心音分裂示意图

4. 重点内容提示

(1) 环境应安静,听诊器体件与胸壁间不能隔有衣物。

(2) 检查者注意力要高度集中,听诊过程应认真仔细,规范而有序。

(3) 被检者一般采取仰卧位或坐位,为了更好地听清心音或杂音,有时需让被检者改变体位,做深吸气或深呼气,或做适当运动。

(4) 使用一副高质量的具备钟型和膜型体件的听诊器。钟型体件听诊器用于听取低频心音和杂音,膜型体件听诊器用于听取高频心音和杂音。

(5) 心脏扩大时,以心尖搏动最强点为二尖瓣听诊区。

(6) 每个瓣膜区听诊的时间不宜过短。

5. 能力检测

(1) 第一心音增强或减弱分别见于何种疾病?

(2) 钟摆律有何临床意义?

(3) 第一心音分裂有何临床意义?

(4) 非生理性第二心音分裂有何临床意义?

(5) 第二心音逆分裂有何临床意义?

(6) 第二心音固定分裂有何临床意义?

(7) 收缩早期喷射音有何临床意义?

(8) 收缩中晚期喀喇音有何临床意义?

(9) 舒张期奔马律有何临床意义?

(10) 二尖瓣开放拍击音有何临床意义?

(11) 心包叩击音有何临床意义?

(三) 心脏杂音听诊

1. 适应证 各种心脏疾病的检查。

2. 准备

(1) 物品及设备准备:听诊器、仿真模拟人。

(2) 检查者准备。

①着装整洁,仪表端庄、举止大方、语言文明,表现出良好的职业素养。

②做好解释,取得合作。

③操作前洗手,保持手部温暖。

④站在被检者右侧。

(3) 被检者准备:被检者采取坐位或仰卧位,解开上衣,暴露心前区。

3. 步骤

操作步骤		具 体 内 容
准备	体位	嘱被检者采取仰卧位或坐位,检查者位于被检者右侧,或与其相对而坐,必要时可嘱被检者变换体位进行心脏听诊检查
听诊杂音	注意事项	注意杂音的听诊部位、时期(图2-8-9)、性质、传导、强度、形态(图2-8-10)及呼吸、运动、体位对杂音的影响
	二尖瓣狭窄杂音	心尖部,舒张中晚期,音调低,隆隆样,递增型
	二尖瓣关闭不全杂音	心尖部,全收缩期,粗糙,吹风样,音调高,3/6级以上,持续时间长,向左腋下传导
	主动脉瓣关闭不全杂音	胸骨左缘第3、4肋间,舒张期,递减型,柔和叹气样,向胸骨左缘及心尖传导,前倾坐位、深呼气后暂停呼吸最清楚
	主动脉瓣狭窄杂音	胸骨右缘第2肋间,收缩期,喷射性,响亮,粗糙,递增递减型,向颈部传导
	肺动脉瓣狭窄杂音	胸骨左缘第2肋间,收缩期,喷射性,粗糙,高于3/6级
	肺动脉瓣关闭不全杂音	胸骨左缘第2肋间,舒张期,柔和局限,递减型,吹风样。呼气末最强

续表

操作步骤	具 体 内 容	
听诊杂音	三尖瓣关闭不全杂音	类似二尖瓣关闭不全
	三尖瓣狭窄杂音	胸骨左缘第 4、5 肋间,舒张期,音调低、隆隆样。深吸气末增强
	动脉导管未闭杂音	胸骨左缘第 2 肋间,连续型,机器样
	室间隔缺损杂音	胸骨左缘第 3、4 肋间,收缩期,粗糙,响亮,喷射性

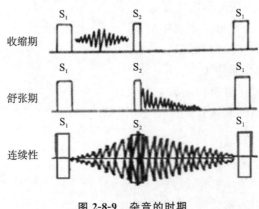

图 2-8-9　杂音的时期

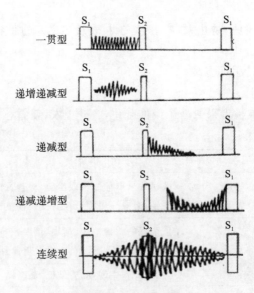

图 2-8-10　杂音的形态

4. 重点内容提示

(1) 环境应安静,听诊器体件与胸壁间不能隔有衣物。

(2) 检查者注意力要高度集中,听诊过程应认真仔细,规范而有序。

(3) 使用一副高质量的具备钟型和膜型体件的听诊器,钟型体件听诊器用于听取低频心音和杂音,膜型体件听诊器用于听取高频心音和杂音。

(4) 被检者一般采取仰卧位或坐位,为了更好地听清杂音,有时需让被检者改变体位,做深吸气或深呼气,或做适当运动。

(5) 心脏扩大时,以心尖搏动最强点为二尖瓣听诊区。

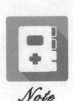

（6）听到杂音时，还应在颈部、腋下等处进行听诊，以便判断杂音来源部位。

（7）每个瓣膜区听诊的时间不宜过短。

5. 能力检测

（1）听诊心脏杂音的注意事项有哪些？

（2）杂音最响的部位和杂音发生的病变部位有何关系？

（3）听到心脏杂音时一定有器质性心脏病吗？

（4）杂音的性质分为几种？

（5）哪些因素影响杂音的强度？

（6）收缩期杂音的强度如何分级？

（7）听到收缩期杂音一定是病理性的吗？

（8）功能性与器质性收缩期杂音该如何鉴别？

（9）杂音的传导方向如何改变？

（10）如何判断杂音是来自一个瓣膜区抑或两个瓣膜区？

（11）改变呼吸对杂音强度有何影响？

（12）改变体位对杂音强度有何影响？

（13）运动对杂音强度有何影响？

（14）二尖瓣关闭不全的听诊特点有哪些？

（15）肺动脉瓣区收缩期杂音有何临床意义？

（16）主动脉瓣狭窄的听诊特点有哪些？

（17）三尖瓣关闭不全的听诊特点有哪些？

（18）室间隔缺损的听诊特点有哪些？

（19）风湿性心脏病二尖瓣狭窄的听诊特点有哪些？

（20）主动脉瓣关闭不全的听诊特点有哪些？

（21）动脉导管未闭的听诊特点有哪些？

五、外周血管的检查

（一）脉搏检查

1. 适应证

（1）正常脉搏的体格检查。

（2）异常脉搏的识别。

2. 准备

（1）物品及设备准备：计时器。

（2）检查者准备。

①着装整洁，仪表端庄，举止大方、语言文明，表现出良好的职业素养。

②做好解释，取得合作。

③操作前洗手，保持手部温暖。

④站在被检者右侧。

（3）被检者准备。

①被检采取坐位或平卧位（仰卧位）。

②充分暴露手腕部（桡动脉）或其他检查部位。

3. 步骤

操作步骤		具 体 内 容
触诊脉搏	确定动脉	右侧、左侧桡动脉
	触诊	右手示、中两指并拢,指尖放在被检者腕部桡侧桡动脉搏动最明显处
	内容	脉率、脉律、强弱
判断结果	正常	脉率为 60～100 次/分,律齐,强弱中等,两侧脉搏无差异(图 2-8-11)
	水冲脉	脉搏骤起骤落(图 2-8-11)
		见于主动脉瓣关闭不全、动脉导管未闭
	交替脉	节律规则而强弱交替(图 2-8-11)
		见于左心室心力衰竭
	奇脉	吸气时脉搏明显减弱或消失(图 2-8-11)
		见于心脏压塞、心包缩窄

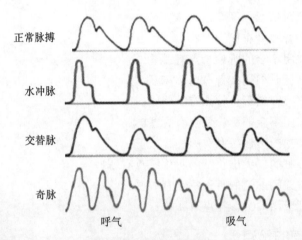

图 2-8-11　常见脉搏波形

4. 重点内容提示

(1)检查前须告知被检者,并征得被检者同意以获得配合。

(2)应触诊两侧桡动脉,先右后左,左右对比。

(3)触诊手法、部位务必准确。

(4)触诊时间至少为 1 分钟。

(5)检查结果描述规范(如:脉率为 75 次/分,律齐,强弱中等,两侧脉搏无差异)。

(6)与被检者沟通态度和蔼,检查过程中动作轻柔,检查结束后告知被检者检查完毕。

5. 能力检测

(1)何谓水冲脉?常见于何种疾病?

(2)何谓交替脉?常见于何种疾病?

(3)何谓奇脉?常见于何种疾病?

(二)周围血管征的检查

1. 适应证　脉压明显增大者。

2．准备

（1）物品及设备准备：听诊器。

（2）检查者准备。

①着装整洁，仪表端庄、举止大方、语言文明，表现出良好的职业素养。

②做好解释，取得合作。

③操作前洗手，保持手部温暖。

④站在被检者右侧。

（3）被检者准备。

①被检者采取坐位或仰卧位。

②充分暴露双手、手腕部（桡动脉）、肘部（肱动脉）、腹股沟（股动脉）。

3．步骤

操作步骤		具 体 内 容
检查	水冲脉	检查者紧握被检者腕部掌面，掌心紧贴桡动脉搏动处，并能明显感受到桡动脉搏动。将被检者前臂抬高过头，可感受到桡动脉犹如水冲的急促而有力的脉搏冲击
	毛细血管搏动征	检查者用手指轻压被检者指甲末端，或用玻片轻压被检者口唇黏膜（图 2-8-12），如见到发白的局部边缘发生红、白交替的节律性搏动现象，即为阳性
	枪击音	检查者将听诊器的体件轻放在被检者的肱动脉或股动脉处，如闻及与心跳一致的、短促类似于枪声的射击音，即为枪击音
	Duroziez 双重杂音	检查者将听诊器的钟型体件稍加压力于被检者的股动脉根部，并使体件开口方向稍偏向近心端。如闻及收缩期和舒张期吹风样杂音，即为 Duroziez 双重杂音
判断结果	阳性	见于主动脉瓣重度关闭不全、甲状腺功能亢进症、严重贫血

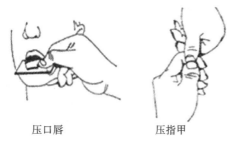

压口唇　　　　压指甲

图 2-8-12　检查毛细血管搏动征

4．重点内容提示

（1）检查水冲脉时，检查者右手掌心应紧贴桡动脉搏动处，手臂抬高过头。

（2）检查毛细血管搏动征时，检查者拇指轻压被检者指甲末端的压力要适宜，以能识别毛细血管搏动征阴性和阳性的不同表现。

（3）检查枪击音时，听诊器的体件应轻放在肱动脉或股动脉处。

（4）检查 Duroziez 双重杂音时，应使用听诊器的钟型体件，并稍加压于股动脉。

（5）上述血管征均应检查两侧血管，不要遗漏对侧部位的检查。

（6）检查前须告知被检者，并征得被检者同意以获得配合。与被检者沟通态度和蔼，检查过程中动作轻柔，检查结束后告知被检者检查完毕。

Note

5. 能力检测

（1）周围血管征包含几项体征？

（2）周围血管征阳性有何临床意义？

（邵春芬）

第九节　腹部检查

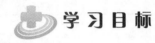学习目标

1. 掌握：腹部体表标志；划线分区与腹腔脏器的对应关系；腹部检查（视诊、触诊、叩诊、听诊）的方法。

2. 熟悉：检查腹壁曲张静脉血流方向的方法，各种腹部外形的临床意义；腹部常见压痛点的部位和临床意义；肝脏叩击痛、肾区叩击痛的检查方法。

3. 了解：腹部检查的操作目的及适应证；液波震颤和振水音的检查方法和临床意义；肝脏浊音界异常的临床意义；巨大的卵巢囊肿与腹腔积液的鉴别要点。

腹部主要由腹壁、腹腔和腹腔脏器组成。腹部范围上起横膈，下至骨盆，前面及侧面为腹壁，后面为脊柱及腰肌。腹腔内脏器较多，与消化、泌尿、生殖、内分泌、血液各系统相关。腹部检查是体格检查的重要组成部分，以触诊为主，而触诊以脏器触诊尤为重要，且较难掌握，尤其是肝脾触诊。需要勤学苦练，多实践体会，才能不断提高触诊水平。为了避免触诊引起胃肠蠕动增加，肠鸣音发生变化，腹部检查的顺序为视诊、听诊、触诊、叩诊，记录时仍按视诊、触诊、叩诊、听诊的顺序。

一、腹部视诊

（一）适应证与禁忌证

1. 适应证

（1）正常体格检查。

（2）各种疾病状态下的腹部检查。

2. 禁忌证　无绝对禁忌证。

（二）准备

1. 物品及设备准备　软尺、检查床。检查环境安静、温暖，光线充足。

2. 检查者准备　着装整洁、仪表端庄、举止大方、语言文明，表现出良好的职业素养。戴帽子、口罩，清洗手部，站于被检者右侧。

3. 被检者准备　被检者排空膀胱后取低枕仰卧位，两手自然置于身体两侧，两腿屈曲使腹壁放松，充分暴露全腹部（从肋弓下缘、剑突至腹股沟韧带和耻骨联合），其余部位遮盖。暴露时间不宜过长，以免腹部受凉引起不适。

（三）步骤

操作步骤		具 体 内 容
腹部的体表 标志及分区	体表标志 （图 2-9-1）	（1）肋弓下缘：由第8～10肋软骨连接形成的肋缘和浮肋构成。其下缘是腹部体表的上界，常用于腹部分区，肝、脾的测量和胆囊的定位 （2）剑突：胸骨下端的软骨。其是腹部体表的上界，常作为肝脏测量的标志 （3）腹上角：左右肋弓至剑突根部的交角，常用于判断体型及肝的测量 （4）腹直肌外缘：相当于锁骨中线的延续，常用于手术切口和胆囊点的定位。右侧腹直肌外缘与肋弓下缘交界处为胆囊点 （5）腹中线：又称腹白线，是胸骨中线的延续，是腹部四区分法的垂直线，此处易有白线疝 （6）腹股沟韧带：其与耻骨联合上缘共同构成腹部体表的下界，是寻找股动、静脉的标志，常是腹股沟疝的通过部位和所在（腹股沟管或腹股沟三角） （7）脐：位于腹部中心，向后投影相当于第3～4腰椎之间，是腹部四区分法的标志及腰椎麻醉和穿刺的标志。此处易有脐疝 （8）髂前上棘：髂嵴前方突出点，是骨髓穿刺的常用部位和腹部九区分法的标志 （9）耻骨联合：两侧耻骨联合面借纤维软骨连结构成，与腹股沟韧带共同组成腹部体表下界 （10）肋脊角：背部两侧第12肋骨与脊柱的交角，为肾叩击痛检查的位置
	腹部分区	（1）九区分法：由两条水平线和两条垂直线将腹部分为井字形，共九区。上水平线为两侧肋弓下缘连线，下水平线为两侧髂前上棘连线，两条垂直线通过左右髂前上棘至腹中线连线的中点。四线相交将腹部分为左右上腹部（季肋部）、左右侧腹部（腰部）、左右下腹部（髂部）及上腹部、中腹部和下腹部9个区域（图2-9-2） （2）四区分法：画一水平线与垂直线，两线相交于脐部，将腹部分为四区，即右上腹部、右下腹部、左上腹部和左下腹部（图2-9-2）
腹部外形、 腹围	腹部外形	正常人平卧时，前腹壁大致处于肋缘至耻骨联合连线水平或略低，称为腹部平坦；明显高于该水平称为腹部膨隆；明显低于该水平称为腹部凹陷
	腹围测量	让被检者排尿后平卧，用一软尺经脐绕腹一周，测得的周长即为腹围。通常以厘米为单位
呼吸运动	正常的呼吸 运动	正常人呼吸时腹壁上下起伏，吸气时上抬，呼气时下陷，即为腹式呼吸运动。男性及小儿以腹式呼吸为主，而成年女性则以胸式呼吸为主，腹壁起伏不明显
	异常呼吸 运动	腹式呼吸减弱常见于腹膜炎症、腹腔积液、急性腹痛、腹腔内巨大肿块或妊娠等。腹式呼吸消失常见于胃肠穿孔所致急性腹膜炎或膈麻痹等。肺部、胸膜疾病或癔症时，胸式呼吸受限而致腹式呼吸增强

续表

操作步骤		具 体 内 容
腹壁静脉	正常情况	正常人腹壁静脉一般看不清楚,但在较瘦或皮肤白皙的人、腹壁较薄而松弛的老年人中偶见静脉暴露于皮肤,但为较直条纹,并不迂曲,属正常。正常情况下脐水平线以上的腹壁静脉血流自下向上经胸壁静脉和腋静脉进入上腔静脉;脐水平线以下的腹壁静脉自上向下经大隐静脉流入下腔静脉
	病理状态	肝门静脉高压致循环障碍或上、下腔静脉回流受阻而侧支循环形成时,腹壁静脉呈现迂曲、扩张状态,称腹壁静脉曲张 检查腹壁曲张静脉的血流方向有助于判定静脉阻塞的部位。检查血流方向的方法:选择一段没有分支的静脉,检查者将右手示指和中指并拢压在该段静脉上,然后将一根手指沿着静脉紧压而向外移动,将静脉中的血液挤出,到一定距离后放松这一手指,另一指仍紧压静脉,如果这一段挤空的静脉很快充盈,则血流方向是从放松的手指一端流向紧压的手指一端。再用同法放松另一手指,即可看出血流方向(图 2-9-3)
胃肠型和蠕动波	正常情况	正常人腹部一般看不到胃和肠的轮廓及蠕动波形,腹壁菲薄或松弛的老年人、经产妇或极度消瘦者可能见到
	病理状态	幽门梗阻时,可以看到胃蠕动波,表现为自左肋缘下开始缓慢地向右推进的较大蠕动波,到达右腹直肌下(幽门区)消失,有时可见到自右向左的逆蠕动波,这种蠕动波的前后均为隆起的胃体。随蠕动波进行观察,可以大致看出胃的轮廓,故又称胃型。嘱患者饮水,或检查者按摩和拍击上腹部,可激发蠕动波出现 肠梗阻时,在腹壁上可以看到肠蠕动波和肠型。小肠阻塞所致的蠕动波均见于脐部。严重梗阻时,胀大的肠袢呈管状隆起,横行排列于腹中部,组成多层梯形肠型,并可看到明显的肠蠕动波,运行方向不一致,起伏不已,全腹膨胀,伴有"咕噜"样肠鸣声。当发生肠麻痹时,蠕动波消失。如结肠因远端梗阻而胀大时,其宽大的肠型出现于腹壁周边,同时盲肠多胀大成球形,随每次蠕动波的到来而更显凸起,常见于结肠癌或直肠癌等
腹壁其他情况	皮疹	不同种类的皮疹提示不同的疾病,充血性或出血性皮疹常出现于发疹性高热疾病或某些传染病,如伤寒的玫瑰疹、猩红热及药物过敏等。紫癜或荨麻疹可能是过敏性疾病。带状疱疹多沿脊神经走行分布于一侧腹部或腰部,注意与急腹症鉴别
	色素	正常情况下腹部皮肤颜色较暴露部位稍淡,在皮肤皱褶处(如腹股沟及系腰带部位)有褐色色素沉着,见于肾上腺皮质功能减退症。散在点状深褐色色素沉着,常为血色病。腹部和腰部不规则的斑片状色素沉着,见于多发性神经纤维瘤。左腰部皮肤呈蓝色,为血液自腹膜后间隙渗到侧腹壁的皮下所致(Grey-Turner 征),多见于急性出血坏死性胰腺炎。宫外孕破裂或急性出血坏死性胰腺炎可出现脐周围或下腹壁皮肤发蓝,为腹腔内大出血的征象(Cullen 征)。妇女妊娠时,在脐与耻骨之间的中线上有褐色色素沉着,常持续至分娩后才逐渐消退。此外,长时期热敷腹部可留下红褐色环状或地图样痕迹,类似皮疹,需注意辨别

续表

操作步骤	具体内容	
腹壁其他情况	腹纹	多分布于下腹部。白纹为腹壁真皮裂开呈银白色的条纹,见于大量腹腔积液、过度肥胖和妊娠(此时又称妊娠纹)。紫纹是皮质醇增多症的常见征象,多出现在下腹部和臀部,还可见于股外侧和肩背部;糖皮质激素引起蛋白分解增强和被迅速沉积的皮下脂肪膨胀,以致此处的真皮萎缩变薄,上面仅覆盖一层薄薄的表皮,加之此处皮下毛细血管网丰富,红细胞偏多,故条纹呈紫色
	瘢痕	腹部瘢痕多为外伤、手术或皮肤感染的遗迹,有时对诊断和鉴别很有帮助,特别是某些特定部位的手术瘢痕,常提示患者的手术史
	疝	任何脏器或组织离开了原来的部位,通过人体正常或不正常的薄弱点或缺损、孔隙进入另一部位即为疝。腹部疝可分为腹内疝和腹外疝两大类,以后者较多见。腹外疝为腹腔内容物经腹壁或骨盆壁的间隙或薄弱部位向体表突出而形成。脐疝多见于大量腹腔积液的患者、婴幼儿或经产妇;先天性腹直肌两侧闭合不良者可有白线疝;手术瘢痕愈合不良处可有切口疝;股疝位于腹股沟韧带中部,多见于女性;腹股沟斜疝男性可下降至阴囊,女性可降至大阴唇,该疝在增加腹压时明显,卧位时可缩小或消失,亦可以手法还纳,必要时可变换体位或嘱患者咳嗽时进行检查,如有嵌顿可引起急性腹痛
	脐部	正常时脐与腹壁相平或稍凹陷。脐深陷见于腹壁肥胖者;脐稍凸出见于少年或腹壁菲薄者。大量腹腔积液时脐明显凸出;当剧烈咳嗽或腹内压显著增加并伴有脐部组织薄弱时,脐可膨出而发生脐疝;当有粘连性结核性腹膜炎时脐内陷。脐的皮肤变蓝色,见于腹壁或腹腔内出血。脐凹陷分泌物呈浆液或脓性,有臭味,多为炎症所致;分泌物呈水样,有尿臊味,为脐尿管未闭征象。脐溃烂可能为化脓性或结核性感染所致;脐部溃疡坚硬、固定而凸出,多为癌性
	腹部体毛	男性胸骨前的体毛可向下延伸达脐部。男性阴毛多呈三角形分布,尖端向上,可沿前正中线直达脐部;女性阴毛为倒三角形,上缘为一水平线,止于耻骨联合上缘处,界限清楚。腹部体毛增多或女性阴毛呈男性型分布见于肾上腺性变态综合征和皮质醇增多症。腹部体毛稀少见于腺垂体功能减退症、黏液性水肿和性腺功能减退症
	上腹部搏动	上腹部搏动大多由腹主动脉搏动传导而来,可见于正常较瘦者。腹主动脉瘤和肝血管瘤时,上腹部搏动明显。右心室增大(二尖瓣狭窄或二尖瓣关闭)时上腹部也可见明显搏动。两者的鉴别方法:用示指及中指指腹贴于剑突下部,于吸气时指腹感到搏动为右心室增大,如于呼气时指腹感到搏动明显,则为腹主动脉搏动

(四)重点内容提示

1. 腹部检查　腹部检查必须熟悉腹部脏器的部位及其所在体表的投影。为准确描写脏器病变和体征的部位和范围,常借助腹部的天然体表标志,人为地将腹部划分为几个区,以便熟悉脏器的位置和其在体表的投影。

Note

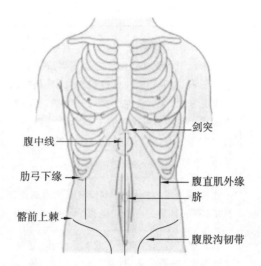

图 2-9-1 腹部体表标志示意图

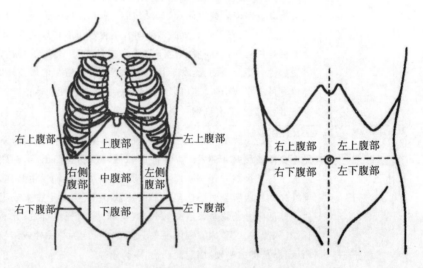

图 2-9-2 腹部体表九区分法及四区分法示意图

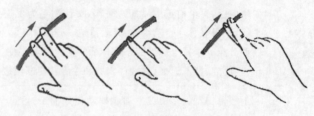

图 2-9-3 检查腹壁曲张静脉的血流方向

（1）腹部九区分法：各区脏器分布情况如下所示。

①右上腹部：肝右叶、胆囊、结肠右曲、右肾、右肾上腺。

②右侧腹部：升结肠、空肠、右肾。

③右下腹部：盲肠、阑尾、回肠末段、女性右侧卵巢及输卵管、男性右侧精索。

④上腹部：胃、肝左叶、十二指肠、大网膜、横结肠、胰头和胰体、腹主动脉。

⑤中腹部：下垂的胃或横结肠、十二指肠、空肠和回肠、输尿管、腹主动脉、肠系膜及其淋巴结、大网膜。

⑥下腹部：回肠、充盈的膀胱、增大的子宫、乙状结肠、输尿管。

⑦左上腹部：脾、胃、结肠左曲、胰尾、左肾、左肾上腺。

⑧左侧腹部：降结肠、空肠或回肠、左肾。

⑨左下腹部：乙状结肠、女性左侧卵巢及输卵管、男性左侧精索。

（2）腹部区四分法：各区脏器分布情况如下所示。

①右上腹部：肝、胆囊、幽门、十二指肠、小肠、胰头、右肾上腺、右肾、结肠右曲、部分横结肠、下腔静脉。

②右下腹部：盲肠、阑尾、部分升结肠、小肠、右输尿管、充盈的膀胱、增大的子宫、女性右侧卵巢及输卵管、男性右侧精索。

③左上腹部：肝左叶、脾、胃、小肠、胰体、胰尾、左肾上腺、左肾、结肠左曲、部分横结肠、腹主动脉。

④左下腹部：乙状结肠、部分降结肠、小肠、充盈的膀胱、增大的子宫、女性左侧卵巢及输卵管、男性左侧精索、左输尿管。

2. 腹部视诊　腹部视诊应在光线充足柔和、温暖的环境中进行，光线应从前侧方射入视野，最好利用自然光线，因为在灯光下常不能辨别皮肤的某些变化，如皮肤黄染等。检查者立于被检者的右侧按一定顺序进行观察，为便于观察腹壁微小的变化，有时检查者需要将视线降低至腹平面，从侧面呈切线方向观察腹部细小征象。

3. 腹部膨隆　腹部膨隆可分为生理状况（如妊娠、肥胖）和病理状况（如由腹腔积液、腹内积气、巨大肿块等引起），因情况不同又可有如下表现。

（1）全腹膨隆：腹部弥漫性膨隆呈球形或椭圆形，除因肥胖、腹壁皮下脂肪明显增多、腹壁变厚、脐凹陷外，多见于腹腔内容物增多者，此时腹壁无增厚，腹压影响使脐突出。常见于下列情况。

①腹腔积液：平卧位时腹壁松弛，液体下沉于腹腔两侧，致侧腹部明显膨出，腹壁外形扁而宽，称为蛙腹。侧卧位或坐位时，因液体移动而下腹部膨出。常见于肝硬化门静脉高压性腹腔积液量多致腹压增高，此时可有脐部突出；亦可见于心力衰竭、缩窄性心包炎、腹膜癌转移（肝癌、卵巢癌多见）、肾病综合征、胰源性腹腔积液或结核性腹膜炎等。大量腹腔积液需与肥胖相鉴别，可观察脐部，脐膨出者为大量腹腔积液，脐凹陷者为肥胖。腹膜有炎症或肿瘤浸润时，腹肌紧张，腹部常呈尖凸型，称为尖腹。

②腹内积气：腹内积气多在胃肠道内，大量积气可引起全腹膨隆，使腹部呈球形，两侧腰部膨出不明显，变动体位时其形状无明显改变。积气在胃肠内者，见于各种原因引起的肠梗阻或肠麻痹；积气在胃肠道外者称为气腹，见于胃肠穿孔或治疗性人工气腹。胃肠穿孔常伴有不同程度的腹膜炎。

③腹内巨大肿块：腹部膨隆呈球形。如巨大卵巢囊肿、畸胎瘤等，足月妊娠亦可引起全腹膨隆。

（2）腹部局部膨隆：见于腹内有增大的脏器、肿瘤、炎性包块、局部积液或局部肠曲胀气，以及腹壁上的肿块和疝等。视诊时应注意局部膨隆的部位、外形、有无搏动和是否随体位变更或随呼吸运动而移位等。局部肿块是在腹腔内还是在腹壁上，应予以鉴别。鉴别方法：嘱被检者两手托头，取仰卧位做起坐动作，使腹壁肌肉紧张，如肿块更明显，说明是在腹壁上，被腹肌托起而明显；反之，如果肿块变得看不清楚或消失，说明肿块可能在腹腔内，被收缩变硬的腹肌所掩盖。

右上腹膨隆常见于肝大（肿瘤、脓肿、淤血等）、胆囊肿大及结肠右曲肿瘤。上腹部膨隆见于肝右叶肿大、胃癌、胃扩张（如幽门梗阻、胃扭转）、胰腺肿瘤或囊肿。左上腹膨隆常见于脾大、结肠左曲肿大或巨结肠。腰部膨隆见于多囊肾、巨大肾上腺肿瘤、巨大肾盂积水或积脓。脐部膨隆见于脐疝、腹部炎性包块(如结核性腹膜炎致肠粘连)。右下腹膨隆见于回盲部结核或肿瘤、克罗恩病及阑尾周围脓肿等。下腹部膨隆常见于子宫增大(妊娠、肌瘤等)、卵巢囊肿和尿潴留(导尿后膨隆可完全消失)。左下腹膨隆见于降结肠肿瘤、干结粪块(灌肠后消失)。此外,游走下垂的肾脏或女性患者的卵巢癌或囊肿也可致下腹部膨隆。

局部膨隆近圆形者,多为囊肿、肿瘤或炎性肿块;呈长形者,多为肠道病变,如肠梗阻、肠套叠、肠扭转、巨结肠症等。膨隆伴搏动见于动脉瘤或压在大动脉上的肿块。膨隆随体位改变而明显移位者,可能为游走肿大的脾、胃、带蒂的肿块、大网膜或肠系膜上的肿块。腹壁或腹膜后脏器肿块一般不随体位改变而移位。随呼吸移动的局部膨隆多为膈下脏器或肿块。增加腹压时,在手术瘢痕、脐、腹股沟处出现局部膨隆,卧位或降低腹压后消失者,见于该部位的可复性疝。

4. 腹部凹陷　腹部凹陷分全腹凹陷和局部凹陷,但以全腹凹陷意义更为重要。

(1) 全腹凹陷:患者仰卧时前腹壁明显凹陷,多见于明显消瘦、严重脱水及恶病质等,如结核病、恶性肿瘤、神经性厌食、糖尿病、垂体前叶功能减退及甲状腺功能亢进症等慢性消耗性疾病患者。严重者前腹壁凹陷几乎贴近于脊柱,而肋弓、髂嵴和耻骨联合异常显露,全腹呈舟状,称为舟状腹。吸气时出现全腹凹陷见于膈麻痹和上呼吸道梗阻。早期急性弥漫性腹膜炎引起腹肌痉挛性收缩,膈疝时腹内脏器进入胸腔,亦可导致全腹凹陷。

(2) 局部凹陷:较少见,多由腹壁疝和手术后腹壁瘢痕收缩所致,患者立位或加大腹压时,凹陷可更明显。白线疝(腹直肌分裂)、切口疝于卧位时可见局部凹陷,但当患者由卧位转为立位或加大腹压时凹陷反向外膨出。

5. 腹围观察　观察腹围变化时,应定期在同样条件下进行测量、比较。

6. 静脉　门静脉阻塞时,可见到自脐部向四周发散的一簇曲张静脉,称海蛇头,又名水母头,是门静脉高压症的体征之一,常在此处听到静脉血管杂音。上腔静脉阻塞时,脐部以上(上腹壁)或胸壁的浅静脉曲张的方向均转流向下;下腔静脉阻塞时,脐部以下(下腹壁)静脉血流方向转流向上。曲张的静脉大都分布在腹壁两侧,有时在臀部及股部外侧(图 2-9-4)。借简单的指压法即可鉴别。

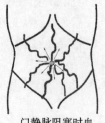
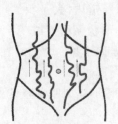
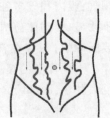

门静脉阻塞时血流分布和方向　　下腔静脉阻塞时血流分布和方向　　上腔静脉阻塞时血流分布和方向

图 2-9-4　腹壁静脉曲张

(五) 能力检测

(1) 如何检查腹壁静脉曲张的血流方向?

(2) 何为蛙腹、尖腹、舟状腹?

(3) 上腔静脉阻塞、下腔静脉阻塞、门静脉阻塞时腹壁静脉血流方向分别如何?

二、腹部触诊

（一）腹壁触诊

1. 适应证与禁忌证

1）适应证

（1）正常体格检查。

（2）各种疾病状态下的腹部检查。

2）禁忌证 无绝对禁忌证。

2. 准备

（1）物品及设备准备：检查床。检查环境安静、温暖，光线充足。

（2）检查者准备：着装整洁、仪表端庄、举止大方、语言文明，表现出良好的职业素养。戴帽子、口罩，清洗手部。站于被检者右侧，面对被检者，前臂应与其腹部表面在同一水平。检查时，态度和蔼，手掌温暖，动作轻柔。

（3）被检者准备：被检者排空膀胱后取低枕仰卧位，两手平放于躯干两侧，两腿屈起并稍分开，张口缓慢做腹式呼吸运动，使腹肌松弛，保持舒适，避免紧张。充分暴露全腹部（从肋弓下缘、剑突至腹股沟韧带和耻骨联合），其余部位遮盖。暴露时间不宜过长，以免腹部受凉引起不适。

3. 步骤

操作步骤		具 体 内 容
腹部触诊手法	浅部触诊法	腹壁压陷 1 cm 左右，用于检查腹壁的紧张度，表浅的压痛、肿块、搏动和皮下脂肪瘤、结节等
	深部触诊法	腹壁压陷 2 cm 以上，用于检查压痛、反跳痛以及腹腔脏器、腹腔内肿块的状况，根据检查目的和手法不同分为以下几种 （1）深部滑行触诊法：用于触及腹腔深部脏器或肿块以及胃肠病变的检查。在被触及的包块上做上下左右的滑动触摸，以了解脏器或肿块的形态及大小 （2）双手触诊法：用于检查肝、脾、肾和腹腔内肿块等，检查盆腔的双合诊亦属此列 （3）浮沉（冲击）触诊法：用于大量腹腔积液时检查腹部深部的脏器和肿块 （4）钩指触诊法：用于肝、脾检查
检查腹壁紧张度	正常情况	正常人腹壁有一定张力，但触之柔软，较易压陷，称腹壁柔软。有些人（尤其儿童）因不习惯触摸或怕痒而发笑致腹肌自主性痉挛，称肌卫增强，在适当诱导或转移注意力后可消失，不属异常
	病理状态	病理情况可使全腹或局部腹壁紧张度增加或减弱 （1）腹壁紧张度增加表现为按压腹壁时，阻力较大，有明显的抵抗感，多为炎性或化学性物质刺激腹膜引起的腹肌反射性痉挛所致 （2）腹壁紧张度减低或消失表现为按压腹壁时，感到腹壁松软无力

续表

操作步骤		具 体 内 容
检查腹部压痛及反跳痛	压痛	正常腹部触诊时无疼痛感,重按时可有一种压迫感。触诊时,由浅入深进行按压,发生疼痛时,称为压痛。压痛多来自腹壁或腹腔内的病变,如果抓捏腹壁或仰卧屈颈抬肩时触痛明显,可视为腹壁病变,否则多为腹腔内病变。腹部压痛常因腹腔内脏器的炎症、结核、结石、淤血、肿瘤、破裂、扭转以及腹膜的刺激(炎症、出血等)等病变引起。压痛的部位常提示相关腹腔脏器的病变。其压痛部位及其临床意义应结合局部组织及疼痛性质来考虑
	反跳痛	当检查者用手触诊腹部出现压痛时,用并拢的 2～3 根手指(示、中、环指)压于原处稍停片刻,使压痛感觉趋于稳定,然后迅速将手抬起,如此时被检者感觉腹痛骤然加重,并常伴有痛苦表情或呻吟,称为反跳痛。反跳痛的出现提示炎症已波及邻近腹膜壁层,突然松手时腹膜被牵拉而引起疼痛。疼痛也可发生在远离受试的部位,提示局部或弥漫性腹膜炎。当腹内脏器炎症尚未累及腹膜壁层时,可仅有压痛而无反跳痛。临床上把腹壁紧张、压痛及反跳痛统称为腹膜刺激征(腹膜炎三联征),是急性腹膜炎的可靠体征

4. 重点内容提示

(1) 检查者进行腹部触诊时,手要温暖,手法要轻柔,先以全手掌放于腹壁上部,使被检者适应片刻,并感受腹壁紧张度。按顺序进行触诊,一般自左下腹开始沿逆时针方向至右下腹,再至脐部,依次检查腹部各区。原则是先触诊未诉疼痛部位,逐渐移向病变区域,以免造成被检者感受的错觉,同时注意病变区与健康区的比较。应边触诊边观察被检者的反应与表情,对精神紧张或有痛苦者给予安慰和解释,亦可边触诊边与被检者交谈,转移其注意力而减少腹肌紧张,以保证顺利完成检查。检查肝脏、脾脏时,还可分别取左、右侧卧位,检查肾脏时可取坐位或立位,检查腹部肿瘤时还可用肘膝位。

(2) 全腹壁紧张度增加可分为以下几种情况:①腹内容物增加(如肠胀气)、腹腔内大量腹腔积液(多为漏出液或血性漏出液)者,触诊时腹部张力较大,但无肌痉挛,亦不具有压痛,称为腹部饱满;②急性胃肠穿孔或脏器破裂所致急性弥漫性腹膜炎,因腹膜刺激引起腹肌反射性痉挛,腹壁常有明显紧张,其至强直硬如木板,称为板状强直或板状腹;③结核性腹膜炎时,炎症发展缓慢,对腹膜的刺激不强,且伴有腹膜增厚,肠管和肠系膜粘连,全腹紧张,触之犹如揉面团一样,称为揉面感(或称柔韧感),此征也可见于癌性腹膜炎。

局限性腹壁紧张见于该处脏器的炎症浸润腹膜,如急性阑尾炎出现右下腹紧张,还可见于胃肠穿孔,穿孔时胃肠内容物顺肠系膜右侧流至右下腹引起该部位的肌紧张和压痛;急性胆囊炎可发生右上腹紧张;急性胰腺炎可有上腹或左上腹紧张。在年老体弱、腹肌发育不良、大量腹腔积液或过度肥胖的患者体内,腹膜虽有炎症,但腹壁紧张可不明显;盆腔脏器炎症也不引起明显腹壁紧张。

(3) 全腹壁紧张度减低见于慢性消耗性疾病或刚放出大量腹腔积液者,也可见于身体瘦弱的老年人和经产妇。脊髓损伤所致腹肌瘫痪和重症肌无力亦可使腹壁紧张度消失。

局部腹壁紧张度减低较少见,可见于局部的腹肌瘫痪或缺陷(如腹壁疝等)。

(4) 一些位置较固定的压痛点常反映特定的疾病(图 2-9-5),临床常见的压痛点和压痛部位如下。

①阑尾点：又称麦氏点，位于脐与右髂前上棘连线的中、外 1/3 交界处，阑尾炎时此处有压痛。

②胆囊点：位于右侧腹直肌外缘与肋弓交界处，胆囊炎时此处有明显的压痛。检查者用左手手掌平放于被检者右胸下部，以拇指指腹勾压于右肋下胆囊点处，然后嘱被检者缓慢深吸气，在吸气过程中发炎的胆囊下移时碰到用力按压的拇指，即可引起疼痛，此为胆囊触痛，如因剧烈疼痛而致吸气中止称墨菲征（Murphy sign）阳性。

③急性肝炎可在右季肋部、上腹部产生压痛。

④十二指肠溃疡可在中、上腹部产生压痛。

⑤胰腺炎症可在左侧腹部产生压痛。

⑥子宫及附件的疾病可在下腹部产生压痛。

⑦肾脏和尿路有炎症或其他疾病时可在相应部位出现压痛点。季肋点（前肾点）：第 10 肋骨前端，右侧位置稍低，相当于肾盂位置。上输尿管点：在脐水平线腹直肌外缘。中输尿管点：在髂前上棘水平腹直肌外缘，相当于输尿管第二狭窄处。肋脊点：背部第 12 肋骨与脊柱的交角（肋脊角）的顶点。肋腰点：第 12 肋骨与腰肌外缘的交角（肋腰角）顶点。肋脊点和肋腰点压痛阳性常提示肾脏一些炎症性疾病，如肾盂肾炎、肾脓肿、肾结核等。季肋点压痛阳性也提示肾脏病变。上输尿管点和中输尿管点压痛阳性提示输尿管结石、结核、化脓性炎症。

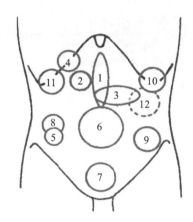

图 2-9-5 腹部常见疾病压痛点

1.胃炎或溃疡；2.十二指肠溃疡；3.胰腺炎或肿瘤；4.胆囊炎；5.阑尾炎；6.小肠疾病；7.膀胱或子宫病变；8.回盲部炎症或结核；9.乙状结肠炎症；10.脾或结肠左曲病变；11.肝或结肠右曲病变；12.胰腺炎腰部压痛点

（5）各种触诊手法应结合不同的检查部位灵活应用。

5. 能力检测

（1）何为腹部饱满、板状腹及腹壁揉面感？

（2）如何鉴别局部肿块是在腹腔内还是在腹壁上？

（3）何为墨菲征阳性？

（4）麦氏点位于何处？麦氏点压痛临床意义如何？

（二）腹部包块触诊

1. 适应证与禁忌证

1）适应证

（1）正常体格检查。

（2）各种腹部包块的检查。

2）禁忌证　无绝对禁忌证。

2. 准备

（1）物品及设备准备：检查床。检查环境安静、温暖，光线充足。

（2）检查者准备：着装整洁、仪表端庄、举止大方、语言文明，表现出良好的职业素养。戴帽子、口罩，清洗手部。站于被检者右侧，面对被检者，前臂应与其腹部表面在同一水平。检查时，态度和蔼，手掌温暖，动作轻柔。

（3）被检者准备：被检者排空膀胱后取低枕仰卧位，两手平放于躯干两侧，两腿屈起并稍分开，张口缓慢做腹式呼吸运动，使腹肌松弛，保持舒适，避免紧张。充分暴露全腹部（从肋弓下缘、剑突至腹股沟韧带和耻骨联合），其余部位遮盖。暴露时间不宜过长，以免腹部受凉引起不适。

3. 步骤

操作步骤		具 体 内 容
腹部包块触诊	位置	有助于寻找起源的脏器，某区的包块多来源于该区的脏器（带蒂包块，肠系膜、大网膜包块位置多变）
	大小	凡触及包块均应测量其上下径（纵长）、左右径（横宽）和前后径（深厚）。明确大小便于动态观察，也可用大小变动不大的实物做比喻，如鸡蛋、拳头、黄豆、蚕豆等（巨大包块来源于卵巢、肾、肝、胰、子宫；胃、肠包块很少超过其内腔）
	形态	形状、轮廓、边缘、表面光滑与否，有无特征，如肿大的脾脏、肿大的胆囊
	硬度、质地	柔软（囊肿、脓肿）；中等（急性炎性包块）；坚硬（恶性肿瘤，炎性包块）
	压痛	炎性包块有明显压痛
	搏动	正常瘦弱者可触到腹主动脉搏动。如在腹中线附近触到明显的膨胀性搏动，则应考虑腹主动脉或其分支的动脉瘤
	移动度	肝、脾、肾、胃或其包块，胆囊及横结肠包块随呼吸移动；肠、肠系膜包块可推动；带蒂的包块（游走脾、游走肾）移动度较大
	与邻近组织的关系	触到包块应确定是否与邻近组织发生了粘连

4. 重点内容提示

（1）腹部包块多由肿大或异位的脏器、肿瘤、囊肿、炎症组织或肿大的淋巴结等形成。触诊腹部包块时必须注意其位置、大小、形态、硬度和质地、压痛、搏动、移动度和与邻近组织的关系。

（2）正常腹部可触及的包块有腹直肌肌腹和腱划、腰椎椎体和骶骨岬、乙状结肠粪块、横结肠、盲肠。

（3）病理性包块有如下3种。

①炎性包块：质中、压痛、不移动。

②良性肿瘤：质中、光滑、无压痛、移动度大。

③恶性肿瘤：质硬、表面不平、无压痛、移动度差。

5. 能力检测

(1) 触及腹部包块时需要从哪几个方面描述?

(2) 正常腹部可触及哪些包块?

(3) 腹部检查时如触及病理性包块,如何从质地、压痛、移动度等方面鉴别炎性包块、良性肿瘤、恶性肿瘤?

(三) 肝脏触诊

1. 适应证与禁忌证

1) 适应证

(1) 正常体格检查。

(2) 肝脏疾病患者检查或随访,以了解肝脏下缘的位置和肝脏的质地、表面、边缘及搏动情况等。

2) 禁忌证 无绝对禁忌证。

2. 准备

(1) 物品及设备准备:检查床。检查环境安静、温暖,光线充足。

(2) 检查者准备:着装整洁、仪表端庄、举止大方、语言文明,表现出良好的职业素养。戴帽子、口罩,清洗手部。站于被检者右侧,面对被检者,前臂应与其腹部表面在同一水平。检查时,态度和蔼,手掌温暖,动作轻柔。

(3) 被检者准备:被检者排空膀胱后取低枕仰卧位,两手平放于躯干两侧,两腿屈起并稍分开,张口缓慢做腹式呼吸运动,使腹肌松弛,保持舒适,避免紧张。充分暴露全腹部(从肋弓下缘、剑突至腹股沟韧带和耻骨联合),其余部位遮盖。暴露时间不宜过长,以免腹部受凉引起不适。

3. 步骤

操作步骤		具 体 内 容
肝脏触诊手法	单手触诊法	检查者右手放于被检者右腹部,拇指向外侧展开,右手四指并拢,掌指关节伸直,与肋缘大致平行地放在右上腹部(或脐右侧)估计肝下缘的下方,估计肝脏巨大者应放置于右下腹部。嘱被检者深呼吸,在被检者呼气时,手指压向腹壁深部,吸气时,手指向上迎触下移的肝缘。如此反复进行,手指逐渐向肋缘移动,直到触到肝缘或肋缘为止,需在右锁骨中线上及前正中线上分别触诊肝缘,并在平静呼吸时分别测量其与肋缘或剑突根部的距离,以厘米表示
	双手触诊法	检查者右手位置同单手触诊法,左手托住被检者右腰部,拇指张开置于肋部,触诊时左手向上推,使肝下缘紧贴前腹壁下移,并限制右下胸扩张,以增加膈下移的幅度,这样吸气时下移的肝脏就更易碰到右手指,可提高触诊的效果
	钩指触诊法	适用于儿童和腹壁薄软者,触诊时,检查者位于被检者右肩旁,面向其足部,将右手掌搭在其右前胸下部,右手示、中、环指弯成钩状,嘱被检者做深呼吸动作,检查者随吸气而更进一步屈曲指关节,这样指腹容易触到下移的肝下缘。此手法亦可将双手示、中、环指并拢,弯成钩状进行

4. 重点内容提示

（1）检查者右手示指桡侧缘大致与肋缘平行，用示指前桡侧指腹触诊肝脏，双线触诊（右锁骨中线、前正中线）。

（2）肝脏触诊时检查者触诊的动作需与被检者腹式呼吸配合。呼气时下压，吸气时向前上迎触肝缘。手指上抬速度要慢于吸气速度。

（3）一般从脐水平开始触诊，如果肝脏肿大明显，应从肝下界下方开始触诊，避免在肝上触诊肝脏。

（4）大量腹腔积液时可采用冲击触诊法。

（5）易被误认为肝下缘的其他腹腔内容：横结肠为横行索条状物，可用滑行触诊法于上腹部或脐水平触到，与肝缘感觉不同；腹直肌肌腱有时酷似肝缘，但左、右两侧对称，不随呼吸上下移动；右肾下极位置较深，边缘圆钝，不向两侧延伸。

（6）触及肿大肝脏时，应详细体会并描述下列内容。

①大小：正常成人的肝脏一般在肋缘下触不到，但腹壁松软、瘦长体型者，于深吸气时可在肋弓下触及肝下缘，但在 1 cm 以内。在剑突下可触及肝下缘，多在 3 cm 以内，在腹上角较锐的瘦高者剑突根部下可达 5 cm，但不会超过剑突根部至脐距离的中、上 1/3 交界处。肝下界超出上述标准，应考虑是否为肝下移。如果肝脏质地柔软、表面光滑、无压痛，肝上界也相应降低，肝上、下径正常，则为肝下移；如肝上界正常或升高，则为肝大。肝下移常见于内脏下垂、肺气肿、右侧胸腔大量积液导致膈肌下降时。肝大可分为弥漫性及局限性。弥漫性肝大见于病毒性肝炎、肝淤血、脂肪肝、早期肝硬化、布-加综合征、白血病、血吸虫病、华支睾吸虫病等。局限性肝大见于肝脓肿、肝肿瘤及肝囊肿等。肝缩小见于急性、亚急性重型肝炎及门静脉性肝硬化晚期。

②质地：分为质软、质韧（中等硬度）和质硬三级。正常肝脏：肝质地柔软，触之如噘起之口唇。急性肝炎及脂肪肝：肝质地稍韧。慢性肝炎及肝淤血：肝质韧如触鼻尖。肝硬化：肝质硬。肝癌：肝质地最坚硬，如触前额。肝脓肿或囊肿：大而表浅者可能触到波动感。

③边缘和表面状态：触及肝脏时应注意肝脏边缘的厚薄，是否整齐，表面是否光滑，有无结节。正常肝脏边缘整齐、厚薄一致、表面光滑。肝癌、多囊肝和肝包虫病患者：肝脏边缘多不规则，表面不光滑，呈不均匀的结节状。巨块型肝癌或肝脓肿患者：肝脏表面呈大块状隆起。肝梅毒患者：肝脏呈明显分叶状。脂肪肝或肝淤血患者：肝脏边缘钝圆。

④压痛：正常肝脏无压痛，如果肝包膜有炎性或因肝大受到牵拉时，肝脏有压痛。轻度弥漫性压痛见于肝炎、肝淤血等，局限性剧烈压痛见于较表浅的肝脓肿（常在右侧肋间隙处）。叩击痛见于深部肝脓肿。

⑤搏动：正常肝脏以及因炎症、肿瘤等原因引起的肝大并不伴有搏动。如果肝大未压迫到腹主动脉或右心室未增大到向下挤压肝脏时，也不出现肝脏的搏动。如果触到肝脏搏动，应注意其为单向性或扩张性。单向性搏动常为传导性搏动，系因肝脏传导了其下面的腹主动脉的搏动所致，手掌置于肝脏表面感受到上下运动。扩张性搏动为肝脏本身的搏动，见于三尖瓣关闭不全。右心室的收缩搏动通过右心房、下腔静脉传导至肝脏，使其呈扩张性。如手掌置于肝脏上面或用两手分放于肝脏的前、后两面，即可感到其开合样搏动。

⑥肝区摩擦感：检查时将右手的掌面轻贴于肝区，让被检者做腹式呼吸动作。肝周围炎时可触诊到肝区摩擦感。

⑦肝震颤:检查时用浮沉触诊法。用手掌面稍用力按压片刻肝囊肿表面,如感到一种微细的震动感,称为肝震颤,可见于肝包虫病。由于包囊中的多数子囊浮动,撞击囊壁而形成震颤。此征虽不常出现,但有其特殊意义。

(7)由于肝脏病变的性质不同,其性状也各异,故触诊时必须逐项仔细检查,综合判断其临床意义。常见肝脏病变特点如下所示。

①急性肝炎:肝脏可轻度肿大,表面光滑,边缘钝,质稍韧,但有充实感及压痛。

②肝淤血:肝脏可明显肿大,表面光滑,边缘圆钝,质韧,也有压痛,肝颈静脉回流征阳性为其特征。

③脂肪肝:肝脏肿大,表面光滑,质软或稍韧,但无压痛。

④肝硬化早期:肝脏常肿大,晚期则缩小,质较硬,边缘锐利,表面可能触到小结节,无压痛。

⑤肝癌:肝脏逐渐肿大,质地坚硬如石,表面高低不平,有大小不等的结节或巨块,边缘不整齐,压痛明显。

⑥肝-颈静脉回流征:正常人立位或坐位时颈外静脉常不显露,平卧时可稍见充盈,充盈的水平仅限于锁骨上缘至下颌角距离的下 2/3 以内。取 $30°\sim45°$ 的半卧位时颈外静脉充盈高度超过正常水平,称为颈静脉怒张,常见于右心衰竭、缩窄性心包炎、心包积液或上腔静脉阻塞综合征。肝-颈静脉回流征:嘱被检者取半卧位,观察平静呼吸时颈静脉充盈程度,然后检查者右手掌面轻贴于肝区,逐渐加压,如见被检者颈静脉充盈度增加,称肝-颈静脉回流征阳性,提示肝淤血,是右心功能不全的早期征象之一。

5. 能力检测

(1)肝脏触诊有哪几种手法?

(2)触及肿大肝脏时,应从哪几个方面描述?

(3)肝-颈静脉回流征阳性提示什么疾病?

(4)弥漫性肝大及局限性肝大分别见于什么疾病?

(5)大量腹腔积液时可用什么方法进行肝脏触诊?

(四)胆囊触诊

1. 适应证与禁忌证

1)适应证

(1)正常体格检查。

(2)胆囊疾病患者检查或随访,以了解胆囊的位置、大小、质地、压痛等。

2)禁忌证 无绝对禁忌证。

2. 准备

(1)物品及设备准备:检查床。检查环境安静、温暖,光线充足。

(2)检查者准备:着装整洁、仪表端庄、举止大方、语言文明,表现出良好的职业素养。戴帽子、口罩,清洗手部。站于被检者右侧,面对被检者,前臂应与其腹部表面在同一水平。检查时,态度和蔼,手掌温暖,动作轻柔。

(3)被检者准备:被检者排空膀胱后取低枕仰卧位,两手平放于躯干两侧,两腿屈起并稍分开,张口缓慢做腹式呼吸运动,使腹肌松弛,保持舒适,避免紧张。充分暴露全腹部(从肋弓下缘、剑突至腹股沟韧带和耻骨联合),其余部位遮盖。暴露时间不宜过长,以免腹部受凉引起不适。

3. 步骤

操作步骤		具 体 内 容
胆囊触诊手法	单手滑行触诊法	胆囊肿大明显超过肝缘及肋缘时,用右手单手触诊,轻用力即可在右肋缘下腹直肌外缘处触及肿大的胆囊
	钩指触诊法	检查者位于被检者右肩旁,面向其足部,将右手掌搭在其右前胸下部,右示、中、环指弯成钩状,嘱被检者做深呼吸运动,检查者随吸气而更进一步屈曲指关节,这样指腹容易触到下移的胆囊。此手法亦可将双手示、中、环指并拢,弯成钩状进行

4. 重点内容提示

(1)肿大的胆囊一般呈梨形或卵圆形,有时较长呈布袋形,表面光滑,张力较高,随呼吸上下移动,其质地和压痛视病变性质而定。

(2)引起胆囊肿大的原因:①胆总管阻塞,胆汁大量淤积在胆囊内,见于胆总管癌、胆总管结石及胰头癌等;②急性胆囊炎时胆囊渗出物潴留,胆囊肿大,呈囊性感,有明显压痛;③胆囊内有大量结石或肿瘤。如:壶腹周围癌所致胆囊肿大呈囊性感而无压痛;胆囊结石或胆囊癌的肿大的胆囊有实体感。

(3)胆囊疾病时,因肿大情况不同,有时胆囊有炎症,肿大胆囊尚未突出到肋缘以下,此时胆囊不能触诊查到,但可探测胆囊触痛。检查时医生将左手掌放于患者右前下胸部,左手拇指按压在右腹直肌外缘与右肋交界处(胆囊点),让患者缓慢深吸气,如在吸气过程中因疼痛而突然停止(即屏气),为墨菲征阳性,又称胆囊触痛征,见于急性胆囊炎,因发炎的胆囊随吸气下移时,碰到正在加压的拇指引起疼痛所致。在胰头癌压迫胆总管导致阻塞时,患者发生明显黄疸且逐渐加深,胆囊显著肿大但无压痛,称为 Courvoisier 征阳性。在胆总管结石梗阻所致的黄疸患者中,由于胆囊也常有慢性炎症,囊壁因纤维化而萎缩,且与周围组织粘连而失去移动性,因而有黄疸,但胆囊不肿大。

5. 能力检测

(1)引起胆囊肿大的原因有哪些?

(2)胆囊触痛征应如何检查?

(五)脾脏触诊

1. 适应证与禁忌证

1)适应证

(1)正常体格检查。

(2)脾脏疾病患者检查或随访,以了解脾脏的位置、大小、硬度、表面情况、压痛、摩擦感等。

2)禁忌证 无绝对禁忌证。

2. 准备

(1)物品及设备准备:检查床。检查环境安静、温暖,光线充足。

(2)检查者准备:着装整洁、仪表端庄、举止大方、语言文明,表现出良好的职业素养。戴帽子、口罩,清洗手部。站于被检者右侧,面对被检者,前臂应与其腹部表面在同一水平。检查时,态度和蔼,手掌温暖,动作轻柔。

(3)被检者准备:被检者排空膀胱后取低枕仰卧位,两手平放于躯干两侧,两腿屈起并稍分开,张口缓慢做腹式呼吸运动,使腹肌松弛,保持舒适,避免紧张。充分暴露全腹部(从肋弓下缘、剑突至腹股沟韧带和耻骨联合),其余部位遮盖。暴露时间不宜过长,以免腹部受凉引起不适。

3. 步骤

操作步骤		具体内容
脾脏触诊手法	浅部触诊法	脾脏肿大明显且表浅时,用右手单手触诊,轻用力即可触及肿大的脾脏
	双手触诊法	被检者取仰卧位,两腿屈曲,检查者左手绕过被检者腹前方,手掌置于其左胸下部第 9~11 肋处,试将脾脏从后向前托起,并限制胸廓活动,右手掌平放于脐部,与左肋弓大致垂直,自脐平面开始触诊。嘱被检者深呼吸,呼气时,手指压向腹壁深部;吸气时,手指缓慢抬起朝左肋缘方向向上迎触下移的脾尖。如此反复进行,手指逐渐向左肋缘移动,直到触到脾缘或肋缘为止。脾脏轻度肿大而仰卧位不易触到时,可嘱被检者改用右侧卧位,右下肢伸直,左下肢屈髋、屈膝进行检查,则较易触到轻度肿大的脾脏
	冲击触诊法	用于腹腔积液患者触诊脾脏
	反击触诊法	此法通过检查脾脏的移动度来判断脾脏有无粘连。方法与双手触诊法相似,一手按在前腹壁的脾脏表面,固定不动;另一手在背部骶棘肌外侧的肋骨下方的间隙内,向前腹壁的方向冲击,可反复数次。如前腹壁的手有冲击感,说明脾脏周围无粘连
肿大的脾脏测量方法(图 2-9-6)	第Ⅰ线测量	又称甲乙线。左锁骨中线与左肋缘交点至脾下缘之间的距离
	第Ⅱ线测量	又称甲丙线。左锁骨中线与左肋缘交点至脾最远点之间的距离
	第Ⅲ线测量	又称丁戊线。超过正中线,测量脾右缘至正中线的最长距离,以"+"表示;未超过正中线,测量脾右缘与正中线的最短距离,以"-"表示

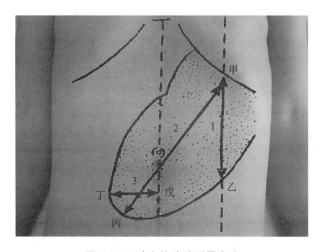

图 2-9-6　肿大的脾脏测量方法

4. 重点内容提示

(1) 临床记录中,常将脾大分为轻、中、高度三度。

①轻度肿大:脾下缘不超过肋缘下 2 cm。见于肝炎、伤寒、急性疟疾、急性粟粒性肺结核、败血症、亚急性感染性心内膜炎。

②中度肿大:脾下缘超过肋缘下 2 cm,在脐水平线以上。见于肝硬化、疟疾后遗症、系统性红斑狼疮、淋巴瘤、慢性淋巴细胞性白血病。

③高度肿大:脾下缘超过脐水平线或前正中线,又称巨脾,此时应加做第Ⅱ线测量和第Ⅲ线测量。见于慢性粒细胞性白血病、骨髓纤维化、慢性疟疾、黑热病等。

(2) 在左肋缘下还可能触到其他包块,需与脾脏鉴别:①结肠左曲,肿块质硬,多近圆形或不规则,与脾脏边缘不同。②肿大的肝左叶,可沿其边缘向右触诊,如发现其隐没于右肋缘后或与肝右叶相连,则为肝左叶。肝左叶肿大不会引起脾浊音区扩大。③肿大的左肾,其位置较深,边缘圆钝,表面光滑并无切迹,即使高度肿大,也不会越过正中线。④胰尾部囊肿,无锐利的边缘和切迹,并且不随呼吸移动。

(3) 脾脏肿大的形态不一,有的很薄很软,触到后也常不易察觉;有的呈狭长形,紧贴腰肌前面,故需沿左肋缘仔细触诊,认真体会。

(4) 触到肿大的脾脏后要注意其大小、硬度、表面情况、压痛、摩擦感等。

(5) 脾的上缘前部有 2~3 个切迹,称脾切迹。脾大时,脾切迹仍存在,可作为触到脾脏的标志。

5. 能力检测

(1) 触到肿大的脾脏后要注意哪几个方面?

(2) 简述脾大的分度及其临床意义。

(3) 简述肿大的脾脏测量方法。

(4) 左肋缘下触及包块时,除考虑肿大的脾脏外,还需与哪些疾病鉴别?

(六) 肾脏触诊

1. 适应证与禁忌证

1) 适应证

(1) 正常体格检查。

(2) 肾脏疾病患者检查或随访,以了解肾脏的位置、大小、质地、压痛等。

2) 禁忌证　无绝对禁忌证。

2. 准备

(1) 物品及设备准备:检查床。检查环境安静、温暖,光线充足。

(2) 检查者准备:着装整洁、仪表端庄、举止大方、语言文明,表现出良好的职业素养。戴帽子、口罩,清洗手部。站于被检者右侧,面对被检者,前臂应与其腹部表面在同一水平。检查时,态度和蔼,手掌温暖,动作轻柔。

(3) 被检者准备:被检者排空膀胱后取低枕仰卧位,两手平放于躯干两侧,两腿屈起并稍分开,张口缓慢做腹式呼吸运动,使腹肌松弛,保持舒适,避免紧张。充分暴露全腹部(从肋弓下缘、剑突至腹股沟韧带和耻骨联合),其余部位遮盖。暴露时间不宜过长,以免腹部受凉引起不适。

3. 步骤

操作步骤		具 体 内 容
肾脏触诊手法	双手触诊法	卧位触诊右肾时,嘱被检者两腿屈曲并做较深的腹式呼吸,检查者立于被检者右侧,以左手掌托起其右腰部背区,使肾脏向上贴近前腹壁,右手掌平放在右上腹部,手指方向大致平行于右肋缘进行深部触诊,于被检者吸气时双手夹触肾脏。如触到光滑钝圆的脏器,可能触到较低的右肾下部 1/3,则能感知其蚕豆状外形,质地韧实,表面光滑,无明显压痛,握住时被检者常有酸痛或类似恶心的不适感。触诊左肾时,左手越过被检者腹前方从后面托起左腰部,右手掌横置于被检者左上腹部,依前法双手触诊左肾
	反击触诊法	如被检者腹壁较厚或配合动作不协调,以致右手难以压向后腹壁时,可采用反击触诊法:被检者吸气时,用左手向前冲击其后腰部,肾下移至两手之间时,右手有被顶推的感觉;也可用右手向左手方向对腰部做冲击动作,左手也可有同样的感觉而触及肾脏

4. 重点内容提示

（1）正常人肾脏一般不易触及,有时可触到右肾下极。身体瘦长者,肾下垂、游走肾或肾脏代偿性增大时,肾脏较易触到。

（2）检查肾脏通常采用平卧位或立位,用双手触诊法检查。如卧位未触及肾脏,可让被检者取侧卧位或站立位,放松腹肌做深呼吸运动,检查者用双手前后联合触诊肾脏。当肾下垂或游走肾时,立位较易触到。

（3）在深吸气时能触到 1/2 以上的肾脏即为肾下垂。如肾下垂明显并能在腹腔各个方向移动时称为游走肾。肾脏肿大见于肾盂积水或积脓、肾肿瘤、多囊肾等。当肾盂积水或积脓时,肾脏的质地柔软而富有弹性,有时有波动感。多囊肾时,一侧或两侧肾脏不规则增大,有囊性感。肾肿瘤时肾脏则表面不平,质地坚硬。

（4）当肾脏及其邻近组织患病时,肾区和腹部可在相应部位出现压痛点(图 2-9-7)。

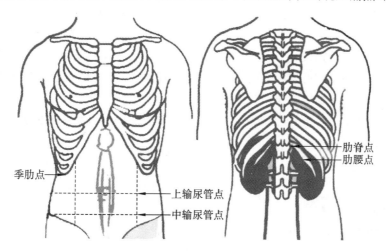

图 2-9-7　肾脏和尿路疾病压痛点

5. 能力检测

（1）什么是肾下垂?

（2）什么是游走肾?

(3) 如被检者腹壁较厚或配合动作不协调,该如何触诊肾脏?

(七) 膀胱触诊

1. 适应证与禁忌证

1) 适应证

(1) 正常体格检查。

(2) 排尿异常患者检查或随访,以了解膀胱充盈情况。

2) 禁忌证 无绝对禁忌证。

2. 准备

(1) 物品及设备准备:检查床。检查环境安静、温暖,光线充足。

(2) 检查者准备:着装整洁、仪表端庄、举止大方、语言文明,表现出良好的职业素养。戴帽子、口罩,清洗手部。站于被检者右侧,面对被检者,前臂应与其腹部表面在同一水平。检查时,态度和蔼,手掌温暖,动作轻柔。

(3) 被检者准备:被检者取低枕仰卧位,两手平放于躯干两侧,两腿屈起并稍分开,张口缓慢做腹式呼吸运动,使腹肌松弛,保持舒适,避免紧张。充分暴露全腹部(从肋弓下缘、剑突至腹股沟韧带和耻骨联合),其余部位遮盖。暴露时间不宜过长,以免腹部受凉引起不适。

3. 步骤

操作步骤		具 体 内 容
膀胱触诊手法	单手滑行触诊法	检查者以右手自脐开始,沿前正中线向耻骨方向触摸,触及肿块后应详查其性质,以便鉴别其为膀胱、子宫或其他肿物

4. 重点内容提示

(1) 正常膀胱空虚时隐存于盆腔内不易触到。当膀胱充盈胀大而越出耻骨上缘时,可在下腹中部触到一圆形且具有压痛的弹性肿物。

(2) 胀大的膀胱多为积尿所致,呈扁圆形或圆形,触之呈囊性感,不能用手推移。按压时有尿意,排尿或导尿后缩小或消失。此特征可与妊娠子宫、卵巢囊肿及直肠肿物鉴别。

(3) 膀胱胀大多见于尿路梗阻、脊髓病(如截瘫)所致的尿潴留,也见于昏迷、腰椎或骶椎麻醉后、手术后局部疼痛患者。如长期尿潴留致膀胱慢性炎症,导尿后膀胱亦不能完全回缩。当膀胱有结石或肿瘤时,如果腹壁菲薄柔软,有时用双手触诊法可在腹腔的深处耻骨联合的后方触到肿块。

5. 能力检测 胀大的膀胱如何与妊娠子宫、卵巢囊肿及直肠肿物相鉴别?

(八) 液波震颤、振水音

1. 适应证与禁忌证

1) 适应证

(1) 正常体格检查。

(2) 液波震颤检查适用于大量腹腔积液患者。

(3) 振水音检查适用于幽门梗阻或胃扩张患者。

2) 禁忌证 无绝对禁忌证。

2. 准备

(1) 物品及设备准备:检查床。检查环境安静、温暖,光线充足。

(2) 检查者准备:着装整洁、仪表端庄、举止大方、语言文明,表现出良好的职业素养。

戴帽子、口罩,清洗手部。站于被检者右侧,面对被检者,前臂应与其腹部表面在同一水平。检查时,态度和蔼,手掌温暖,动作轻柔。

（3）被检者准备:被检者排空膀胱后取低枕仰卧位,两手平放于躯干两侧,两腿屈起并稍分开,张口缓慢做腹式呼吸运动,使腹肌松弛,保持舒适,避免紧张。充分暴露全腹部(从肋弓下缘、剑突至腹股沟韧带和耻骨联合),其余部位遮盖。暴露时间不宜过长,以免腹部受凉引起不适。

3. 步骤

操作步骤		具 体 内 容
液波震颤	叩击触诊或冲击式触诊	检查时被检者仰卧,检查者以一手掌面贴于被检者一侧腹壁,另一手四指并拢屈曲,用指端叩击对侧腹壁(或以指端冲击式触诊),如有大量液体存在,则贴于腹壁的手掌有被液体波动冲击的感觉,即液波震颤(波动感)。为防止腹壁本身的震动传至对侧,可让另一人将手掌尺侧缘压于脐部腹中线上,即可阻止
振水音	冲击触诊法及听诊	检查时被检者仰卧,检查者以一耳凑近上腹部,同时以冲击触诊法震动胃部,即可听到气、液撞击的声音,亦可将听诊器膜型体件置于上腹部进行听诊

4. 重点内容提示

（1）腹腔内有大量游离液体时,如用手指叩击腹部,可感到液波震颤,或称波动感。腹腔积液量达 3000 mL 以上时才能查出液波震颤,不如移动性浊音敏感。此外,肥胖者可出现假阳性结果,应注意鉴别。

（2）在胃内有大量液体及气体存留时可出现振水音。正常人在餐后或饮进大量液体时可有上腹部振水音,但若在清晨空腹或餐后 6 h 以上仍有此音,则考虑有幽门梗阻或胃扩张的可能。

5. 能力检测

（1）腹腔积液量达到多少时,液波震颤检查阳性?

（2）清晨空腹患者出现振水音阳性提示什么?

三、腹部叩诊

（一）适应证与禁忌证

1. 适应证

（1）正常体格检查。

（2）肝脏叩诊、肝脏叩击痛检查适用于肝脏疾病患者。

（3）脾脏叩诊适用于脾脏疾病患者。

（4）肾区叩击痛检查适用于肾脏疾病患者。

（5）膀胱叩诊适用于了解有无尿潴留。

2. 禁忌证　无绝对禁忌证。

（二）准备

1. 物品及设备准备　检查床。检查环境安静、温暖,光线充足。

2. 检查者准备　着装整洁、仪表端庄、举止大方、语言文明,表现出良好的职业素养。戴帽子、口罩,清洗手部。站于被检者右侧,面对被检者,前臂应与其腹部表面在同一水平。检查时,态度和蔼,手掌温暖,动作轻柔。

3. 被检者准备 被检者取低枕仰卧位,两手平放于躯干两侧,两腿屈起并稍分开,张口缓慢做腹式呼吸运动,使腹肌松弛,保持舒适,避免紧张。充分暴露全腹部(从肋弓下缘、剑突至腹股沟韧带和耻骨联合),其余部位遮盖。暴露时间不宜过长,以免腹部受凉引起不适。

（三）步骤

操作步骤		具 体 内 容
全腹叩诊	直接叩诊法、间接叩诊法	先以直接叩诊法叩诊全腹一次,再以间接叩诊法叩诊全腹一次。一般从左下腹开始,沿逆时针方向。正常腹部叩诊大部分区域均为鼓音,只有肝、脾所在部位,增大的膀胱和子宫占据的部位,以及两侧腹部近腰肌处叩诊呈浊音或实音。肝、脾或其他实质性脏器极度增大,腹腔内肿瘤和大量腹腔积液时,鼓音范围缩小,病变部位可出现浊音或实音。当胃肠高度胀气、人工气腹和胃肠穿孔致气腹时,鼓音范围明显增大或出现于不应有鼓音的部位(如肝浊音界内)
肝脏叩诊	叩诊肝上界	叩诊肝上界时,一般都是沿右锁骨中线、右腋中线和右肩胛线自上而下叩诊,当清音转为浊音时,即为肝上界,此时尚有肺遮盖肝顶部,故又称肝脏相对浊音界;继续向下叩诊至由浊音转为实音,即为肝脏绝对浊音界,相当于肺下界。一般匀称体型的成年人的正常肝上界(相对浊音界)位于右锁骨中线第5肋间、右腋中线上第7肋间、右肩胛线上第10肋间。肝绝对浊音界的位置比相对浊音界低一肋骨
	叩诊肝下界	沿右锁骨中线自肝脏绝对浊音界继续向下叩诊,实音转为鼓音处即为肝下界。也可由腹部鼓音区沿右锁骨中线或正中线自脐水平向上叩诊,由鼓音转为浊音处即为肝下界
	肝脏叩击痛	检查者将左手手掌平放在被检者肝区,右手握拳锤击左手背,起初轻轻叩击,以后可渐加重,问被检者有无疼痛
脾脏叩诊	轻叩法	被检者取右侧卧位,于左侧腋中线自上而下轻叩诊,于第10肋间叩其宽度。正常脾脏于左腋中线第9~11肋间,其宽度为4~7 cm,前方不超过腋前线
移动性浊音	间接叩诊法	采用间接叩诊法。被检者取仰卧位,腹中部由于含气的肠管在液面浮起,叩诊呈鼓音,两侧腹部因腹腔积液积聚叩诊呈浊音。检查者由脐部开始向左侧叩诊,叩诊音由鼓音变为浊音后,板指固定不动,嘱被检者右侧卧,继续叩诊变为鼓音,表明浊音移动。为避免腹腔内脏器或包块移动造成移动性浊音的假象,可用同样方法向右叩诊,叩诊音变为浊音后,嘱被检者取左侧卧位,以确定浊音是否移动。这是发现有无腹腔积液的重要检查方法。临床上腹腔存在游离液体,且液体量超过1000 mL时,移动性浊音阳性(图2-9-8)。如果腹腔积液量少,若病情允许可让患者取肘膝位,使脐部处于最低点,叩诊脐部,如该处仰卧位时叩诊为鼓音,此时变为浊音,也提示腹腔积液存在

续表

操作步骤		具 体 内 容
肾区(肋脊角)叩击痛	间接叩诊法	检查时被检者取坐位或侧卧位,检查者用左手掌平放在其肋脊角处(肾区),右手握拳用由轻到中等的力量叩击左手背,问被检者有无疼痛
膀胱叩诊	间接叩诊法	膀胱叩诊通常在耻骨联合上方从上往下进行。膀胱空虚时,因耻骨上方肠管的存在,叩诊呈鼓音,叩不出膀胱的轮廓。当膀胱内有尿液充盈时,耻骨上方叩诊呈圆形浊音区

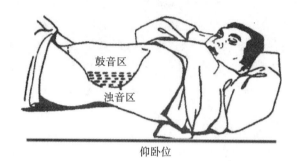

仰卧位

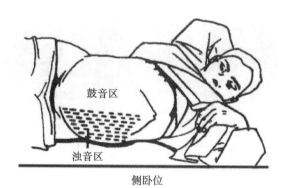

侧卧位

图 2-9-8 移动性浊音的叩诊

（四）重点内容提示

（1）肝脏是不含气体的实质性脏器,叩诊呈实音。

（2）肝下界因与结肠等重叠,叩诊定位不准确,多采用触诊。一般叩得的肝下界比触得的肝下缘高 2～3 cm。肝下界一般位于右肋缘下。

（3）肝上界至肝下界之间称肝浊音区,正常成人为 9～11 cm。瘦长体型者肝上、下界均可低一个肋间,矮胖体型者则可高一个肋间。肝浊音界异常的临床意义如下所示。

①肝浊音界扩大:肝癌,肝脓肿,肝炎,肝淤血和多囊肝。

②肝浊音界缩小:急性重型肝炎,急性肝坏死,肝硬化和胃肠胀气等。

③肝浊音界消失,代之以鼓音:由肝表面覆有气体所致,是急性胃肠穿孔的一个重要征象,也可见于腹部大手术后数日内、人工气腹后、间位结肠(结肠位于肝和横膈之间)、全内脏转位。

④肝浊音界上移:右肺纤维化,右下叶肺不张,气腹和鼓肠等。

⑤肝浊音界下移:慢性肺气肿,右侧张力性气胸等。

（4）肝区叩击痛对于诊断肝炎、肝脓肿或肝癌有一定的意义,肝脏叩诊时叩击力度应

Note

适当,不宜过轻或过重,叩诊右腋中线和右肩胛线时,可嘱被检者取左侧卧位。

（5）脾浊音界异常的临床意义。

①脾浊音界缩小或消失：左侧气胸、胃扩张、鼓肠等。

②脾浊音界扩大：脾大。

（6）下列情况易被误为腹腔积液,应注意鉴别。

①肠梗阻时肠管内有大量液体潴留,可因患者体位的变动而出现移动性浊音,但常伴有肠梗阻的征象。

②巨大的卵巢囊肿时,患者腹部叩诊也呈浊音,但与腹腔积液相反,仰卧位时,浊音区在腹中部,这是由于肠管被卵巢囊肿压挤至两侧腹部所致,且卵巢囊肿的浊音不呈移动性(图 2-9-9)。另外,采用尺压试验也可进一步鉴别,即当患者仰卧时,用一硬尺横置于腹壁上,检查者两手将尺下压,如为卵巢囊肿,则腹主动脉的搏动可经囊肿壁传到硬尺,使尺发生节奏性跳动;如为腹腔积液,则搏动不能被传导,硬尺无此种跳动。

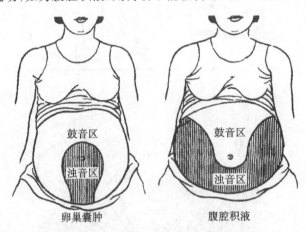

图 2-9-9　叩诊卵巢囊肿与腹腔积液的鉴别

（7）正常人无肾区(肋脊角)叩击痛,叩击痛阳性见于肾炎、肾盂肾炎、肾结石、肾结核、肾周炎。

（8）膀胱叩诊时,女性应注意与妊娠时增大的子宫、子宫肌瘤或卵巢囊肿等鉴别,此时该区叩诊也呈浊音。排尿或导尿后复查,如浊音转为鼓音,即为尿潴留所致膀胱胀大。腹腔积液时,耻骨上方叩诊也可有浊音区,但此区的弧形上缘凹向脐部,而膀胱胀大时浊音区的弧形上缘凸向脐部。

（五）能力检测

（1）腹腔积液量为多少时可出现移动性浊音阳性？

（2）患者腹腔积液量大于 1000 mL 时,移动性浊音叩诊阳性,如果腹腔积液量少,如何进行叩诊？

（3）肾区叩击痛阳性常见于哪些疾病？

四、腹部听诊

（一）适应证与禁忌证

1. 适应证

（1）正常体格检查。

（2）听诊肠鸣音适用于各种类型肠梗阻患者。

Note

（3）听诊血管杂音适用于动脉狭窄等患者。

（4）听诊摩擦音适用于脾周围炎、肝周围炎或胆囊炎等患者。

（5）听诊搔弹音适用于微量腹腔积液的测定。

2. 禁忌证　无绝对禁忌证。

（二）准备

1. 物品及设备准备　检查床、听诊器。检查环境安静、温暖，光线充足。

2. 检查者准备　着装整洁、仪表端庄、举止大方、语言文明，表现出良好的职业素养。戴帽子、口罩，清洗手部。站于被检者右侧。检查时态度和蔼，动作轻柔。

3. 被检者准备　被检者排空膀胱后取低枕仰卧位，两手平放于躯干两侧，两腿屈起并稍分开，张口缓慢做腹式呼吸运动，使腹肌松弛，保持舒适，避免紧张。充分暴露全腹部（从肋弓下缘、剑突至腹股沟韧带和耻骨联合），其余部位遮盖。暴露时间不宜过长，以免腹部受凉引起不适。

（三）步骤

操作步骤		具 体 内 容
肠鸣音	间接听诊法	肠蠕动时，肠管内气体和液体随之流动，产生的一种断断续续的咕噜声（或气过水声）称为肠鸣音。检查方法：将听诊器放于脐部附近，至少听诊 1 分钟，注意肠鸣音的次数、音调强度。正常情况下肠鸣音应为每分钟 4～5 次
血管杂音	动脉血管杂音	常在中腹部或腹部两侧，并有收缩期和舒张期的区别。在腹主动脉、肾动脉、髂动脉及股动脉等处听诊。①在中腹部的收缩期血管杂音（喷射性杂音）常提示腹主动脉瘤或腹主动脉狭窄。前者可触到该部位搏动的肿块，后者则搏动减弱，下肢血压低于上肢，严重者触不到足背动脉搏动。②在左、右上腹部的收缩期血管杂音提示肾动脉狭窄，可见于年轻的高血压患者。③在下腹部两侧的收缩期血管杂音提示髂动脉狭窄。④当左叶肝癌压迫肝动脉或腹主动脉时，可在肿瘤部位听到吹风样血管杂音或听到微弱的连续性血管杂音
	静脉血管杂音	连续性潺潺声，无收缩期和舒张期的区别。肝硬化门静脉高压症时在脐附近或剑突下可听到静脉的嗡鸣声。音低弱，压迫脾时加强。
摩擦音	间接听诊法	在脾梗死导致脾周围炎、肝周围炎或胆囊炎累及局部腹膜等情况下，可在深呼吸时，于各相应部位听到摩擦音，严重时可触及摩擦感。腹膜纤维渗出性炎症时，亦可在腹壁听到摩擦音
搔弹音	肝下缘的测定	被检者取仰卧位，两腿屈曲。检查者左手示、中指固定听诊器于剑突下，左手拇指按在右锁骨中线与肋缘交界处，右手掌面向上，示指和中指均匀用力弹击腹壁（由下向上）。当听到响亮而近耳的嘭嘭声时即为肝下界
	微量腹腔积液的测定	被检者取肘膝位，检查者将听诊器放在脐部，用手指轻弹腹壁并静听其声音。当声音突然变响时，此处即为腹腔积液的边缘。此法可检查出少至 120 mL 的游离腹腔积液

Note

（四）重点内容提示

（1）腹部听诊应在腹壁上全面听诊各区，尤其注意上腹部、中腹部、腹部两侧及肝、脾各区。听诊内容主要有肠鸣音、血管杂音、摩擦音和搔弹音，妊娠5个月以上的妇女还可在脐下方听到胎儿心音（130～160次/分）等。

（2）肠鸣音异常可见以下情况。

①肠鸣音活跃：每分钟10次以上，音调不高亢，见于饥饿状态、急性胃肠炎、服用泻剂或胃肠道大出血。

②肠鸣音亢进：次数多，音响亮，音调高亢甚至呈金属调，见于机械性肠梗阻。

③肠鸣音减弱：明显减少，数分钟一次，音较弱，见于急性腹膜炎、低血钾。

④肠鸣音消失：持续3～5分钟未听到，见于急性腹膜炎、电解质紊乱或严重脓毒血症所致的麻痹性肠梗阻。

（3）正常人腹部无血管杂音，腹部听到血管杂音提示该处存在疾病。动脉性血管杂音常在腹中线或腹部一侧，分收缩期及舒张期；静脉性血管杂音常在脐周或上腹部，为连续性嗡鸣音。

（4）搔弹音的原理是实质性脏器对声音的传导优于空腔脏器，可用于确定肝脏边缘和微量腹腔积液。

（五）能力检测

（1）什么是肠鸣音活跃？临床意义如何？

（2）什么是肠鸣音亢进？临床意义如何？

（3）什么是肠鸣音减弱？临床意义如何？

（4）什么是肠鸣音消失？临床意义如何？

（5）如何区别动脉性和静脉性血管杂音？

（6）在腹部中线听到血管杂音要考虑什么？如何进一步检查？

（杨笑怡）

第十节　脊　柱　检　查

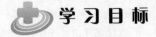 学 习 目 标

1. 掌握：脊柱特殊检查的检查方法及临床意义。
2. 熟悉：脊柱各段的解剖结构特点。
3. 具有对脊柱进行正确的物理体格检查的能力。

一、适应证与禁忌证

（一）适应证

（1）正常体格检查。

（2）脊柱先天性疾病、退行性疾病、外伤、肿瘤及炎症的检查。

（二）禁忌证

无绝对禁忌证。

二、准备

（一）物品及设备准备

（1）度量用具：皮尺、关节量角器、角度测量器、垂线（用一长线，下系重锤）。

（2）神经检查用具：叩诊锤、棉签、大头针、音叉、冷热水玻璃管、皮肤标记笔。

（二）检查者准备

（1）着装整洁、仪表端庄、举止大方、语言文明，表现出良好的职业素养。

（2）洗手（普通肥皂洗手）。

（三）被检者准备

被检者两足并拢站立，两下肢直立，两手自然下垂，两眼平视，下颌内收，充分暴露脊柱及骨盆。

三、步骤

操作步骤		具体内容
视诊	识别脊柱的体表定位	第 7 颈椎棘突最长、无分叉，在体表最隆起，常为计数椎骨序数的标志；第 3 胸椎棘突与肩胛冈内侧端平齐（图 2-10-1）；第 7 胸椎棘突与肩胛骨下角平齐（图 2-10-1）；第 4 腰椎棘突（或棘间）与髂嵴最高点平齐（图 2-10-2）；第 2 骶椎棘突与髂后上棘平齐；第 3 骶椎棘突与髂后下棘平齐
	观察脊柱的生理性弯曲是否正常	正常人脊柱有四个前后方向的弯曲，即颈椎段稍向前凸、胸椎段稍向后凸、腰椎段明显向前凸、骶椎段则明显向后凸，类似"S"形（图 2-10-3）。常见的生理性弯曲异常有佝偻病、结核病、强直性脊柱炎、脊柱退行性疾病及脊柱压缩性骨折等导致的胸腰段生理性后凸增大，以及晚期妊娠、大量腹腔积液、腰椎滑脱、先天性髋关节发育不良等导致的腰椎生理性前凸增大
	观察脊柱是否存在侧凸畸形	从背面观察其两肩是否对称，两肩胛骨下角连线与两髂嵴最高点连线是否平行，自枕骨粗隆或第 7 颈椎棘突向地面做垂直线是否通过臀沟正中，且各棘突是否在此线上，如出现异常说明脊柱存在侧弯
触诊	棘突、棘旁压痛	嘱被检者取端坐位，身体稍向前倾。以第 7 颈椎棘突为骨性标志，计数病变椎体位置，检查者以右手拇指自上而下逐个按压脊椎棘突及椎旁肌肉，观察有无疼痛。正常情况下脊椎棘突及椎旁肌肉均无压痛。某部位压痛多提示其相应的脊椎或肌肉有病变，如脊椎结核、椎间盘脱出、脊椎外伤或骨折等。若椎旁肌肉有压痛常为腰背肌纤维炎或劳损所致

续表

操作步骤		具 体 内 容
叩诊	直接叩诊法	检查者用手指或叩诊锤直接叩击各椎体的棘突。主要用于胸椎与腰椎的检查
	间接叩诊法	嘱被检者取坐位,检查者将左手掌面置于被检者头顶部,右手半握拳用小鱼际叩击左手背,观察被检者有无疼痛
脊柱活动度	颈椎活动度	被检者取坐位或站立位,头居正中,两眼平视前方。嘱其做颈椎的前屈、后伸、左右侧屈及旋转运动,并用角度测量器记录运动范围(选择中立位零度法记录)。如颈椎前屈40°,后伸40°,应记录为颈椎屈伸:40°—0—40°。脊柱颈椎段活动受限常见于:①颈部肌纤维炎及颈肌韧带劳损;②颈椎增生性关节炎;③结核或肿瘤浸润使颈椎骨质破坏;④颈椎外伤、骨折或关节脱位
	腰椎活动度	嘱被检者取标准的立正姿势,然后依次进行前屈、后伸、左右侧屈及旋转运动的检查,并用角度测量器记录运动范围(选择中立位零度法记录)。需注意,在运动中两足不准移动,两膝不可屈曲,骨盆不可左右旋转。脊柱腰椎段活动受限常见于:①腰肌纤维炎及腰肌韧带劳损;②腰椎增生性关节炎;③椎间盘脱出,可使腰椎段各方向的运动均受限;④结核或肿瘤浸润使腰椎骨质破坏;⑤腰椎骨折或关节脱位,多发生于外伤后。检查时应注意询问病史,观察局部有无肿胀或变形等
脊柱特殊检查	前屈旋颈试验	先令被检者头颈部前屈,再嘱其做左右旋转活动,若颈椎处出现疼痛即为阳性,提示颈椎骨关节病变,表明颈椎小关节有退行性变
	臂丛神经牵拉试验	检查者一手扶被检者患侧颈部,另一手握患侧腕部,向相反方向牵拉。此时臂丛神经被牵张,刺激已受压的神经根而出现放射痛、麻木感,为阳性,见于神经根型颈椎病
	椎间孔挤压试验(击顶试验)	被检者端坐,头后仰并偏向患侧,检查者用手掌在其头顶加压,被检者出现颈痛并向患侧手臂放射为阳性,见于神经根型颈椎病
	椎间孔分离试验(引颈试验)	被检者端坐,检查者两手分别托住其下颌,并以胸或腹部抵住其枕部,逐渐向上牵引颈椎,以逐渐扩大椎间孔。如被检者上肢麻木、疼痛等症状减轻或颈部出现轻松感则为阳性。阳性提示为神经根型颈椎病
	拾物试验	嘱被检者于地上拾物,被检者屈膝屈髋而不弯腰为阳性,常见于下胸椎及腰椎结核
	直腿抬高试验及加强试验	被检者仰卧,两腿伸直,检查者一手压患膝,一手托足跟,抬高下肢,如下肢出现放射性疼痛、麻木症状为直腿抬高试验阳性,一般于30°～70°出现症状才有意义,常提示腰椎间盘突出症或梨状肌综合征。在患肢出现症状后略放低患肢至疼痛刚好消失,检查者保持被检者膝关节伸直,快速背伸其踝关节,再次诱发患肢放射性疼痛、麻木症状为直腿抬高加强试验阳性,意义同前

续表

操作步骤		具 体 内 容
脊柱特殊检查	股神经牵拉试验	被检者俯卧、屈膝,检查者将其小腿上提或尽力屈膝,出现大腿前侧放射性疼痛、麻木症状为阳性,常见于高位腰椎间盘突出症
	托马斯征(Thomas sign)检查	被检者仰卧,两下肢伸直,则腰部前凸;屈曲健侧髋关节,迫使脊柱代偿性前凸消失,则患侧下肢被迫屈髋、屈膝。常见于:①腰部疾病,如腰椎结核、腰大肌流注脓肿、化脓性髂腰肌炎等;②髋关节疾病,如髋关节结核、髋关节增生性关节炎和骨性强直等

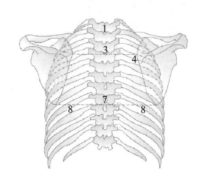

图 2-10-1 胸椎的棘突定位

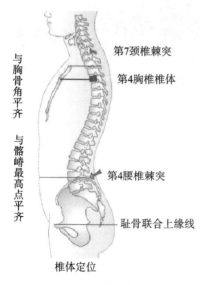

图 2-10-2 腰椎的棘突定位

图 2-10-3 脊柱的正常生理弯曲

四、能力检测

(1)计数椎体的体表标志有哪些?

(2)脊柱的生理性弯曲有几个?

(3)脊柱常见的特殊检查有哪些?

(张 娜)

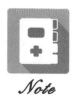

Note

第十一节　四肢、关节检查

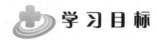 学习目标

1. 掌握：四肢、关节的检查方法及临床意义。
2. 熟悉：识别四肢、关节的解剖结构特点。
3. 了解：四肢、关节特殊的检查方法及临床意义。

一、适应证与禁忌证

1. 适应证

（1）正常体格检查。

（2）四肢、关节的先天性疾病、退行性疾病、外伤、肿瘤及炎症的检查。

2. 禁忌证　无绝对禁忌证。

二、准备

1. 物品及设备准备　皮尺、关节量角器、角度测量器、垂线（用一长线，下系重锤）。

2. 检查者准备

（1）着装整洁、仪表端庄、举止大方、语言文明，表现出良好的职业素养。

（2）洗手（普通肥皂洗手）。

3. 被检者准备

（1）检查时被检者肢体处于中立位，充分暴露检查部位。

（2）各关节的中立位。

①肩关节：上肢自然下垂，靠近躯干，亦可为上臂贴近胸壁，屈肘 90°，前臂伸向前方。

②肘关节：肘关节伸直成一条直线。

③腕关节：手掌向下，手与前臂成一直线。

④手指：拇指伸直并列于示指，示、中、环、小指为伸直位。

⑤髋关节：被检者取仰卧位，腰椎不要过分前凸（离床不超过 2 cm），两侧髂前上棘与耻骨联合在同一水平线上，下肢自然伸直且垂直于两侧髂前上棘连线，髌骨向上。

⑥膝关节：大腿与小腿成一直线或坐位屈膝 90°，脚趾向前。

⑦踝关节：足纵轴与小腿成 90°角。

⑧足：脚尖向前方，足趾与足底在同一水平面。

Note

三、步骤

（一）肩关节与肩锁部

操作步骤	具体内容
视诊	检查内容：注意两肩胛是否等高、对称，肩部是否钝圆，"S"形锁骨形态是否正常
	临床意义："方肩"提示肩部肌肉萎缩、肩关节脱位、腋神经麻痹等；"翼状肩"提示前锯肌瘫痪
触诊	临床意义：结节间沟处压痛，提示肱二头肌长头肌腱鞘炎；大结节的顶点部压痛，提示冈上肌肌腱损伤；肩峰下方稍内侧压痛，提示肩峰下滑囊炎
叩诊	检查方法：被检者屈肘，检查者握拳自肘部沿肱骨长轴向上叩击
	临床意义：若肱骨干或肩关节疼痛，提示肱骨干及肩关节病变
动诊及量诊	检查方法：嘱被检者做自主运动，或检查者固定被检者肩胛骨，嘱其用另一手持前臂进行多个方向的活动，观察并记录肩关节的活动范围
	正常范围：肩关节前屈 $70°\sim90°$，后伸 $40°$，外展 $80°\sim90°$，内收 $20°\sim40°$，上举 $170°\sim190°$，外旋 $45°\sim60°$，内旋 $45°\sim70°$
	临床意义：肩关节周围炎时，关节各方向的活动均受限；冈上肌肌腱炎时肩关节外展达 $60°$ 时感疼痛，超过 $120°$ 时则消失，这个活动范围称疼痛弧
特殊检查	杜加斯（Dugas）征检查：嘱被检者屈曲患侧肘关节，用患侧的手搭至对侧肩部，肘关节能贴近胸壁即为正常，否则为阳性，提示肩关节脱位。杜加斯征阳性可有三种情况：①当手搭对侧肩部时，肘关节不能靠近胸壁；②当肘关节靠近胸壁时，手不能搭在对侧肩部；③手搭肩和肘靠胸均不可能
	肱二头肌长头肌紧张试验：嘱被检者屈曲肘关节，前臂外旋，给予前臂阻力后使之屈曲，若结节间沟区引发疼痛，提示肱二头肌长头肌肌腱炎

（二）肘关节

操作步骤	具体内容
视诊	检查内容：注意肘部有无肿块，有无内、外翻畸形等
触诊	临床意义：肱骨外上髁局限压痛常见于肱骨外上髁炎，多见于网球运动员，故又称网球肘
动诊及量诊	正常范围：肘关节屈曲 $135°\sim150°$，后伸 $10°$
特殊检查	肘后三角与肘后直线：将肘关节伸直，正常时，肱骨内、外上髁与尺骨鹰嘴在一条直线上；当屈曲肘关节时，上述三点成一等腰三角形。若三者关系改变，提示肘关节脱位
	伸肌腱牵拉试验：嘱被检者伸直患侧肘关节，前臂旋前，检查者将患侧腕关节屈曲，若被检者肱骨外上髁区疼痛，则为阳性，提示肱骨外上髁炎

（三）腕关节与手部

操作步骤	具 体 内 容
视诊	检查内容：腕及手部有无包块、有无畸形
	临床意义："餐叉"样畸形提示 Colles 骨折；垂腕提示桡神经损伤；爪状手提示尺神经损伤；平手提示正中神经损伤；猿手提示正中神经合并尺神经损伤；此外有并指、多指、锤状指、纽扣指及鹅颈畸形等。鼻烟壶消失提示舟状骨骨折；个别指骨梭形肿胀提示骨结核或内生软骨瘤；双手多发、对称的关节梭形肿胀提示类风湿性关节炎
触诊	检查方法及临床意义：嘱被检者手握拳，桡偏位，沿掌骨纵轴方向叩击第 3 掌骨，如有震痛，提示舟状骨骨折；使腕部尺偏位，沿掌骨纵轴方向叩击第 4 掌骨，如有震痛，提示月状骨骨折。中指轴向压痛，提示月状骨坏死
动诊及量诊	正常范围：腕关节掌屈可达到 50°～60°，背伸 35°～60°，桡偏 25°～30°，尺偏 30°～40°。掌指关节掌屈可达到 90°，背伸 30°，近节之间关节屈曲 90°，远节之间关节屈曲 60°，拇指掌指关节内收 45°，外展 40°
特殊检查	握拳尺偏试验（Finkelstein 征）：嘱被检者握拳（拇指埋于拳内），使腕部尺偏，若桡骨茎突处出现疼痛为阳性，提示桡骨茎突狭窄性腱鞘炎
	腕关节尺侧挤压试验：嘱被检者腕关节置于中立位，检查者将其尺偏并挤压，若下尺桡关节处疼痛为阳性，提示三角软骨盘损伤、尺骨茎突骨折

（四）髋关节

操作步骤	具 体 内 容
视诊	检查内容：有无畸形、肿胀、窦道、瘢痕，姿势是否正确，步态是否稳定，速度是否均匀
	临床意义：臀部后凸，行走呈鸭步，见于先天性髋关节脱位；剪刀步见于脑性瘫痪；股骨颈骨折者患肢外旋畸形；臀部异常骨隆起可能为髋关节后脱位；耻骨或闭孔部异常骨隆起可能为髋关节前脱位
触诊	临床意义：腹股沟中点处及臀部压痛、髋关节轴向叩击痛，多提示髋关节病变；大转子处浅压痛，多提示大转子滑囊炎
动诊及量诊	正常范围：髋关节屈曲 130°～140°，后伸 10°，外展 30°～45°，内收 20°～30°。伸髋位，内旋 40°～50°，外旋 30°～40°；屈髋位，内旋 30°～40°，外旋 40°～50°
特殊检查	轴向叩击试验：伸髋，伸膝，叩击足跟引发髋部疼痛为阳性，提示关节面破坏
	屈氏试验：嘱被检者裸露双臀部，两下肢交替持重和抬高，注意观察骨盆的动作，抬腿侧骨盆不上升反而下降为阳性，阳性提示：①持重侧不稳定，臀中肌、臀小肌麻痹和松弛，如小儿麻痹后遗症；②骨盆与股骨之间的支持性不稳定，如先天性髋关节脱位、股骨颈骨折
	Allis 征检查：被检者仰卧，屈髋屈膝，两足平放于床面，两膝不等高为阳性，多见于先天性髋关节脱位，低侧一般为脱位侧
	望远镜试验（Dupuytren 征）：被检者仰卧，检查者一手握膝，一手固定骨盆，上下推动股骨干，若察觉有抽动和音响即为阳性，提示小儿先天性髋关节脱位

续表

操作步骤	具 体 内 容
特殊检查	髂胫束紧张试验(Ober 征):被检者取健侧卧位,健侧屈髋、屈膝,检查者一手固定骨盆,另一手握踝,屈患髋、膝达 90°,外展并伸直患膝,大腿不能自然下落,并可于大腿外侧触及索条样物或患侧主动内收,足尖不能触及创面,为阳性,提示髂胫束挛缩
	Ortolani 征检查:小儿仰卧,髋、膝关节屈曲 90°,两髋外展,患侧膝关节不能接触床面,若检查者给予适当外展力,则先有一滑动声响,患侧膝关节便能接触床面,多提示先天性髋关节脱位
	髂股三角(Bryant 三角)检查:被检者仰卧,自髂前上棘向床面做垂线,测大转子顶端与此垂线的最短距离。两侧应相等,若缩短,提示股骨头脱位或股骨颈骨折
	髂坐线(Nelaton 线)检查:被检者侧卧,髂前上棘到坐骨结节的连线正通过大转子的最高点,否则为阳性,提示髋关节脱位或股骨颈骨折

(五)膝关节

操作步骤	具 体 内 容
视诊	检查内容:有无皮肤色斑、瘢痕、窦道、肿胀,有无内、外翻畸形,有无屈曲挛缩畸形
触诊	临床意义:膝关节表面软组织较少,压痛点的位置往往就是病症的位置
动诊及量诊	正常范围:膝关节屈曲可达 130°~140°。伸展 5°~10°。在半屈曲位时,尚可做轻度旋转运动
特殊检查	髌骨摩擦试验(Soto-Holl 征):被检者仰卧,伸膝,检查者一手按压髌骨,使其在股骨髌关节面上下活动,引发疼痛为阳性,多见于髌骨软骨软化症
	浮髌试验:被检者仰卧,伸膝,放松股四头肌,检查者一手虎口对着髌上囊,压迫膝部,将膝关节内液体挤入髌骨下,另一手轻压髌骨后快速松开,可感觉到髌骨浮起,则为阳性,提示关节内大量积液(图 2-11-1)
	回旋挤压试验:被检者仰卧,检查者一手拇指及其余四指分别按住膝内、外侧,另一手握住足跟极度屈膝,屈伸过程中小腿内收、外旋有弹响或合并疼痛,提示内侧半月板损伤,或小腿外展、内旋有弹响或合并疼痛,提示外侧半月板病变
	研磨试验:被检者俯卧,膝关节屈曲 90°,检查者将小腿用力下压,并做内旋、外旋运动,使股骨与胫骨之间发生摩擦,若旋转时发生疼痛,提示半月板损伤;此后再上提小腿,并做内旋、外旋运动,若引起疼痛,提示副韧带损伤
	侧方应力试验:被检者仰卧,伸膝,检查者一手握小腿,另一手扶膝,将膝关节内推或外推施加应力,若膝部外侧或内侧出现疼痛,分别提示外侧或内侧副韧带损伤
	抽屉试验:被检者仰卧,屈膝,检查者两手握住小腿近端,向后施压,胫骨后移,则提示后交叉韧带损伤;向前施压,胫骨前移,则提示前交叉韧带损伤,须与健侧对比
	蹲走试验:嘱被检者下蹲,朝不同方向走鸭步,若膝关节后方出现疼痛或弹响,为阳性,提示半月板后角损伤

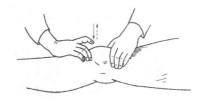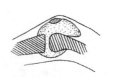

图 2-11-1　浮髌试验

（六）踝关节和足部

操作步骤	具体内容
视诊	检查内容：有无畸形（如足内外翻、扁平足、马蹄足等）、肿块、瘢痕、跛行、肌肉萎缩等
触诊	临床意义：足踝部软组织较薄，局部压痛点往往提示病症部位。压痛点在跟腱上，可能提示跟腱本身或腱旁组织病变；在跟腱止点处，可能是跟腱滑囊炎；在跟腱后下方，可能是 Sever 病
动诊及量诊	正常范围：踝关节背屈可达 20°～30°，跖屈 40°～50°；足外翻 30°～35°，内翻 30°，外展 25°，内收 25°。跖趾关节背屈可达 45°，跖屈 30°～40°
特殊检查	前足横向挤压试验：检查者两手自前足两侧挤压，前足出现疼痛为阳性，提示跖骨骨折、跖间肌损伤等
	捏小腿三头肌试验：被检查者俯卧，检查者以手捏其小腿三头肌肌腹，踝跖屈为正常；反之，提示跟腱断裂

（七）四肢、关节外骨折与软组织损伤检查

操作步骤	具体内容
视诊	有无肿胀、皮下淤斑、成角畸形、反常活动
触诊	有无压痛、叩击痛以及肢体功能障碍
动诊	有无反常活动、骨摩擦音及骨摩擦感

四、能力检测

（1）肩关节脱位时典型的表现及特殊检查有哪些？

（2）什么叫疼痛弧？见于哪种疾病？

（3）肘后三角及肘后直线的临床意义有哪些？

（4）髋关节的常见特殊检查有哪些？

（5）膝关节的特殊检查有哪些？

（张　娜）

第十二节　神经检查

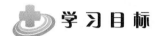

学习目标

1. 掌握：深反射的检查方法。
2. 熟悉：不同深反射的反射中枢。
3. 了解：深反射检查包含的内容。

一、深反射检查

（一）适应证与禁忌证

1. 适应证

（1）正常深反射的检查。

（2）异常深反射的检查。

2. 禁忌证　无绝对禁忌证。

（二）准备

1. 物品及设备准备　叩诊锤 1 个。

2. 检查者准备

（1）着装整洁、仪表端庄、举止大方、语言文明，表现出良好的职业素养。

（2）洗手（普通肥皂洗手）。

3. 被检者准备　嘱被检者取仰卧位或坐位，向被检者及家属告知进行该项操作的目的和方法，消除被检者紧张情绪，取得合作。

（三）步骤

操作步骤	具体内容
肱二头肌腱反射	检查方法：将被检者上肢半屈，检查者一手拇指置于其肱二头肌肌腱上，用叩诊锤叩击该拇指（图 2-12-1）
	正常表现：前臂做屈曲动作，检查者可感觉到肱二头肌肌腱的收缩
	反射中枢：颈髓 5～6 节段
肱三头肌腱反射	检查方法：被检者前臂稍屈曲，检查者用叩诊锤叩击鹰嘴突上方 2 cm 处的肱三头肌肌腱（图 2-12-2）
	正常表现：前臂做伸直运动
	反射中枢：颈髓 7～8 节段
桡骨膜反射	检查方法：被检者肘关节半屈曲，前臂略外旋，检查者叩击其桡骨远端（图 2-12-3）
	正常表现：前臂旋前和屈肘
	反射中枢：颈髓 5～8 节段

Note

续表

操作步骤	具 体 内 容
膝腱反射	检查方法:被检者取坐位或仰卧位,髋、膝关节屈曲,放松小腿自然撑立或悬垂,检查者站在其右侧(对卧位者左手自腘窝处轻托下肢),右手持叩诊锤适当用力叩击髌骨下方股四头肌肌腱(图 2-12-4)
	正常表现:小腿伸展
	反射中枢:腰髓 2～4 节段
跟腱反射	检查方法:被检者仰卧屈髋屈膝,下肢外展外旋,检查者站在其右侧,左手扶推足跖部使足稍背屈,右手持叩诊锤叩击跟腱(图 2-12-5)
	正常表现:足向跖面屈曲
	反射中枢:骶髓 1～2 节段
髌阵挛	检查方法:被检者仰卧,伸直下肢,检查者用手将其髌骨迅速由上向下推动,并维持推力数秒(图 2-12-6)
	阳性表现:髌骨出现节律性往复挛缩运动
	临床意义:见于锥体束损害
踝阵挛	检查方法:检查者左手托起被检者腘窝,右手握其足,做骤然向上足背屈动作,并维持足背屈(图 2-12-7)
	阳性表现:踝关节出现节律性屈伸动作
	临床意义:见于锥体束损害

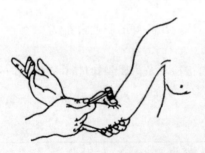

图 2-12-1　肱二头肌腱反射检查

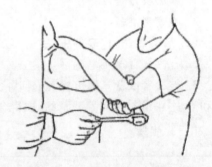

图 2-12-2　肱三头肌腱反射检查

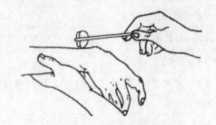

图 2-12-3　桡骨膜反射检查

(四)重点内容提示

(1)检查时被检者要合作,肢体应放松。

(2)检查时叩击力量要均等,注意两侧对比进行。

(3)反射活动的强弱存在个体差异,两侧不对称或两侧明显改变对定位诊断有重要

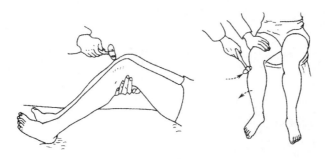

图 2-12-4　膝腱反射检查

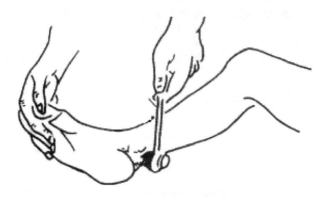

图 2-12-5　跟腱反射检查

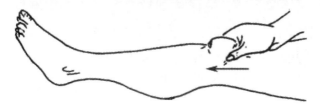

图 2-12-6　髌阵挛检查

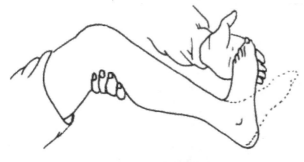

图 2-12-7　踝阵挛检查

意义。

（五）能力检测

（1）各种深反射的反射中枢在哪？

（2）深反射程度分几级？

（3）异常深反射的临床意义有哪些？

二、浅反射检查

（一）适应证与禁忌证

1. 适应证

（1）正常浅反射的检查。

（2）异常浅反射的检查。

2. 禁忌证　无绝对禁忌证。

（二）准备

1. 物品及设备准备　湿棉絮、叩诊锤1个或钝头竹签1根。

2. 检查者准备

（1）着装整洁、仪表端庄、举止大方、语言文明，表现出良好的职业素养。

（2）洗手（普通肥皂洗手）。

3. 被检者准备　嘱被检者取仰卧位或坐位，向被检者及家属告知进行该项操作的目的和方法，消除被检者紧张情绪，取得合作。

（三）步骤

操作步骤	具 体 内 容
角膜反射	检查方法：被检者取仰卧位或坐位，自然睁开眼睑，检查者站其右侧或相对而坐（对昏迷者用拇指拨开上眼睑），一手持湿棉絮从侧方轻触同侧角膜外缘，观察眼睑闭合情况
	正常表现： （1）直接反射：棉絮刺激后，该侧眼睑迅速闭合 （2）间接反射：棉絮刺激后，对侧眼睑迅速闭合
	反射中枢：脑桥
腹壁反射	检查方法：用钝头竹签或叩诊锤柄尖端依顺序在肋缘下腹壁、平脐腹壁、腹股沟上内方位腹壁迅速由外向内划触皮肤，左、右侧分别进行（图2-12-8）
	正常表现：受刺激部位腹壁肌肉收缩
	反射中枢：上、中、下腹壁反射中枢分别位于胸髓7～8节段、9～10节段、11～12节段
提睾反射	检查方法：用钝头竹签轻划大腿内侧近阴囊处皮肤（图2-12-8）
	正常表现：同侧睾丸向上提缩
	反射中枢：腰髓1～2节段
肛门反射	检查方法：用钝头竹签轻划肛门周围皮肤
	正常表现：肛门外括约肌收缩
	反射中枢：骶髓4～5节段
跖反射	检查方法：用钝头竹签轻划足底外侧，由足跟向前划至小趾的跖趾关节处转向蹬趾侧
	正常表现：足跖屈曲（即Babinski征阴性）
	反射中枢：骶髓1～2节段

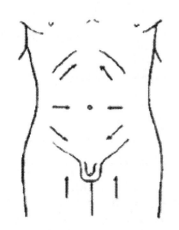

图 2-12-8 腹壁反射与提睾反射检查方向

（四）重点内容提示

（1）检查时被检者要合作，肢体应放松。

（2）检查时注意两侧对比进行。

（3）反射活动的强弱存在个体差异，两侧不对称或两侧明显改变对定位诊断有重要意义。

（五）能力检测

（1）各种浅反射的传导通路是什么？

（2）各种浅反射消失的临床意义是什么？

（张　娜）

第十三节　脑膜刺激征检查

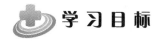

1. 掌握：脑膜刺激征的检查方法。

2. 熟悉：脑膜刺激征的阳性表现。

3. 了解：脑膜刺激征的检查内容。

一、适应证与禁忌证

1. 适应证　疑有脑膜刺激征者。

2. 禁忌证　无绝对禁忌证。

二、准备

1. 物品及设备准备　无需特殊设备。

2. 检查者准备

（1）着装整洁、仪表端庄、举止大方、语言文明,表现出良好的职业素养。

（2）洗手（普通肥皂洗手）。

3. 被检者准备　嘱被检者取仰卧位,向被检者及家属告知进行该项操作的目的和方法,消除被检者紧张情绪,取得合作。

三、步骤

操作步骤	具 体 内 容		
颈项强直检查	检查方法:被检者去枕仰卧,两腿伸直,检查者站其右侧,左手托扶被检者枕后,右手平放在其胸骨上部,适当用力托头屈颈使下颏触及胸骨柄方向		
	阳性表现:有抵抗感或不能前屈并有痛苦表情		
	临床意义:见于脑膜炎、蛛网膜下腔出血或颅内高压		
凯尔尼格征（Kernig 征）检查	检查方法:被检者去枕仰卧,伸直下肢,检查者站其右侧,用两手分别托扶被检者膝关节上前方和踝后,抬肢屈其膝、髋关节成直角后,两手反向用力抬高小腿,尽量使膝关节伸直（图 2-13-1）		
	阳性表现:被动伸膝关节过程中,在 135° 以内出现抵抗或沿坐骨神经发生疼痛		
	临床意义:同颈项强直		
布鲁津斯基征（Brudzinski 征）检查	检查方法（3 种）	颈征:被检者去枕仰卧,两下肢伸直,检查者站其右侧,左手托被检者枕部,右手平放在其胸前,适当反向用力使头部前屈 阳性表现:两侧膝、髋关节反射性屈曲（图 2-13-2）	
		腿征:体位同上,将被检者一下肢屈曲推向腹部 阳性表现:另一下肢也自动屈曲	
		耻骨征:体位同上,按压或叩击被检者耻骨联合 阳性表现:两下肢屈曲	
	临床意义:同颈项强直		

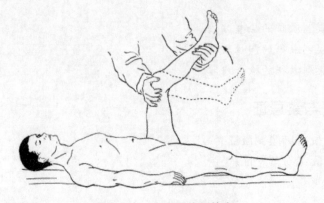

图 2-13-1　凯尔尼格征检查

Note

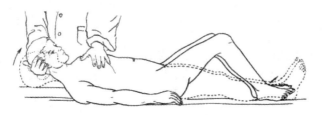

图 2-13-2 布鲁津斯基征检查

四、重点内容提示

1. 颈项强直检查

（1）体位：去枕仰卧位。

（2）操作中需判断颈部有无抵抗感，同时应注意被检者面部有无痛苦表情。

2. 凯尔尼格征（Kernig 征）检查

（1）体位：去枕仰卧位。

（2）操作中尽量抬高小腿，使膝关节伸直。

3. 布鲁津斯基征（Brudzinski 征）检查

（1）体位：去枕仰卧位。

（2）检查方法有 3 种，注意观察的部位。

4. 操作中关键点提示

（1）检查时被检者要合作，肢体应放松。

（2）颈椎病、颈椎结核、骨折、脱位、肌肉损伤等也可出现颈项强直，检查时应注意鉴别。

五、能力检测

（1）脑膜刺激征检查包括哪几项？

（2）Kernig 征与 Lasegue 征（直腿抬高试验）检查时有什么不同？

（3）脑膜被激惹时是伸肌还是屈肌最易受刺激？

（4）颈项强直见于哪些疾病？

（张　娜）

第十四节　病理反射检查

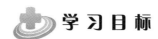

学 习 目 标

1. 掌握：病理反射的检查方法。

2. 熟悉：病理反射的阳性表现。

3. 了解：病理反射的检查内容。

一、适应证与禁忌证

1. 适应证 需要进行病理反射检查的患者。

2. 禁忌证 无绝对禁忌证。

二、准备

1. 物品及设备准备 叩诊锤或棉签杆。

2. 检查者准备

（1）着装整洁、仪表端庄、举止大方、语言文明，表现出良好的职业素养。

（2）洗手（普通肥皂洗手）。

3. 被检者准备 嘱被检者取仰卧位或坐位，向被检者及家属告知进行该项操作的目的和方法，消除被检者紧张情绪，取得合作。

三、步骤

操作步骤	具体内容
巴宾斯基征（Babinski 征）检查	检查方法：被检者取仰卧位，下肢伸直，检查者站于右侧，左手托扶踝部，右手持钝竹签，从足底外侧向前轻划至小趾跟部再转向内侧（图 2-14-1）
	阳性表现：蹞趾缓缓背伸，其余四趾呈扇形散开
	临床意义：该征阳性是锥体束损害的重要体征之一
奥本海姆征（Oppenheim 征）检查	检查方法：被检者仰卧，下肢可伸直或屈曲分立，检查者用拇指、示指沿胫骨嵴前缘两侧用力由上向下捏压推滑（图 2-14-2）
	阳性表现及临床意义：同巴宾斯基征
查多克征（Chaddock 征）检查	检查方法：检查者用钝尖物在被检者外踝下方沿足背外侧从后向前划（图 2-14-3）
	阳性表现及临床意义：同巴宾斯基征
戈登征（Gordon 征）检查	检查方法：检查者用一手握于腓肠肌部位，拇指和其他四指分开适度用力捏压腓肠肌（图 2-14-4）
	阳性表现及临床意义：同巴宾斯基征
霍夫曼征（Hoffmann 征）检查	检查方法：检查者左手握住被检者的腕关节，右手示指和中指夹住被检者的中指，用拇指迅速刮弹中指指甲
	阳性表现：被检者拇指屈曲内收，其余四指有屈曲动作（图 2-14-5）
	临床意义：此征为上肢锥体束征，见于颈髓第 4 节段以上的锥体束病变

四、重点内容提示

（1）检查时被检者要合作，肢体应放松。

（2）检查对侧病理反射，同时进行其他体征检查，如运动和感觉等。

（3）在所有病理反射中，巴宾斯基征是检查锥体束损害最可靠的指征。

（4）霍夫曼征可见于正常人，如两侧均出现而不伴任何神经系统症状和体征，则无定位意义。

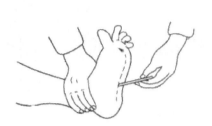

图 2-14-1　巴宾斯基征检查

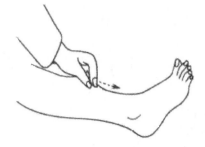

图 2-14-2　奥本海姆征检查

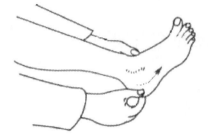

图 2-14-3　查多克征检查

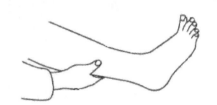

图 2-14-4　戈登征检查

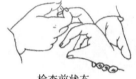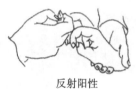

检查前状态　　　　　　　　反射阳性

图 2-14-5　霍夫曼征检查

五、能力检测

（1）病理反射阳性的临床意义有哪些？

（2）正常人能否出现巴宾斯基征阳性？

（张　娜）

第三章 外科手术基本技能

第一节 常用手术器械介绍及使用

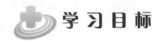

学习目标

1. 掌握:常用手术器械的名称和正确的使用方法。
2. 熟悉:常用手术器械的用途。
3. 了解:不同类型手术器械的结构特点和用途区别。

一、手术刀及其使用

(一)用途简介

手术刀分为刀片和刀柄两个部分。根据不同手术需要,刀柄与刀片有多种型号。最常用的刀片(10 号、20 号、21 号、22 号)为肋状背缘及圆突的刀刃。刀柄末端刻有号码,一般根据其长短及大小来分型。一种型号的刀柄可以安装几种不同型号的刀片,如 3 号刀柄用于安装小型刀片;4 号刀柄可安装 20 号以上的较大刀片。此外,细长的 7 号及 9 号刀柄,其前端与 3 号刀柄等大,可安装同类型刀片。

手术刀主要用于切割和锐性分离组织,刀柄也可以用作钝性分离。

(二)使用方法

使用方法		具体内容
手术刀片更换		安装刀片时,用持针器夹持刀片前端背部,将刀片的缺口对准刀柄前部两侧的槽沟,仔细向后推,可使刀片嵌入刀柄侧槽沟,完成安装;拆卸刀片时,左手握持刀柄,右手用持针器夹持刀片尾端背部,稍用力抬起刀片并向前推,即可卸下刀片
执刀法	执弓式	最常用的一种执刀方式。用右手拇指与示、中、环指捏住刀柄,用刀片最圆突部分(即刀片最锋利部位)切开。此法运行灵活,动作范围大,适用于做较长的皮肤切口。如切开部位组织韧性较大,可以示指放在刀柄背缘上适当加压,以便于切开
	执笔式	执刀方法与执铅笔姿势相同,用刀片尖部切割。此法动作轻柔,操作灵巧准确,适用于做短小切口及精细手术。如解剖血管、神经

Note

续表

使用方法		具 体 内 容
执刀法	握持式	全手握持刀柄,拇指与示指紧捏刀柄的刻痕处。此式适用于范围较大、组织坚厚、用力较大的切割,例如截肢切断肌肉时常用
	反挑式	执笔式的一种转换形式,刀刃向上挑开,可避免深部组织的损伤。常用11号刀片做脓肿切开,切断钳夹组织、扩大皮肤切口等也用此法

（三）重点内容提示

（1）根据手术需要选择不同的手术刀。

（2）手术刀片非常锋利,应随时注意,避免伤及自己或他人。

（3）安装和拆卸手术刀片时,只可以用持针器夹持刀片,不得用其他器械或用手抓取;刀片前端要向下对着器械台,不得对着任何人员。

（4）手术台上传递手术刀时,应将手术刀放入弯盘内端到手术者面前,由手术者自己拿取手术刀;或者传递者握住刀柄与刀片衔接处的背部,将刀柄尾端缓慢送至术者的手里,不可将刀刃指向术者传递,以免造成损伤。

二、手术剪及其使用

（一）用途简介

按不同手术要求,手术剪有不同的形状和型号。一般分为两类,即组织剪和线剪。

1. 组织剪　又名解剖剪。其刃部有直、弯两型;柄部有长短不同的尺码。与线剪相比,组织剪的刃部短而厚,远端钝圆光滑。组织剪用于剪开组织,也用于分离组织、扩大组织间隙以便剪开等。直组织剪用于剪开表浅组织;弯组织剪用于剪开手术野较深的组织。

2. 线剪　线剪刃部比组织剪薄而略长。其两刃部顶端或均尖锐,或一尖一圆或均圆钝。两刃部顶端均圆钝者,通常作剪线使用,尤其适用于手术野深部剪线。一端或两端尖锐者,除可用作浅部剪线及拆除缝合线外,还可用于狭小空间内做细微剪开。另有一种改形的线剪,其一侧刃部上有凹口,适用于拆除缝合线。可利用该凹口钩住将要剪断的缝合线,以避免用普通线剪时缝合线在刃部上滑动。

（二）使用方法

正确的执剪方法:拇指与环指分别插入两侧环内,中指置于环指前,示指压在剪刀轴部或一侧刀柄上。根据手术需要,手术剪的使用可分为正剪法和反剪法。在一般情况下使用剪刀刃部远段部分进行剪切;若遇坚韧组织需要用力剪开时,可以使用剪刀刀刃根部剪开。

（三）重点内容提示

（1）在伤口或胸、腹腔等深部位置剪线时,有可能误伤重要的组织结构,不得使用前端尖锐的剪刀。

（2）为了避免误伤重要的组织结构,必须在清楚地看见两个尖端时再闭合剪刀。在特殊情况下,确实不能看到一侧刀刃(如剪开腹膜)时,需将左手示指和中指置于深部的刀刃两侧起保护作用,避免周围组织进入而误伤。

（3）手术台上传递手术剪时,应将剪刀闭合,握持剪刀臂的中部,剪刀柄朝向术者传递,不得将剪刀尖端朝向术者。

三、手术镊及其使用

(一)用途简介

手术镊的种类很多,用途各异,有长短、粗细之别,前端分为有齿和无齿,还有专科用的特殊镊子。主要用于夹持或提起组织,便于剥离、剪开和缝合等。

1. 有齿镊 镊子两侧尖端相对面上有一至数个可以相互咬合的齿牙。镊齿又分粗齿和细齿。粗齿镊夹持力强,不易滑脱,但对组织损伤较重,只适用于夹持皮肤、皮下组织、筋膜等较坚实的组织;细齿镊用于肌腱缝合及整形等精细手术。

2. 无齿镊 又称平板镊,前端两相对面上有横纹防止夹持物滑脱,用于夹持纤弱组织及器官。精细的无齿镊对组织损伤轻,用于血管、神经手术或夹取嵌入组织内的异物碎片等。

(二)使用方法

正确的持镊姿势:拇指与示、中指相对,持镊子柄的中部或稍偏上,镊子前端向前下方。左、右手均可使用。在手术过程中,常用左手持镊夹住组织,右手持手术刀或剪刀进行解剖,或持针进行缝合。

(三)重点内容提示

不能用有齿镊夹持空腔脏器或血管、神经等纤弱器官、组织,以免造成损伤。

四、持针器及其使用

(一)用途简介

持针器也叫持针钳,主要用以夹持缝合针缝合各种组织,有时也用于器械打结。其种类较多,大小、长短不一。持针器的前端部短,柄长,钳叶内有密集的交叉纹络,使其夹持缝合针更稳定,不易滑脱。缝合时用持针器夹持针的中、后 1/3 交界处,缝合针置于持针器的前端向后约 2 mm 处。

(二)使用方法

执持针器的姿势有指扣式(同执手术剪)、单扣式和握持式。术者可根据习惯和缝合组织的需要选用。传递持针器时,传递者握住持针器中部,将柄端递给术者。

(三)重点内容提示

(1)持针器夹持针应牢固可靠,避免滑落。

(2)在持针器的传递和使用过程中,切不可刺伤手术人员。

五、血管钳及其使用

(一)用途简介

临床上血管钳种类很多,其结构特点是前端平滑,依齿槽床的不同可分为弯、直、直角、弧形、有齿、无齿等,钳柄处均有扣锁钳的齿槽。血管钳主要用于钳夹血管或出血点,亦称止血钳;还可用于分离、解剖、夹组织;也可用于牵引缝合线,拔出缝合针或代替手术镊使用。常见种类有以下几种。

1. 直血管钳 用以夹持皮下及浅层组织出血、协助拔针等。

2. 弯血管钳　用以夹持深部组织或内脏血管出血,有大、中、小三种型号。

3. 有齿血管钳　用以夹持较厚组织及易滑脱组织内的血管出血,如肠系膜、大网膜等,也可用于切除组织的夹持牵引。注意其前端钩齿可防止滑脱,但对组织的损伤较大,不能用作一般的止血。

4. 蚊式血管钳　有弯、直两种,为细小精巧的血管钳,可用于微细解剖或钳夹小血管,脏器、面部及整形等手术的止血,不宜用于大块组织的钳夹。

(二)使用方法

使用方法	具 体 内 容
持钳法	持钳法是将拇指及环指分别伸入两个柄环内,中指置于环指侧的柄环上方,示指置于环指侧的钳柄或血管钳的关节处起稳定作用,这样可避免钳端的摆动;有时还可采用掌握法执钳操作,应避免错误的执钳方法
松钳法	(1)用右手时,将拇指及环指套入柄环内,向内挤使扣环分开,即可打开血管钳 (2)用左手时,拇指及示指持一柄环,中、环指顶住另一柄环,二者相对用力,即可松开
血管钳的传递	(1)术者掌心向上,拇指外展,其余四指并拢伸直 (2)传递者握血管钳前端,以柄环端轻敲术者手掌,传递至术者手中

(三)重点内容提示

(1)血管钳代替镊时不宜用于夹持皮肤、脏器及较脆弱的组织。

(2)止血时只扣上一、二齿即可,要检查扣锁是否失灵,有时钳柄会自动松开,造成出血,应警惕。使用前应检查前端横形齿槽是否吻合严密,以防止血管钳夹持组织时滑脱。

(3)弯血管钳用于一般止血时,血管钳的尖端朝下,应与组织垂直,夹住出血血管断端,尽量少夹附近组织;用于缝扎或结扎止血时,应注意使尖端朝上,便于结扎或缝合。

(4)为了节约器械传递时间,可携带血管钳进行其他操作。

六、组织钳及其使用

(一)用途简介

组织钳又叫鼠齿钳,其特征是钳翼细且长,头端有一排啮合细齿,弹性较好,钳柄较狭窄,也有大小之分,酌情选用。其对组织的损伤较血管钳轻,故一般用于夹持组织,如皮瓣、筋膜或即将被切除的组织器官;也用于钳夹纱布垫与固定皮下组织。

(二)使用方法

组织钳的持法、关闭方法和开放方法同血管钳。

(三)重点内容提示

组织钳不用于钳夹不被切除的内脏组织。

七、布巾钳及其使用

(一)用途简介

布巾钳简称巾钳,构造与血管钳相似,但其头端为弯曲的相互重叠的两个细齿。用

Note

于夹持、固定手术巾;固定手术中的吸引管道、电源线及纤维导管等。

（二）使用方法

布巾钳的持法、关闭方法和开放方法与血管钳相同。

（三）重点内容提示

注意使用时勿夹损正常皮肤组织。

八、持物钳及其使用

（一）用途简介

持物钳弹性较好,关节轴几乎位于整个钳体的中间部位,其顶端为卵圆形,又名卵圆钳。持物钳分为有齿纹、无齿纹两种。有齿纹的持物钳主要用以夹持、传递已消毒的器械、缝合线、缝合针、敷料、引流管等;有齿纹的持物钳也用于钳夹蘸有消毒液的纱布,以消毒手术野的皮肤,或用于手术野深处拭血。无齿纹的持物钳用于夹持脏器,协助暴露。

（二）使用方法

（1）其持法与血管钳相同。

（2）夹持组织时,一般不必将钳扣关闭。

（3）夹取无菌物品时,应待钳端消毒液滴尽后再去夹取;不可夹取油质敷料。

（4）夹持蘸有消毒液的纱布或棉球消毒时注意钳尖端的弯度朝向,正确方向是弓背朝上。

（三）重点内容提示

（1）换药室及手术室通常将无菌持物钳置于消毒的大口量杯或大口瓶内,内盛消毒液,注意应将关节轴浸在消毒液平面以下。

（2）用其取物时应注意,正常持法头端应始终朝下,不可将其头端朝上,这样消毒液会流到柄端的有菌区域,放回时将污染头端。持物钳专供夹取无菌物品,不能用于换药。取出或放回时应将头端闭合,勿碰容器口,也不能接触器械台。放入消毒液中后将持物钳打开。放持物钳的容器口应遮盖。

九、刮匙及其使用

（一）用途简介

根据形状不同,刮匙可分为直、弯两型,各型又有大、小和钝性、锐性之分,用于刮除感染肉芽组织、死骨以及细碎的结石等。

（二）使用方法

根据不同组织和用途,选择形状和大小适当的刮匙。易被损伤的组织或器官用钝匙,一般情况下多用锐匙。

（三）重点内容提示

刮除组织时,用力适当,勿用力过猛、过大,防止损伤组织、器官。被刮除部位有出血时,可用纱布暂时填塞止血。

十、缝合针及其使用

（一）用途简介

缝合针由针尖、针体和针眼组成。针尖按形状分为圆形、三角形和铲形三大类。针眼是可供穿线的孔，它有普通孔和弹机孔两种。根据针尖与针眼两点间有无弧度可分弯针和直针，目前使用的多为弯针。每一类缝合针根据粗细、大小不同，又有许多不同规格。圆针用于缝合质地较软的组织，如黏膜、筋膜等，对组织损伤较小；三角针用于缝合质地坚韧的组织，如皮肤、软骨、韧带等，对组织损伤较大；无损伤缝合针可用于血管、神经外膜等纤弱组织的缝合。

（二）使用方法

使用方法	具 体 内 容
选针	要根据不同组织选择适当的缝合针。无论用圆针或三角针，针径较小者对组织损伤较少，但如果组织韧性较大，针径过小易折断
进针	弯针进出组织的走行方向为弧形，缝合时应顺其走行方向用力
缝合方法	一般采用正缝法，根据需要，还可采用反缝法

（三）重点内容提示

（1）要根据缝合针规格大小选择适当的持针器。

（2）进出针方法正确，力度大小适当，否则易将针弄弯或折断。

十一、手术缝合线及其使用

（一）用途简介

根据在体内能否被机体吸收，手术缝合线分为可吸收和不可吸收两大类，主要用于缝合组织和结扎血管。

1. 可吸收缝合线　主要有肠线及合成纤维线。

（1）肠线：由绵羊的小肠黏膜下层制成，属于异种蛋白，在人体内可引起较明显的组织反应，因此使用过多、过粗的肠线时，局部炎症反应较重。肠线有普通和铬制两种。普通肠线在体内 7 天开始吸收，多用于缝合皮肤。铬制肠线 14 天开始吸收，用于缝合深部组织。各种组织对肠线的吸收速度不同，腹膜吸收最快，肌肉次之，皮下组织最慢。肠线的粗细通过编号来表示，正号数越大的线越粗，"0"数越多的线越细。一般多用 4/0 至 2 号肠线，直径为 0.02~0.6 mm，相邻的编号之间直径多相差 0.08 mm。肠线可用于缝合不适宜有异物长期存留的组织，以免形成硬结、结石等；也用于感染的深部伤口的缝合。临床上肠线主要用于内脏（如膀胱、输尿管、胆道等）黏膜层缝合，一般用 1/0 至 4/0 的铬制肠线。较粗（0~2 号）的铬制肠线常用于缝合深部组织或感染的腹膜。在感染的伤口中使用肠线，可减小由不可吸收缝合线所造成的难以愈合的窦道。

（2）合成纤维线：高分子化合物。其优点如下：组织反应轻，抗拉力较强，吸收时间长，部分有抗菌作用。这类线因富有弹性，打结时要求四重或更多重打结。常用的 DEXON 线（聚羟基乙酸缝合线）是由多股紧密编织而成的针线一体线；粗细从 6/0 到 2 号，抗张力强度高，不易拉断；柔软平顺，易打结，操作手感好；水解后产生的羟基乙酸有

Note

123

抑菌作用,60～90天完全吸收;3/0线适合于胃肠、泌尿科、眼科及妇产科手术等;1号线适合于缝合腹膜、腱鞘等。薇乔缝合线(VICRYL,polyglactin 910、聚乳酸羟基乙酸缝合线)有保护薇乔和快薇乔两种。保护薇乔缝合线的特点是通过水解可在56～70天内完全吸收,材质植入很少,缝合线周围组织反应极小,无异物残留;体内抗张力强度高,可支持伤口28～35天;操作和打结方便;涂层纤维消除了缝合线的粗糙边缘,对组织的拖带和损伤很小。快薇乔缝合线是吸收最快的人工合成缝合线,其特点是术后第14天时抗张力强度迅速消失,初始强度与丝线和肠线相仿,组织反应极小,合二为一的圆体角针对肌肉和黏膜损伤较小,特别适合于浅表皮肤和黏膜的缝合。此外,Maxon线(聚甘醇碳酸缝合线)、PDS线(聚二氧杂环己酮缝合线)和PVA线(聚乙酸维尼纶缝合线)等缝合线也各有其优点。

2. 不可吸收缝合线 有桑蚕丝线、棉线、不锈钢丝、尼龙线、钽丝、银丝、亚麻线等数十种。根据缝合线抗张力强度及粗细的不同亦分为不同型号。正号数越大表示缝合线越粗,抗张力强度越大。"0"数越多的线越细,最细显微外科无损伤缝合线编号为12个"0"。以3/0、0、4号和7号较常用。

(1)丝线和棉线:由天然纤维纺成,表面常涂有蜡或树脂。丝线是目前临床上最常用的手术缝合线,其优点是组织反应小,质软,易打结而不易滑脱,抗张力较强,能耐高温灭菌,价格低;缺点是为组织内永久性异物,伤口感染后易形成窦道,胆道、泌尿道缝合可致结石形成。棉线的作用和抗张力均不及丝线,但组织反应较小,抗张力保持较久,用法与丝线相同。0至3/0为细丝线,适用于一般的结扎与缝合;5/0至7/0为最细丝线,用于血管神经的缝合;1至4号常称中号丝线,多用于皮肤、皮下组织、腹膜、筋膜等的缝合;4号以上为粗丝线,常用于结扎大血管、减张缝合等。

(2)金属线:由合金制成,有不锈钢丝和钽丝,具备灭菌简易、刺激较小、抗张力强等优点,但不易打结。常用于缝合骨、肌腱、筋膜、减张缝合或口腔内牙齿固定等。

(3)不可吸收合成纤维线:如尼龙、锦纶、涤纶、Prolene等,优点是光滑、不可吸收、组织反应小、抗张力强,可制成很细的丝,多用于微小血管缝合及整形手术。用于微小血管缝合时,常制成无损伤缝合线。其缺点是质地稍硬,线结易于松脱,结扎过紧时易在线结处折断,因此不适于有张力的深部组织的缝合。

3. 特殊缝合材料 目前临床上已应用多种切口钉合和黏合材料来代替缝合针和缝合线完成部分缝合,主要有外科拉链、医用黏合剂、外科缝合器等。其优点有使用方便、快捷,伤口愈合后瘢痕很小。但缝合仍是最基本和常用的方法。

(1)外科拉链:由两条涂有低变应原黏胶的多层微孔泡沫支撑带组成,中间是一条拉链,其两边的串带缝合在支撑条内。在使用时必须仔细缝合伤口皮下组织层,擦干分泌物及血迹,将两边的串带分别粘贴于伤口两侧的皮肤上,最后收紧拉链并盖以无菌干纱布。其优点是为无创、无痛操作,伤口自然愈合,减少伤口异物和新鲜创伤造成感染的危险,无缝合线和闭合钉的痕迹,无须拆线,伤口愈合更加美观。通常适用于较整齐的撕裂伤口或手术切口的闭合,但不适用于身体毛发多、自然分泌物多以及皮肤组织损失过多的伤口。

(2)医用黏合剂:由α-氰基丙烯酸酯同系物经变性而制成,近年来广泛应用于临床,为无色或微黄色透明液体,有特殊气味。其具有快速高强度黏合作用,可将软组织紧密黏合,促进愈合。黏合时间为6～14秒,黏合后可形成保护膜,维持5～7天后自行脱落。主要用于各种创伤、手术切口的黏合,具有不留针眼瘢痕、促进组织愈合、止血、止痛和抗感染等作用。使用时必须彻底止血,对合皮肤,擦去渗出液。

（二）使用方法

一般与缝合针、持针器组合用于缝合、缝扎，也可用于组织、血管的结扎，可用手打结或用持针器打结。

（三）重点内容提示

（1）要根据组织和部位的不同选择合适的缝合线。

（2）使用肠线时应注意：①肠线质地较硬，使用前应用盐水浸泡，待变软后再用，但不可用热水浸泡或浸泡时间过长，以免肠线肿胀易折，影响质量。②不能用持针器或血管钳钳夹肠线，也不可将肠线扭折，以免撕裂易断。③肠线一般较硬、较粗、较滑，结扎时需要三重结。剪线时留的线头应长一些，否则线结易松脱。多用连续缝合，以免线结太多，致术后异物反应较严重。④胰腺手术时，不用肠线结扎或缝合，因肠线可被胰腺消化吸收，从而引起继发出血或吻合口破裂。⑤尽量选用细肠线。

十二、能力检测

（1）常见的手术器械有哪些？

（2）不同类型的缝合针分别适用于哪类组织的缝合？

（赵　敦）

第二节　外科无菌技术

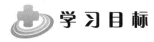

1. 掌握：常用的手术人员刷手和手臂消毒的方法、步骤；穿脱手术衣和戴无菌手套的步骤；手术区皮肤消毒及铺单的原则要求。

2. 熟悉：手术人员刷手、手臂消毒、穿脱手术衣、戴无菌手套的注意事项。

3. 了解：常用的灭菌和消毒方法及其特点；不同手术部位皮肤消毒的要求。

一、概论

灭菌（sterilization）是指杀灭或清除传播媒介上一切微生物的措施。临床上灭菌主要采用物理方法或者灭菌剂，彻底消灭与手术区或伤口接触的物品上所附带的包括芽孢在内的微生物。消毒（disinfection）又称抗菌法，是指杀灭或清除传播媒介上的病原微生物或其他有害微生物，使其达到无害化。常采用化学方法进行消毒，如手术器械的消毒、手术室空气消毒、患者手术区皮肤消毒和手术人员手臂的消毒等。

（一）常用的物理灭菌法

1. 干热灭菌　干热灭菌适用于高温下不损坏、不变质、不蒸发物品的灭菌；用于不耐湿热的器械以及蒸汽或气体不能穿透的物品的灭菌，如玻璃、油脂、粉剂和金属等制品的消毒灭菌。

干热灭菌法包括烧灼和干烤。烧灼用于耐高温物品、小件金属器械的灭菌;干烤用干热灭菌箱进行灭菌,灭菌条件为 160 ℃、2 小时,或 170 ℃、1 小时,或 180 ℃、30 分钟。多采用机械对流型烤箱。

干热灭菌的物品在灭菌前应洗净,防止造成灭菌失败或污物炭化;玻璃器皿在灭菌前应洗净并干燥;灭菌时勿与烤箱底部及四壁接触,灭菌后要待温度降到 40 ℃ 以下再开箱,以防止炸裂。物品包装不能过大,不超过 10 cm×10 cm×20 cm,物品不能超过烤箱高度的 2/3,物品间应留有充分的空间(可放入一只手),油剂、粉剂的厚度不得超过 0.6 cm;凡士林纱布条厚度不得超过 1.3 cm。温度高于 170 ℃ 时,有机物会碳化,故有机物品灭菌时,温度不可过高。

2. 压力蒸汽灭菌 压力蒸汽灭菌适用于耐高温、耐高湿的医疗器械和物品的灭菌,不能用于凡士林等油类和粉剂的灭菌。根据排放冷空气的方式和程度不同,压力蒸汽灭菌器分为下排气式压力蒸汽灭菌器和预真空压力蒸汽灭菌器两大类。

下排气式压力蒸汽灭菌器分手提式和卧式两种,其工作过程是利用重力置换原理,使热蒸汽在灭菌器中从上而下将冷空气由下排气孔排出,排出的冷空气由饱和蒸汽取代,利用蒸汽释放的潜热使物品灭菌。一般设计灭菌器内的压力为 102.9 kPa(1.05 kg/cm²),此时温度达 121 ℃,根据灭菌物品的性质及有关要求,维持该压力 20~30 分钟。对于需要干燥的物品,打开排气阀,慢慢放气,待压力恢复到零位后开盖取物;对于液体类物品,待压力恢复到零位,自然冷却到 60 ℃ 以下,再开盖取物。

预真空压力蒸汽灭菌器的灭菌原理是利用机械抽真空的方法,使灭菌柜内形成负压,蒸汽得以迅速穿透到物品内部进行灭菌。蒸汽压力达 205.8 kPa(2.1 kg/cm²),温度达 132 ℃ 或以上,开始灭菌,到达灭菌时间后,抽真空使灭菌物品迅速干燥。根据一次性或多次抽真空的不同,分为预真空和脉动真空两种,后者因多次抽真空,空气排除更彻底,效果更可靠。预真空压力蒸汽灭菌过程约需 25 分钟,脉动真空压力蒸汽灭菌过程需 29~36 分钟。

(二)常用的化学灭菌法

1. 低温蒸汽甲醛灭菌 甲醛对所有的微生物都有杀灭作用,包括细菌繁殖体、芽孢、真菌和病毒。甲醛气体灭菌效果可靠,使用方便,对消毒、灭菌物品无损害,可用于对湿、热敏感,易腐蚀的医疗用品的灭菌。甲醛气体可通过加热甲醛或多聚甲醛溶液获得,也可采用甲醛消毒液雾化法得到。使用甲醛气体消毒、灭菌时,必须在甲醛消毒、灭菌箱中进行。

用甲醛消毒箱消毒物品时,不可用自然挥发法;环境温度和湿度对消毒效果影响较大,消毒时应严格控制在规定范围;被消毒物品应摊开放置,中间应留有一定空隙,污染表面应尽量暴露,以便甲醛气体有效地与之接触。消毒后,一定要去除残留甲醛气体,可抽气通风或用氨水中和法。甲醛有致癌作用,不宜用于室内空气消毒。

2. 环氧乙烷气体灭菌 环氧乙烷在低温下为无色液体,具有芳香醚味,沸点为 10.8 ℃,易燃易爆,其最低燃烧浓度为 3%。环氧乙烷气体杀菌力强、杀菌谱广,可杀灭包括细菌芽孢在内的各种微生物。环氧乙烷气体不损害灭菌的物品且穿透力很强,故多数不宜用一般方法灭菌的物品均可用环氧乙烷气体消毒和灭菌,如电子仪器、光学仪器、医疗器械、书籍、皮毛、化学纤维、塑料制品、木制品、内镜、透析器和一次性使用的诊疗用品等。环氧乙烷气体灭菌是目前最主要的低温灭菌方法之一。灭菌气体有效浓度为 450~1200 mg/L,灭菌室温度为 37~63 ℃ 时,需持续作用 6 小时才能达到灭菌效果。

需灭菌的物品必须彻底清洗干净,不能有水滴或过多水分,以免造成环氧乙烷稀释和水解。不能用于环氧乙烷气体灭菌的包装材料有金属箔、聚氯乙烯、玻璃纸、尼龙、聚酯、聚偏二氯乙烯、不能通透的聚丙烯。灭菌柜内的物品四周应有空隙(灭菌物品不能接触柜壁),物品应放于金属网状篮筐内或金属网架上;物品装载量不应超过柜内总体积的80％。环氧乙烷灭菌器必须安放在通风良好的地方,切勿接近火源。

3. 戊二醛灭菌 戊二醛具有广谱高效杀菌、对金属腐蚀性小、受有机物影响小等特点。戊二醛常用的灭菌浓度为2％,复方戊二醛在一定条件下灭菌效果更好。戊二醛适用于不耐热的医疗器械和精密仪器等的消毒与灭菌。

戊二醛灭菌常用浸泡法。将清洗、晾干待灭菌处理的医疗器械及物品浸没于装有戊二醛的容器中,加盖,浸泡10小时后取出,用无菌水冲洗干净,擦干后使用。戊二醛消毒的浸泡时间一般为20～45分钟,取出后用无菌水冲洗干净并擦干。

戊二醛对手术刀片等碳钢制品有腐蚀性,使用前应先加入0.5％亚硝酸钠防锈。戊二醛对皮肤、黏膜有刺激性,接触戊二醛溶液时应戴橡胶手套,并防止溅入眼内或吸入体内。盛装戊二醛消毒液的容器应加盖,放于通风良好处。

(三)紫外线消毒

紫外线消毒适用于室内空气、物体表面和水及其他液体的消毒,常用紫外线消毒灯和紫外线消毒器。消毒使用的紫外线是C波紫外线,其波长范围是200～275 nm,杀菌作用最强的波段是250～270 nm。

用于消毒的紫外线灯在电压为220 V、环境相对湿度为60％、温度为20 ℃时,辐射的253.7 nm的紫外线强度不得低于70 μW/cm²(普通的30 W直管紫外线灯在距灯管1 nm处测定,特殊紫外线灯在使用距离处测定)。紫外线灯在使用过程中其辐照强度逐渐降低,故应定期测定消毒紫外线的强度,一旦降到要求的强度以下时,应及时更换。

紫外线消毒器采用低臭氧紫外线杀菌灯制造,可用于有人条件下的室内空气消毒。紫外线表面消毒器采用低臭氧高强度紫外线杀菌灯制造,以使其能快速达到满意的消毒效果。紫外线消毒箱采用高臭氧高强度紫外线杀菌灯或直管高臭氧紫外线灯制造,一方面利用紫外线和臭氧的协同杀菌作用,另一方面利用臭氧对紫外线照射不到的部位进行消毒。

紫外线可以杀灭各种微生物,包括细菌繁殖体、芽孢、病毒、真菌、立克次体和支原体等,被上述微生物污染的物品表面、水和空气均可采用紫外线消毒。紫外线辐照能量低,穿透力弱,仅能杀灭直接照射到的微生物,因此消毒时必须使消毒部位充分暴露于紫外线。用紫外线消毒纸张、织物等粗糙表面时,要适当延长照射时间,且两面均应受到照射。紫外线消毒的适宜温度范围为20～40 ℃,温度过高或过低均会影响消毒效果,可适当延长消毒时间;用于空气消毒时,消毒环境的相对湿度低于80％为好,否则应适当延长照射时间。

用紫外线进行物品表面消毒时,最好使用便携式紫外线消毒器近距离移动照射,也可采取紫外线灯悬吊式照射,小件物品可放紫外线消毒箱内照射。进行室内空气消毒时,首选高强度紫外线空气消毒器,不仅消毒效果可靠,而且可在室内有人活动时使用,一般开机消毒30分钟即可达到消毒合格;在室内无人条件下,可采取紫外线灯悬吊式或移动式直接照射。对于水和其他液体的消毒,可采用水内照射或水外照射。采用水内照射法时,紫外线光源应装有石英玻璃保护罩,无论采取何种方法,水层厚度均应小于2 cm,根据紫外线光源的强度确定水流速度。

在使用过程中,应保持紫外线灯表面的清洁;紫外线灯消毒室内空气时,房间内应保持清洁干燥,减少尘埃和水雾;用紫外线消毒物品表面时,应使照射表面受到紫外线的直接照射,且应达到足够的照射剂量;不得使紫外线光源照射到人,以免引起损伤。

(四)液体化学消毒剂使用

1. 过氧乙酸 过氧乙酸属灭菌剂,具有广谱、高效、低毒、对金属及织物有腐蚀性、受有机物影响大、稳定性差等特点。其使用浓度为 16%～20%,适用于耐腐蚀物品、环境及皮肤等的消毒与灭菌。

常用过氧乙酸消毒方法有浸泡法、擦拭法、喷洒法等。①浸泡法:对一般污染物品的消毒,用 0.05%(500 mg/L)过氧乙酸溶液浸泡;对细菌芽孢污染物品的消毒,用 1%(10000 mg/L)过氧乙酸溶液浸泡 5 分钟;灭菌时,浸泡 30 分钟。②擦拭法:对大件物品或其他不能用浸泡法消毒的物品用擦拭法消毒。消毒所用药物浓度和作用时间参见浸泡法。③喷洒法:对一般污染物品表面的消毒用 0.2%～0.4%(2000～4000 mg/L)过氧乙酸溶液喷洒作用 30～60 分钟。

过氧乙酸不稳定,应储存于通风阴凉处,用前应测定有效含量,稀释液临用前配制。过氧乙酸对金属有腐蚀性,对织物有漂白作用。金属制品与织物经浸泡消毒后,及时用清水冲洗干净。使用浓溶液时,谨防溅入眼内或皮肤、黏膜上,一旦溅上,立即用清水冲洗。

2. 乙醇 乙醇属中效消毒剂,具有中效、无毒、作用快速、对皮肤及黏膜有刺激性、对金属无腐蚀性、受有机物影响很大、易挥发、不稳定等特点,适用于皮肤、环境表面及医疗器械的消毒等。

常用乙醇消毒方法有浸泡法和擦拭法。①浸泡法:将待消毒的物品放入装有乙醇溶液的容器中,加盖。对细菌繁殖体污染的医疗器械等物品的消毒,用 75% 的乙醇溶液浸泡 10 分钟以上;手术者手臂消毒,可用 75% 的乙醇溶液浸泡 5 分钟。②擦拭法:主要用于对皮肤的消毒,用 75%乙醇棉球擦拭。

乙醇易燃,忌明火;必须使用医用乙醇,严禁使用工业乙醇消毒和作为原材料配制消毒剂。

3. 碘伏 碘伏属中效消毒剂,具有中效、低毒、作用快速、稳定性好、对皮肤及黏膜无刺激、无黄染、对二价金属有腐蚀性、受有机物影响很大等特点,适用于皮肤、黏膜等的消毒。

常用碘伏消毒方法有浸泡法、擦拭法、冲洗法等。①浸泡法:对细菌繁殖体污染物品的消毒,用含有效碘 500 mg/L 的消毒液浸泡 30 分钟。②擦拭法:用于皮肤、黏膜擦拭消毒。外科洗手用含有效碘 2500～5000 mg/L 的消毒液擦拭作用 3 分钟;手术部位及注射部位的皮肤消毒,用含有效碘 2500～5000 mg/L 的消毒液局部擦拭 2 遍,共作用 2 分钟;口腔黏膜及伤口创面消毒,用含有效碘 500～1000 mg/L 的消毒液擦拭,作用 3～5 分钟。③冲洗法:对阴道黏膜及伤口黏膜创面的消毒,用含有效碘 250 mg/L 的消毒液冲洗 3～5 分钟。

碘伏应于阴凉处,避光、防潮、密封保存;碘伏对二价金属制品有腐蚀性,不应用于相应金属制品的消毒;消毒时,若存在有机物,应提高药物浓度或延长消毒时间。

二、手术刷手法

(一)适应证与禁忌证

1. 适应证

(1)各种类型手术前的手术人员准备。

（2）侵入性检查前的操作者准备。

（3）受污染的术者手臂消毒。

2. 禁忌证

（1）手臂有感染病灶者。

（2）手臂有开放性伤口者。

（3）其他不适宜参加手术者。

（二）准备

1. 物品及设备准备　医用消毒口罩、帽子各 1 包,消毒肥皂液 1 盒,消毒毛刷 1 盒,消毒液 1 盒,消毒毛巾或方巾 1 盒,盛有消毒液的泡手桶 1 个。

2. 操作者准备

（1）剪短指甲,并打磨光滑。

（2）进入更衣室更换手术室专用的清洁鞋和洗手衣裤。

（3）戴好口罩、帽子。口罩要盖住鼻孔,帽子要盖住全部头发。

（三）步骤

操作步骤		具 体 内 容
肥皂刷手方法	洗手	参加手术者先用肥皂和水按照"六步洗手法"洗手,并将前臂、肘、上臂下 2/3(肘上 10 cm)清洗一遍
	刷手	用消毒毛刷蘸消毒肥皂液刷洗手和臂,先刷指甲缘、甲沟,再由拇指桡侧开始,渐次到指背、尺侧、掌侧,依次刷完两手五指;然后分段交替刷左右手指、手掌、手背、前臂、上臂至肘上 10 cm。刷手时要特别注意甲缘、甲沟、指蹼等处,要刷洗周到。一次刷完后,手指朝上,肘部最低,用清水冲洗手臂上的肥皂水。刷完第一遍后,更换另一消毒毛刷,以相同方法再刷洗两遍,每遍刷洗区域要比前一遍肘上范围低 2 cm,三遍共需 10 分钟。刷手期间,手臂不可触碰他物,如误触他物,必须重新刷洗
	擦手	取无菌小毛巾或纱布,抖开后对折,对折线部向上搭于一只手上,另一只手捏住对折线的两端的角,两手配合转动毛巾和手臂,自手向上依次擦干至肘上,弃掉此毛巾;另取一块无菌小毛巾或纱布擦干另一手臂。擦干的方向只能从手向上单向进行,不可返回,拿毛巾的手不要碰触已擦过皮肤的巾面,毛巾不要擦至上臂未刷洗过的皮肤
手臂消毒	消毒液泡手	将擦干后的手臂在 75％乙醇或 0.1％苯扎溴铵溶液桶内浸泡 5 分钟,浸泡范围应至肘上 6 cm,注意在放入和离开浸泡桶时,不要碰触液面以上的桶壁。手臂浸泡完毕后,屈肘,使手臂液体由肘部滴入桶内,然后两手合拢于胸前保持拱手姿势,手臂不应下垂,也不可再接触未经消毒的物品,否则,应重新刷手
	消毒液涂抹法	擦干手臂后,用浸透 0.5％碘伏或"灭菌王"消毒液的纱布球涂擦手和前臂一遍,作用 1 分钟,稍干后穿手术衣和戴手套

Note

续表

操作步骤	具体内容
"灭菌王"消毒液刷手及消毒法	"灭菌王"消毒液是不含碘的高效复合型消毒液。用清水冲洗两手、前臂至肘上 10 cm 后,用消毒刷蘸"灭菌王"消毒液 3～5 mL 刷手臂至肘上 6 cm,时间为 3 分钟,流水冲净,用无菌纱布擦干,再用吸足"灭菌王"消毒液的纱布球擦手和前臂,稍干后穿手术衣和戴手套

(四) 重点内容提示

1. 肥皂刷手方法

(1) 范围:手、前臂、肘、上臂至肘上 10 cm。

(2) 次序:分段交替刷左右手指、手掌、手背、前臂、上臂。

(3) 重点:注意甲缘、甲沟、指蹼等处刷洗周到。

(4) 水流:始终保持手部高,肘部最低,水自肘部流下。

(5) 时间:刷洗三遍,共 10 分钟。

2. 手臂消毒

(1) 范围:至肘上 6 cm。

(2) 时间:浸泡 5 分钟。

(3) 姿势:浸泡完毕后,屈肘,两手合拢于胸前保持拱手姿势。

三、穿脱手术衣

(一) 适应证与禁忌证

1. 适应证

(1) 各种类型手术前的手术人员准备。

(2) 侵入性检查的操作者准备。

(3) 进入无菌条件要求高的诊断和治疗环境,如某些移植病房等。

2. 禁忌证　无绝对禁忌证。

(二) 准备

1. 物品及设备准备　无菌手术衣 1 包,无菌手套 1 包,无菌器械台 1 个。

2. 操作者准备　更换手术室清洁拖鞋、洗手衣;按要求进行刷手和手臂消毒;手臂擦干,两手拱拳样置于胸前。

(三) 步骤

操作步骤		具体内容
穿传统无菌手术衣的方法	取衣	抓起或接过护士递过来的手术衣,看清其上下端、正反面,并注意折叠方法(一般是手术衣内面向外折叠)
	入袖	提住衣领,抖开手术衣,将内面朝向自己,然后略向前向上抛掷手术衣,显露两袖管于面前,两手同时迅速插入袖管内,两上肢向前平伸,由巡回护士协助穿上
	系带	护士系好背部系带后,术者身体略前倾,使手术衣腰带自然下垂,两手交叉拿住腰带中段,由两侧向后递,但手不可超过腋中线,巡回护士在身后接住腰带末端并系紧

续表

操作步骤	具 体 内 容
穿包背式无菌手术衣的方法	包背式无菌手术衣穿衣法基本同上,只是当术者穿上手术衣、戴好无菌手套后,器械护士将腰带传递给术者自己系扎,包背式无菌手术衣的后页盖住术者的身后部分使其背后亦无菌
脱手术衣及手套	(1) 解开手术衣的所有系带 (2) 交叉用手抓住对侧手术衣的后方领角,向前翻扯,使手术衣翻转至内面向外脱下,手套腕部被手术衣带动翻转于手上 (3) 右手抓住左手手套的袖口边缘部位,将左手手套向远端扯至手掌部位 (4) 左手手指抓住并脱去右手手套 (5) 右手指在左手掌部推下左手手套

（四）重点内容提示

1. 穿手术衣

（1）取衣:分清上下端、正反面,找到衣领。

（2）入袖:抛掷高度适当,看准衣袖,迅速插入。

（3）系带:术者身体前倾拿取腰带,避免手指碰到手术衣表面;助手拿腰带的末端,避免触碰到术者的手。

2. 脱手术衣　此时,手术衣和手套的内面相对清洁,因此要确保手术衣和手套的外面不接触到术者的皮肤。

四、戴无菌手套

（一）适应证与禁忌证

1. 适应证

（1）各种类型手术前的手术人员准备。

（2）侵入性检查的操作者准备。

（3）进入无菌条件要求高的诊断和治疗环境,如某些移植病房等。

（4）有较严重感染的伤口换药前。

2. 禁忌证　无绝对禁忌证。

（二）准备

1. 物品及设备准备　无菌手术衣 1 包,无菌手套 1 包,器械台 1 个。

2. 操作者准备　更换手术室清洁拖鞋、洗手衣,按要求进行刷手和手臂消毒,穿无菌手术衣。

（三）步骤

戴无菌干手套的方法:先穿手术衣。将两手涂以滑石粉,使之干燥光滑。用一只手捏住手套的翻折部位,将手套取出,看准左右手,使手套的掌面对合。用左手捏住右侧手套的翻折部的内面,插入右手,使指、掌到位。再用已戴手套的右手拇指以外的 4 指并拢,插入左侧手套翻折部内(注意拇指跷起,避免接触手套的翻折部位),向上挑起手套,左手指、掌插入手套内。最后分别将手套翻折部位返回盖住手术衣袖口。

（四）重点内容

（1）未戴上手套的手只可接触手套的内面,而不应接触手套的外面。

Note

131

(2) 戴上手套的手只可接触手套的外面,而不应接触内面。

(3) 戴好手套后,要用无菌盐水冲净手套外面的滑石粉,以免滑石粉落入伤口内。

(4) 等待手术时,两手应拱手置于胸前,切不可下垂或两手交叉夹置于腋下。

五、患者手术区消毒与铺单

(一) 适应证与禁忌证

1. 适应证

(1) 各种类型手术前患者的准备。

(2) 侵入性检查前患者的准备。

2. 禁忌证 无绝对禁忌证。

(二) 准备

1. 物品及设备准备

(1) 无菌器械台 1 个。

(2) 消毒用具 1 套:肾形盘 1 个,消毒钳 2 把,无菌脱脂棉球数个,0.5% 碘伏 1 瓶(含有效碘 2500 mg/L)。

(3) 无菌单 1 套:小方巾 4 块,中单 4 块,大手术单 1 块,护肤膜 1 张。

2. 操作者准备

(1) 更换手术室清洁拖鞋、洗手衣。

(2) 按要求进行刷手和手臂消毒。

(3) 穿无菌手术衣,戴无菌手套。

3. 患者准备

(1) 术前 1 天沐浴。

(2) 清洗干净拟定切口附近的胶布粘贴痕迹和油污等。

(3) 剃去拟定切口部位可能影响手术操作的较浓密的毛发并清洗干净。

(4) 特殊要求的手术,术前做预消毒,如乙醇纱布包扎等。

(三) 步骤

操作步骤		具体内容
手术区消毒	患者体位摆放	在患者进入手术室后,依手术切口的位置,安置好患者体位,充分暴露手术区
	检查拟定切口及周围皮肤	检查有无油脂或胶布痕迹,如有必要,可用脱脂类液体如汽油、乙醚等清洁皮肤
	皮肤消毒	(1) 一般部位手术区皮肤消毒:①传统碘酊、乙醇消毒法:先用 2.5% 碘酊涂擦皮肤,待碘酊干后用 75% 乙醇涂擦脱碘两次;②如患者对碘、汞过敏,可用 0.1% 苯扎溴铵溶液或 0.1% 氯己定溶液涂擦 3 遍;③碘伏消毒法:用 0.5% 的碘伏均匀擦拭 2 遍,时间不少于 2 分钟 (2) 婴儿面部、会阴部、黏膜处消毒:忌用碘酊,一般用 0.1% 苯扎溴铵、0.1% 氯己定或 0.05%~0.1% 碘伏涂擦两次消毒

续表

操作步骤	具 体 内 容
手术区铺单	（1）消毒完毕后开始铺无菌手术巾、单 （2）一般用 4 块手术巾，近切口缘折叠 1/4成双层手术巾 （3）未穿手术衣者铺手术巾时应先铺操作者的对侧，再铺相对不洁区（如会阴部、下腹部），最后铺靠近操作者的一侧；如操作者已穿好手术衣、戴好手套，则应先铺靠操作者的一侧 （4）铺好手术巾后用布巾钳固定 4 块手术巾重叠处的四个交叉角，以防移动（手臂消毒后未穿手术衣的铺巾者，铺巾后再用 75％乙醇浸泡手 1 分钟，或用 0.5％碘伏涂抹手臂） （5）由穿好手术衣、戴好手套的手术者和器械护士铺盖中单和大孔单，并将大孔单的洞对准手术区拟定切口处，上端盖过麻醉架，下端盖过患者的足趾，两侧和足端应垂下超过手术台边缘 30 cm

（四）重点内容提示

1. 手术区消毒

（1）消毒范围：皮肤消毒范围因手术不同而异，消毒范围至少应包括切口周围 15 cm 的区域，术中有可能延长切口时相应扩大消毒范围。

（2）消毒顺序：对清洁的皮肤，消毒时应以切口为中心向两侧扩大，消毒至周围后不可再返回已消毒过的区域，在向外消毒过程中，每次涂擦时应重叠 1/3，不可留有空白区，第二、三遍消毒范围直径应较前一遍略小 1～2 cm，不可超过前一遍的范围；对于感染伤口或肛门等处手术，则应自手术区外周涂向感染伤口或会阴肛门处，已经接触污染部位的药液纱球不能再返擦清洁处。第一遍消毒后，更换消毒钳进行第二遍和第三遍消毒。

2. 手术区铺单

（1）原则是除手术野外，至少要有两层无菌手术巾、单遮盖，手术切口附近最好有 4 层无菌手术巾、单。

（2）无菌手术巾、单铺好后，不可随意移动，如位置不准确，只能由手术区向外移动，而不可向内移动。

（五）能力检测

（1）刷手消毒的目的是什么？

（2）刷手的范围和顺序是什么？

（3）泡手的范围和时间分别是多少？

（4）传统无菌手术衣的无菌范围有哪些？

（5）手术结束后脱手术衣时，手术衣的相对清洁区是否有变化？

（6）戴好手套后为什么要用无菌盐水冲净手套？

（7）婴儿面部、会阴部、黏膜处消毒时应注意什么？

（赵　敦）

第三节　打结和结扎

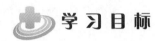 学习目标

1. 掌握：打结和结扎的操作步骤、种类及用途。
2. 熟悉：打结和结扎的操作准备。
3. 了解：打结和结扎的操作目的。

一、操作目的

(1) 创面止血和组织缝合。

(2) 封闭有腔脏器，如疝囊高位结扎。

二、结扎种类及用途

1. 单结　各种结的基本结，只绕一圈，不牢固，偶在皮下非主要出血结扎时使用。

2. 方结　也叫平结、缩帆结，由方向相反的两个单结组成（第二单结与第一单结方向相反），是外科手术中主要的结扎方式。其特点是结扎线来回交错，着力均匀，打成后越拉越紧，不会松开或滑脱，牢固可靠，多用于结扎较小血管和各种缝合时的结扎。

3. 外科结　第一个结线重绕两次，使线间的摩擦面及摩擦系数增大，从而增加了安全系数，然后打第二个结（单结）。外科结不易滑脱和松动，比较牢固，用于较大血管和组织张力较大部位的结扎。

4. 三叠结　又称三重结，就是在方结的基础上再重复第一个结，且第三个结与第二个结的方向相反，以加强结扎线间的摩擦力，防止线松散滑脱，因而牢固可靠，常用于较大的动脉或张力较大的组织缝合。缺点为组织内的结扎线头较大，使较大异物遗留在组织中。

5. 滑结　在打方结时，由于两线方向不对称，两手用力不均，一线始终保持直线状，另一线无论绕多少结也无法结牢而形成滑结，极易滑脱，应注意避免，改变拉线力量分布及方向即可避免。

6. 假结　又名顺结、十字结。构成方结的两单结方向完全相同，结扎后易自行滑脱和松解。应注意避免。

三、准备

1. 物品及设备准备　打结器 1 副，丝线若干，线剪 1 把，持针器 1 把。

2. 操作者准备

(1) 戴好口罩、帽子。

(2) 穿手术衣，戴无菌手套。

Note

四、步骤

操作步骤		具 体 内 容
递线法		递线法适用于表浅部位的组织结扎,是指打结者一手持结扎线,将结扎线的一个头绕过钳夹组织的血管钳递给另一手。亦可用器械夹线头递线
单手打结法	第一结:右手中指结	(1)持线:线平行。左手握线一端,右手示指与拇指捏住线另一端,呈"孔雀手势",指尖朝内 (2)翻手:右手翻手,掌心朝上,右手中指、环指和小指置于两线间 (3)挑线:右手中指与环指挑出左手线后旋向外下方 (4)换指:右手中指旋向外下方后靠向右手拇指捏住线头,松开右手示指,呈"兰花手势",指尖朝外。并用右手示指牵引右手线,两手交叉,然后拉紧结扎线
	第二结:右手示指结	(5)持线:线交叉。左手握线一端,右手中指与拇指捏住线另一端,呈"兰花手势",指尖朝外 (6)挑线:右手示指置于两线间,向上挑出线后旋向外上方 (7)换指:右手示指靠向右手拇指捏住线,松开中指,呈"孔雀手势",指尖朝内 (8)打结:右手示指与拇指捏住线头后,两手不交叉直接拉紧结扎线
双手打结法		(1)持线:线交叉,右手线在下方。左手握线一端,右手小指、环指与中指握住线另一端,腾空右手拇指和示指,虎口朝结点 (2)绕线:右手拇指绕至右手线右侧 (3)牵线:右手拇指牵引右手线向左侧,左手牵引线至右手虎口右线上方 (4)并指:右手示指置于两线间靠向右手拇指,并指后,右手拇指松开右手线 (5)捏线:用右手拇指和示指指腹捏住左手线头,向上翻转成结后,左手重新握住左手线头,顺线的方向拉紧结扎线,成第一结 (6)换指:线平行,左手握线一端,右手小指、环指与中指握住线另一端,腾空右手拇指和示指。右手拇指从下方将左手线向右拉至右手线右下方;用右手示指和拇指捏住左手线头,向下翻转成结后;左手重新握住左手线头,两手交叉拉紧结扎线,成第二结
外科结打法		(1)持线:线平行。右手示指与拇指捏住线一端,呈"孔雀手势",指尖朝内。左手中指与拇指捏住线另一端,呈"兰花手势",指尖朝外。分别挑线 (2)挑线:左手挑出线后旋向外下方,右手挑出线后旋向外下方 (3)打结:挑出线后,两手拉线成第一结 (4)第二结同右手示指结

续表

操作步骤	具 体 内 容
器械打结法	（1）持线：左手持左侧线端，右手握持针器，将持针器置于两线间 （2）正绕线：将持针器顺时针绕左手线一圈 （3）夹线：持针器绕线后夹住右侧线头 （4）打结：持针器顺线走向适度拉紧结扎线，成第一结 （5）松钳：成结后，松开持针器，两侧线均不用力，避免牵拉第一结，将持针器置于两线间 （6）反绕线：将持针器逆时针绕左手线一圈 （7）夹线：持针器绕线后夹住右侧线头 （8）打结：持针器顺线走向拉紧结扎线，成第二结
剪线	左手将双线并拢提起，右手持剪，将剪刀近尖端微微张开，顺着缝合线向下滑至线结的上缘，再将剪刀向上倾斜适当的角度，然后将缝合线剪断，做到"顺、滑、斜、剪"

五、重点内容提示

（1）无论用何种方法打结，相邻两个单结的方向必须相反，否则易打成假结或滑结而松动。

（2）两手用力均匀一致，否则可能导致两种结果：滑结；牵拉，甚至撕裂、撕脱结扎组织等。

（3）打结线后收紧时要求三点（即两手用力点与结扎点）成一直线，两手的反方向力量相等，每一结均应放平后再拉紧。

（4）结扎时，两手的距离不宜离线结处太远，特别是深部打结时，最好用一手指按线结近处，徐徐拉紧，用力缓慢、均匀。用力过猛或突然用力均易将线扯断或未扎紧而滑脱。

（5）打第二结扣时，注意第一结扣不要松弛，必要时助手予以固定。

（6）埋在组织内的结扎线头，在不引起松脱的原则下剪得越短越好。丝线、棉线一般留 1～2 mm，但如果为较大血管的结扎，保留线头应稍长；肠线保留 3～4 mm；不锈钢丝保留 5～6 mm，并应将线头扭转，埋入组织中；皮肤缝合后的结扎线的线头留 1 cm，以便拆线。

（7）打结时，要选择质量好、粗细合适的线。结扎前将线用生理盐水浸湿，因线湿后能增加线间的摩擦力，增加拉力，而干线易断。

六、能力检测

（1）外科常用的结扎种类有哪些？
（2）外科常用的打结方法有哪些？
（3）为何会出现假结或滑结？
（4）何时用多重结或外科结？

（周建军）

第四节　切　　开

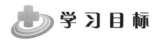

学习目标

1. 掌握:切开的操作步骤。

2. 熟悉:切开的操作准备。

3. 了解:切开的操作目的。

一、准备

1. 物品及设备准备　手术刀柄 1 把,手术刀片 1 枚,持针器 1 把,器械盘 1 个,切开练习模型 1 具。

2. 操作者准备

(1) 戴好口罩、帽子。

(2) 穿手术衣,戴无菌手套。

二、步骤

操作步骤		具体内容
皮肤切口的选择和切开原则	切口距离病变最近	切开后能从最短距离和最佳视野显露患处,有利于手术操作
	切口损伤要小	任何切口对组织都有损伤,应尽量避开重要血管、神经通过处,以免切断损伤
	便于切口延长	有时术中操作需将切口延长,因而皮肤切口选择时应考虑便于术中切口延长
	切口要足够大	切口应有足够长度,有利于病变组织显露和手术操作
	有利于术后功能、外形恢复	关节部位切口应避免垂直通过,以免术后瘢痕形成影响关节活动
	顺皮纹切开	面部、颈部切口应顺应皮纹或皱纹进行,也可顺轮廓线切开
组织切开的要求及方法	手术刀选择适当	不同部位组织切开时应选择大小、型号适当的手术刀,刀刃必须锋利
	持刀方法正确(见本章第一节)	根据切开部位、切口长短、手术刀大小,选择正确的执刀方法
	运刀得当	切开时术者用左手示指、拇指固定切口部位,必要时可由助手协助固定切口处皮肤。切入皮肤时,一般垂直下刀、水平走行、垂直出刀、用力均匀,不可偏斜,一次性切开皮肤和皮下组织,不应多次切割和斜切。切开带毛发部位时,应顺毛根方向切入,以减少术后秃发

续表

操作步骤		具 体 内 容
组织切开的要求及方法	注意保护切口	切开腹部皮肤和皮下组织或其他较大切口后,为减少切口污染,可将两块无菌巾或纱布垫用组织钳或布巾钳固定于皮下组织层;手术时间较长时,可将无菌巾或纱布垫缝于皮下组织层
	防止损伤正常组织	对于体型较瘦者,避免用力过大,以防切入过深损伤深部组织或器官,重要部位更应仔细切割,防止"滑刀"和"偏刀"。切开腹膜时应采取保护措施以防损伤内脏和大网膜
组织切开操作流程		(1)做好标志:所有的切口均应在预定切口区用深色笔画标记线,以求准确 (2)固定皮肤:小切口由术者用拇指和示指在切口两侧固定。较长切口由术者和助手在切口两侧或上下固定皮肤 (3)切开皮肤:做长切口时,术者和助手各用左手掌尺侧缘以掩盖皮肤的干纱布垫,相对应地压住切口两侧皮肤,并稍用力向两侧轻轻牵引,使皮肤平整、易于切开。下刀时刀刃面应与皮肤垂直 (4)切开皮下组织、止血:切开皮下组织、止血后,用无菌治疗巾覆盖切口创缘四周,以避免深部组织受污染 (5)切开深部组织:切开时应防止损伤深部组织器官,如切开胸膜或腹膜时,要防止器官损伤,再次手术时,胸腔或腹腔内常有粘连,更应注意

三、重点内容提示

(1)确定切口的部位、形态和长度,需要时先在皮肤表面标记,以求准确。

(2)切开前固定皮肤。

(3)切开时手术刀刃面应与皮肤垂直,不可偏斜(某些整复手术的切皮例外)。

(4)到达深层组织时必须防止对血管、神经、内脏的损伤,如切开腹膜时不可损伤肠管等。

(5)任何皮肤切口应以下刀后一次切完为佳,如此可减少组织损伤。

(6)使用电刀和光刀必须注意防止有关的意外事故(如易燃物爆炸、电流和激光对人体的损伤)。

(7)切开皮肤应用电刀或光刀进入深层组织时,控制要得当,做到既能使切开的组织充分止血,又要防止组织过分"焦化",造成不利于伤口愈合的后果。

四、能力检测

(1)皮肤切口的选择和切开原则分别是什么?

(2)切开操作如何做到运刀得当?

(周建军)

第五节　止　血

学习目标

1. 掌握：止血的操作步骤及方法、适应证及禁忌证。
2. 熟悉：止血的操作准备。
3. 了解：止血的操作目的。

一、适应证与禁忌证

1. 适应证

(1) 压迫及填塞止血法适用于较为广泛的创面渗血；较大血管出血暂时无法找到或显露出血点时，可先采用压迫止血法，辨明出血的血管后，再进行结扎止血或缝扎止血等。

(2) 活动性出血可采用钳夹止血法，若效果不佳，可用结扎止血法。

(3) 较大血管出血时，钳夹出血血管断端后，可采用结扎或结扎加缝扎止血法。

(4) 电凝止血法适用于皮下组织、内脏组织等部位的小血管出血，也适用于不易用血管钳钳夹和(或)结扎的渗血。

(5) 止血带止血法适用于四肢手术的临时止血，如手、前臂或足部手术，还适用于四肢大血管出血的急救止血。

2. 禁忌证

(1) 电凝止血法不适用于较大血管的止血。

(2) 当患者患有恶性肿瘤或感染时，如需使用止血带，不宜使用驱血带或用手挤压患处排血，以防止恶性肿瘤细胞或细菌挤入血液中，引起扩散。

(3) 肢体血液循环不良时，如血管损伤、血管闭塞性疾病、静脉血栓形成、严重动脉硬化等，应避免使用止血带。

(4) 前臂及小腿因双骨之间有动脉和静脉，止血带效果常不理想。

二、准备

1. 物品及设备准备

(1) 急救包、纱布垫、干纱布、生理盐水、止血药物、绷带。

(2) 血管钳、持针器、针、手术丝线、线剪。

(3) 单极电凝镊、双极电凝镊。

2. 操作者准备　着装整洁。

三、步骤

操作步骤		具 体 内 容
压迫及填塞止血法		（1）一般创面出血，用干纱布直接压迫创面数分钟，即可控制出血 （2）渗血较多时，可将纱布垫浸于 50～60 ℃无菌生理盐水中，拧干后填塞压迫出血创面 3～5 分钟，即可控制渗血 （3）大量出血致病情危急时，可用碘仿纱条或干纱布填塞压迫止血，待病情好转（一般 3～7 天）后再逐步取出，在取出过程中应注意再出血 （4）局部药物止血法：采用可吸收止血纱布填塞或压迫出血、渗血处，或采用止血药物以达到止血目的。常用的止血药物有吸收性明胶海绵、羧甲基纤维素纱布及从中草药中提取的止血粉等 （5）骨髓腔或颅骨出血时，可用骨蜡封闭止血
钳夹止血法		（1）根据血管大小不同和血管位置深浅不同选用不同的血管钳 （2）仔细辨认出血的血管断端，如因出血较多无法看清时，可用吸引器吸尽积血，用血管钳准确地钳夹出血血管断端，即可止血，再进行结扎止血或缝合结扎止血
结扎止血法	单纯结扎止血法	先用血管钳尖部钳夹出血点，然后将丝线绕过血管钳下的血管（出血点）和周围少许组织，结扎止血。结扎时，持钳者应先抬起钳柄，当结扎者将缝合线绕过血管钳后，下落钳柄，将钳尖部翘起，并转向结扎者，显露结扎部位，方便结扎者打结。当第一道结收紧后，应撤去血管钳，将结进一步收紧，再打第二道结。遇到重要血管时，在打好第一道结后，应在原位稍微松开血管钳，以便第一道结进一步收紧，然后再夹住血管，打第二道结乃至第三道结
	缝扎止血法	适用于较大血管或重要部位血管出血。先用血管钳钳夹出血血管断端及周围少许组织，然后缝合针穿过血管断端和组织一并结扎，可行单纯缝扎或"8"字形缝扎
电凝止血法		电凝止血法利用高频电流凝固小血管止血，实际上是利用电热作用使血管凝结炭化。它是目前临床上常用的止血方法之一。一般分为单极和双极电凝两种，单极电凝多用于皮肤等软组织的切开和止血；双极电凝多用于神经外科手术的切开和止血
止血带止血法		止血带止血法是外科常用的四肢止血方法之一，广泛用于外科手术和急救的临时止血。止血带以充气式止血带最好，在紧急情况下，也可使用橡皮管、绷带或三角巾等替代。止血带的位置在靠近伤口的最近端。止血带压力以能止住血为度。止血带使用时要标注使用时间，每隔 1 小时放松 10 分钟，连续使用不超过 4 小时

四、重点内容提示

1. 填塞止血 填塞止血时，应注意取出时间，过早可再度出血，过晚易发生感染。应详细记录填塞纱布的数量及填塞部位。

2. 钳夹止血

（1）钳夹止血时不要夹住过多的周围组织，以免造成组织坏死过多，影响伤口愈合。

（2）结扎线绕过血管钳后，将钳放平，钳尖朝上，等钳下打好第一结后慢慢松钳，松钳后第一结需进一步拉紧,再打第二结。

（3）出血血管两个断端都应钳夹,并进行结扎止血或缝扎止血,如为小血管出血可用电刀止血。

3. 结扎止血

（1）当无法辨认血管或出血较多,影响手术野时,可先用纱布压迫或用吸引器吸尽积血,再用血管钳钳夹出血血管断端,尽可能一次夹住,不应盲目乱夹,以免损伤其周围组织。

（2）大、中血管应先分离一小段,用血管钳引两根线,分别结扎血管两端（近端和远端）,于两根线的中间剪断血管,再分别结扎或缝扎一次。或用两把血管钳夹住血管两端（近端和远端）,中间切断之,再分别结扎或缝扎两次,或结扎加缝扎各一次。

（3）结扎血管必须牢靠,避免滑脱,引起大出血。

（4）较大血管出血应予以缝扎加结扎或双重结扎止血。

（5）血管钳的尖端应朝上,以便于结扎。

（6）撤出血管钳时钳口不宜张开过大,以免撑开或可能带出部分打在钳头上的线结,或牵动结扎线撕断结扎点而造成出血。

（7）深部打结时,应在原位打结,动作要轻柔,以免拉断血管而引起大出血。

4. 止血带止血

（1）不能将止血带直接绑在皮肤上,而必须在绑止血带的部位垫数层衬垫,以防止止血带损伤局部组织。止血带应避免绑在上臂中、下1/3部位,以免压迫桡神经。

（2）应尽量缩短止血带的使用时间,气囊止血带必须在术前开始充气。每次使用时止血时间不应超过60分钟,如需继续使用或手术仍未结束,则应松开止血带10分钟,待循环恢复后,再重新上止血带。使用止血带时必须记录绑上与松开止血带的时间和压力,定时通知相关人员（如手术医生或接诊医生等）。

五、能力检测

（1）压迫止血法的适应证有哪些?

（2）撤出血管钳的方法有哪些?

（3）电凝止血法的适应证有哪些?

（周建军）

第六节 局部麻醉

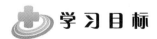
学习目标

1. 掌握:表面麻醉、局部浸润麻醉的麻醉方法。

2. 熟悉:区域阻滞、神经阻滞的麻醉方法。

3. 了解:局部麻醉的概念。

局部麻醉是指用局部麻醉药（简称局麻药）暂时阻断某些周围神经的冲动传导,使这

Note

些神经所支配的区域产生麻醉作用,简称局麻。

一、局麻方法

1. 表面麻醉　适用于眼、鼻、咽喉、气管、尿道等处的浅表手术。滴入法用于眼,涂敷法用于鼻,喷雾法用于咽喉、气管,灌入法用于尿道。常用穿透力强的局麻药如 $1\%\sim2\%$ 丁卡因或 $2\%\sim4\%$ 利多卡因。因睑结膜和角膜组织柔嫩,故滴眼用 $0.5\%\sim1\%$ 丁卡因。为达到满意的麻醉效果,可多次给药,每次间隔 5 分钟。

2. 局部浸润麻醉　适用于体表手术和有创性检查的麻醉。操作方法:先在手术切口线一端进针,针的斜面向下刺入皮内,注药后形成橘皮样隆起,称皮丘。将针拔出,在第一个皮丘的边缘再进针,形成第二个皮丘,重复上述操作,在切口线上形成皮丘带。再分层注射,由皮丘按解剖层次向四周及深部组织注射局麻药,即可切开皮肤和皮下组织。此操作方法的目的是让患者只在第一针刺入时有痛感,即一针技术。常用麻醉药物为 0.5% 普鲁卡因或 $0.25\%\sim0.5\%$ 利多卡因。

重点内容提示:①注入组织内的药液应有一定容积,局麻药在短时间内加压注入,可在组织内形成张力,借水压作用使药液与神经末梢广泛而均匀地接触,从而增强麻醉效果。②为避免用药量超过一次限量,应降低药液浓度。③每次注药前都要回抽注射器,以免注入血管内。④实质脏器和脑组织等无痛觉,不需注药。⑤药液中含 1:(20 万～40 万)浓度的肾上腺素可延缓局麻药的吸收,延长局麻药作用时间。

3. 区域阻滞麻醉　适用于体表的短小手术,如乳房良胜肿瘤的切除术、头皮手术等。用药同局部浸润麻醉。优点:①可避免刺入肿瘤组织;②局部药液浸润后,一些小的肿块仍可被扣及,不增加手术难度;③不会因注药而使手术区的局部解剖难以辨认。

4. 神经阻滞麻醉　在神经干、丛、节的周围注射局麻药,阻滞其冲动传导,使其所支配的区域产生麻醉作用,称神经阻滞麻醉。

1) 臂丛神经阻滞麻醉　适用于肩关节及上肢的手术,可在肌间沟、锁骨上和腋窝三处进行,分别称为肌间沟径路、锁骨上径路和腋径路。阻滞时必须将局麻药注入鞘膜内才能见效。

(1) 肌间沟径路:患者取仰卧位,头偏向对侧,手臂紧贴身侧使肩下垂。从环状软骨做一水平线,其与肌间沟的交点为穿刺点,此处相当于第 6 颈椎横突水平。针头在穿刺点皮肤垂直进针,刺破椎前筋膜时有突破感,然后向内下方进入少许。当针触及臂丛神经时,患者常诉异感,此时回抽若无血液或脑脊液,即可注射局麻药。一般用 1.3% 利多卡因 25 mL。

(2) 锁骨上径路:患者取仰卧位,在患侧肩下垫一薄枕,头偏向对侧,以充分显露颈部。麻醉者站在患者头侧,确定锁骨中点后,在锁骨中点上 1 cm 处进针,并向后、内、下方推进,当患者诉有放射到手指、腕或前臂的异感时即停止前进,回抽如无血液或空气,可注入药液。如未遇到异感,针尖进入 1～2 cm 深度时将触及第一肋骨,可沿第一肋骨的纵轴向前后探索,出现异感后注药,即可阻滞臂丛神经。

(3) 腋径路:患者取仰卧位,剃去腋毛,患肢外展 90°,前臂再向上屈曲 90°,呈行军礼姿势。麻醉者站在患侧,先在腋窝处触及腋动脉搏动,再沿动脉走向向上触及胸大肌下缘腋动脉搏动消失处,略向下取动脉搏动最高点为穿刺点。操作时右手持针头,左手示指和中指固定皮肤和动脉,在穿刺点与皮肤垂直方向刺入。当刺破鞘膜有较明显的落空感时,即停止进针。松开手指,见针头随动脉搏动而摆动,表示针尖在腋鞘内。回抽无血液后注入药液 25～30 mL。在注射时压迫注射点的远端,有利于药液向腋鞘近心端扩散,可增强对肌皮神经的阻滞。

并发症:肌间沟径路和锁骨上径路可引发喉返神经麻痹、膈神经麻痹和霍纳综合征。如穿刺不当,锁骨上径路可引发气胸,肌间沟径路可引起高位硬膜外阻滞,或药液意外注入蛛网膜下腔而引起全脊椎麻醉。

2)颈神经丛阻滞麻醉　适用于颈部手术,如甲状腺腺瘤摘除术、甲状旁腺摘除术和气管切开术等。包括深丛和浅丛阻滞麻醉。

(1)深丛阻滞麻醉。

①颈前阻滞麻醉法:患者取仰卧位,头转向对侧,胸锁乳突肌和颈外静脉交叉点附近为第4颈椎横突,用手指按压可摸到此横突。在此水平刺入 2～3 cm 可触及横突骨质,回抽无血液和脑脊液后,注入局麻药液 10 mL。

②肌间沟阻滞麻醉法:同臂丛神经阻滞麻醉的肌间沟径路法,但穿刺点为肌间沟尖端,刺过椎前筋膜后,不需寻找异感,注入局麻药液 10 mL 后压迫肌间沟下方,以避免药液下行而阻滞臂丛神经。

(2)浅丛阻滞麻醉:患者取仰卧位,头转向对侧,取胸锁乳突肌后缘中点为穿刺点,垂直进针至皮下后注射 1％利多卡因 6～8 mL;或在此点先注射 3～4 mL,再沿胸锁乳突肌后缘向头侧和尾侧各注射 2～3 mL。

并发症:浅丛阻滞麻醉的并发症很少见。深丛阻滞麻醉的并发症:①局麻药毒性反应:因颈部血管丰富,吸收较快,如意外注入椎动脉,药液可直接进入脑内。②药液意外注入蛛网膜下腔或硬膜外间隙。③膈神经麻痹。④喉返神经麻痹。⑤霍纳综合征。

3)肋间神经阻滞麻醉　适用于胸壁和腹壁手术以及术后镇痛。

患者取侧卧位或俯卧位,上肢外展,前臂上举。先确定要阻滞神经所处位置的肋骨,再用左手示指将皮肤轻轻上移,右手持注射器在肋骨近下缘处垂直刺入至触及肋骨骨质,松开左手,针头随皮肤下移。将针再向内刺入,滑过肋骨下缘后再刺入 0.2～0.3 cm,回抽无血液或空气后注入局麻药液 3～5 mL。

并发症:①气胸;②局麻药毒性反应,因药液误注入肋间血管,或阻滞多根肋间神经时用药量过大和吸收过快所致。

4)指(或趾)神经阻滞麻醉　用于手指(或脚趾)手术。指神经阻滞麻醉可在手指根部或掌骨间进行。趾神经阻滞麻醉参照指神经阻滞麻醉法。

(1)指根部阻滞麻醉:在指根的背侧部进针,向前滑过指骨至掌侧皮下,术者用手指抵于掌侧可感到针尖,此时后退针尖 0.2～0.3 cm,注入 1％利多卡因 1 mL,再退针至进针点皮下注药 0.5 mL。同法注射手指另一侧。

(2)掌骨间阻滞麻醉:针从手背部刺入掌骨间,直达掌面皮下。随着针头的推进和拔出,注入 1％利多卡因 4～6 mL。

在手指、脚趾等处使用局麻药时禁忌加用肾上腺素,注药量也不能太多,以免血管收缩或受压而引起组织缺血坏死。

二、能力检测

(1)局部浸润麻醉操作中的关键点有哪些?

(2)区域阻滞麻醉的优点有哪些?

(3)肋间神经阻滞麻醉的并发症有哪些?

(周建军)

第七节 缝 合 术

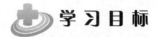 学习目标

1. 掌握:缝合的操作步骤及方法、适应证及禁忌证。
2. 熟悉:缝合的基本原则。
3. 了解:缝合的概念。

缝合是将已经切开或外伤断裂的组织、器官进行对合或重建其通道,恢复其功能。缝合是保证良好愈合的基本条件,也是重要的外科手术基本操作技术之一。不同部位的组织器官需采用不同的方式进行缝合。

一、适应证与禁忌证

1. 适应证 手术切口和适宜一期缝合的新鲜伤口。

2. 禁忌证 污染严重或已化脓感染的伤口。

二、准备

1. 物品及设备准备 缝合线:1、4、7号丝线若干(供术者选择)。外科常规腹部缝合针数套,手术刀一把,无齿镊、有齿镊各一把。持针器一把,小直血管钳两把,线剪一把。消毒手套。

2. 操作者准备 按照无菌原则,穿手术衣,戴口罩,帽子,洗手,戴手套。

3. 患者准备 告知缝合的目的,暴露伤口。

三、步骤

操作步骤	具 体 内 容
进针	缝合时左手执有齿镊,提起皮肤边缘,右手执持针器,在距皮缘1~1.2 cm处进针,用腕臂力由外旋进,顺针的弧度刺入皮肤,经皮下从切口对侧的皮肤穿出,使切口两侧缝合的组织对等,有利于愈合
拔针	用有齿镊捏住针的前端,顺针的弧度外拔,同时执持针器从针后部顺势前推
出针、夹针	当针要完全拔出时,阻力已很小,可松开持针器,用镊子夹针继续外拔,持针器迅速转位夹住针体前部,顺势将针完全拔出,将持针器和所夹住的缝合针一并交给器械护士。缝合线由第一助手打结、第二助手剪线,完成缝合步骤

Note

续表

操作步骤		具 体 内 容
缝合	单纯缝合法	(1) 单纯间断缝合法:最常用。常用于皮肤、皮下组织、腹膜及胃肠道等的缝合 (2) 单纯连续缝合法:优点是节省用线和时间,常用于腹膜缝合及胃肠道和血管等的吻合缝合 (3) "8"字形缝合法:实际上是两个间断缝合,结扎较牢固且可节省时间,常用于缝合腱膜及缝扎止血 (4) 连续扣锁缝合法:又称毯边(锁边)缝合法,闭合及止血效果较好,常用于胃肠道吻合时的后壁全层缝合
	内翻缝合法	(1) 垂直褥式内翻缝合法:又称 Lembert 缝合法。分间断与连续两种,常用的为间断法。在胃肠及肠肠吻合时用以缝合浆肌层 (2) 水平褥式内翻缝合法:间断水平褥式内翻缝合法(Halsted 缝合法)用以缝合浆肌层或修补胃肠道小穿孔。连续水平褥式内翻缝合法(Cushing 缝合法)多用于缝合浆肌层。连续全层水平褥式内翻缝合法(Connell 缝合法)多用于胃肠吻合时缝合前壁全层。荷包口内翻缝合法用于埋藏阑尾残端、缝合小的肠穿孔或固定胃、肠、膀胱、胆囊造瘘等引流管
	外翻缝合法	(1) 间断水平褥式外翻缝合法 (2) 间断垂直褥式外翻缝合法 (3) 连续外翻缝合法
	减张缝合法	缝合处组织张力大、全身情况较差时,为防止切口裂开可采用此法,主要用于腹壁切口的减张。缝合线选用较粗的丝线或不锈钢丝,在距离创缘 2~2.5 cm 处进针,经过腹直肌后鞘与腹膜之间至对侧并穿过腹直肌后鞘向皮外出针,以保证层次的准确性,亦可避免损伤脏器。缝合间距 3~4 cm,所缝合的腹直肌后鞘或筋膜应较皮肤稍宽,使其承受更多的切口张力,有利于切口的愈合。结扎前将缝合线穿过一段橡皮管或纱布做的枕垫,以防皮肤被割裂,结扎时切勿过紧,以免影响血液循环
	皮内缝合法	可分为皮内间断及皮内连续缝合两种,皮内缝合应用眼科小三角针、小持针器及 0 号丝线。缝合要领:从切口的一端进针,然后交替经两侧切口边缘的皮内穿过,一直缝到切口的另一端穿出,最后抽紧,两端可做蝴蝶结或纱布小球垫。常用于外露皮肤切口的缝合,如颈部甲状腺手术切口。其缝合的好坏与皮下组织缝合的密度、层次对合有关。如切口张力大时,皮下缝合对拢欠佳,不应采用此法。此法缝的优点是对合好,拆线早,愈合瘢痕小,美观

四、重点内容提示

1. 进针 适当的边距和针距不仅决定缝合后伤口的美观,还影响伤口的愈合。

2. 拔针 无论开始时用镊子捏住缝合针前端还是之后用迅速反转的持针器夹持针体,拔针时均要顺缝合针的弧度拔出,避免强硬操作造成损伤。

3. 出针 出针前用反转的持针器夹住针体以便顺针的弧度拔出。出针后将持针器和所夹持的缝合针一并交给器械护士,避免缝合针失落而增加不必要的寻找时间。

4. 夹针 如果操作者时间宽裕,可在将持针器和缝合针递还器械护士时,使持针器夹在针体的中、后 1/3 交界处,便于完成下一针缝合线的穿线。

145

五、能力检测

(1) 缝合的适应证是什么?

(2) 缝合的禁忌证是什么?

(3) 为什么在可能情况下尽量先用较细丝线或少用丝线?

(4) 结扎过紧或过松会出现什么情况?

(5) 连续缝合的优点和缺点是什么?

(周建军)

第八节 清 创 术

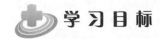 学 习 目 标

1. 掌握:清创术的目的、适应证及禁忌证。

2. 熟悉:清创术的操作准备、操作步骤。

3. 了解:清创术的概念。

清创术是用外科手术的方法,清除开放伤口内的异物,切除坏死、失活或严重污染的组织,缝合伤口,使之尽量减少污染,甚至变成清洁伤口,达到一期愈合,有利于受伤部位的功能和形态的恢复。

一、适应证与禁忌证

1. 适应证

(1) 伤后 6～8 小时以内。

(2) 伤口污染较轻,伤后不超过 12 小时。

(3) 头面部伤口,一般在伤后 24～48 小时,争取清创后一期缝合。

2. 禁忌证 污染严重或已化脓感染的伤口。

二、准备

1. 物品及设备准备

(1) 一般器械:普通清创缝合器械包。

(2) 特殊器械及材料:吻合血管时应备精细器械和无损伤针线;骨折时应准备内固定器材、夹板或石膏绷带;四肢严重损伤时应备橡皮止血带或气囊止血带;手外伤伴有骨折时应备咬骨钳、克氏针、螺丝钉等物品。

2. 操作者准备 按照无菌原则,穿手术衣,戴口罩、帽子,洗手,戴手套。

3. 患者准备

(1) 术前对患者进行全面检查,特别是检查患者意识情况、生命体征,注意患者是否合并颅脑损伤、心肺损伤及腹部脏器严重的损伤。如存在这些严重的情况,首先应抢救

Note

生命,暂缓实施清创术。

（2）如患者存在休克,应首先治疗休克,快速开通静脉予以输液、输血,患者一般情况好转后再行清创术。如患者休克是由伤口出血造成,可在抗休克的同时进行止血、清创、包扎等治疗。

（3）如伤口较大、污染较严重,需要预防性应用抗生素。

三、步骤

操作步骤	具体内容
清洗皮肤	用无菌纱布覆盖伤口,再用汽油或乙醚擦去伤口周围皮肤的油污,更换覆盖伤口的纱布,用软毛刷蘸消毒肥皂水刷洗皮肤,然后用清水冲净。油污不易除掉时,可用汽油进行擦洗。刷洗时勿让水进入伤口内,刷洗范围距伤口 30 cm 以上为宜。如此刷洗伤口周围 2～3 遍后,用无菌干纱布擦拭干净
清洗伤口	去掉覆盖伤口的纱布,以生理盐水冲洗伤口,用消毒镊子或小纱布球轻轻除去伤口内的污物、血凝块和异物
皮肤消毒、铺无菌巾	用 0.1% 活力碘消毒伤口周围皮肤达创缘 20 cm,消毒时注意勿使消毒液进入伤口内,以免加重伤口内组织损伤。消毒完毕操作者更换手套,术区铺盖无菌巾
麻醉	根据患者受伤部位、手术时间长短选择适当的麻醉方式。伤口较小、手术时间短的患者可选用局部浸润麻醉或区域阻滞麻醉;伤口较大、手术时间长的患者可选用全身麻醉
清理伤口	仔细检查伤口,进一步了解伤情,判断肌腱、骨骼、重要神经、血管等是否有损伤。对浅层伤口,可切除伤口周围不平整皮肤缘 0.2～0.5 cm,切面止血,消除血凝块和异物,切除失活组织和明显挫伤的创缘组织(包括皮肤和皮下组织等),并随时用无菌生理盐水冲洗。对深层伤口,应彻底切除失活的筋膜和肌肉(肌肉切面不出血,或用镊子夹捏不收缩者,表示已坏死),但不应将有活力的肌肉切除,以免切除过多影响功能。为了处理较深部伤口,有时可适当扩大伤口和切开筋膜,清理伤口,直至伤口比较清洁,显露血液循环较好的组织。如同时有粉碎性骨折,应尽量保留骨折片;已与骨膜游离的小骨片则应予以清除
再次冲洗伤口	失活组织清理后,用生理盐水冲洗伤口 2 遍,彻底去除组织碎屑、残渣。污染较严重的伤口,可先用 0.1% 氯己定(洗必泰)冲洗创面或用 0.1% 氯己定纱布湿敷创面数分钟,然后用生理盐水冲洗,以减少厌氧菌感染。操作者更换手套,重新覆盖无菌巾,并更换已用过的手术器械
修复伤口	根据污染程度、伤口大小和深度等具体情况,决定伤口是开放还是缝合,是一期缝合还是延期缝合。未超过 12 小时的清洁伤口可一期缝合;大而深的伤口,在一期缝合时应放置引流条;污染重的或部位特殊而不能彻底清创的伤口,应延期缝合,即在清创后先于伤口内放置凡士林纱布条引流,待 4～7 天后,如伤口组织红润、无感染或水肿,再行缝合。头、面部血液循环丰富,愈合力强,损伤时间虽长,只要无明显感染,仍应争取一期缝合。缝合伤口时,不应留有无效腔,张力不能太大。对重要的血管损伤应修补或吻合;对断裂的肌腱和神经干应修整缝合。显露的神经和肌腱应以皮肤覆盖;开放性关节腔损伤应彻底清洗后缝合;胸、腹腔的开放性损伤应在彻底清创后,放置引流管或引流条

Note

续表

操作步骤	具 体 内 容
包扎固定	覆盖敷料,包扎固定。如进行血管、神经、肌腱缝合修复,可应用夹板或石膏进行肢体外固定,使缝合的组织处于松弛状态
术后处理	根据全身情况输液或输血。合理应用抗生素,防止伤口感染,促使炎症消退。注射破伤风抗毒素;如伤口深、污染重,应同时肌内注射气性坏疽抗毒血清。抬高伤肢,促使血液回流。注意伤肢血液循环、伤口包扎松紧是否合适、伤口有无出血等。一般应根据引流物情况,在术后24～48小时内拔除伤口引流条。伤口出血或发生感染时,应立即拆除缝合线,检查原因,进行处理

四、重点内容提示

(1) 清创前充分了解患者整体情况,如果存在生命体征不稳定,需要先行抢救。

(2) 清创时评估患者的耐受能力,必要时同时给予输液甚至输血。

五、能力检测

(1) 清洗皮肤时,是否需要更换覆盖伤口的无菌纱布? 若需要,何时更换?

(2) 清创过程中,大块游离骨片是否需要清除?

(3) 血管、神经等重要组织清创的原则是什么?

(4) 皮肤清创、清除失活组织时,是否应尽量保留软组织以避免伤口出血?

(5) 受伤达12小时的严重污染伤口,应采取什么措施?

(6) 面颊部开放性损伤,受伤后12小时就诊,应如何进行局部处理?

(周建军)

第九节 换 药 术

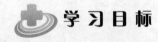 学 习 目 标

1. **掌握**:换药的目的、适应证。

2. **熟悉**:换药的操作准备、操作步骤。

3. **了解**:特殊伤口的处理。

换药又称更换敷料,包括检查伤口、除去脓液和分泌物、清洁伤口及覆盖敷料。换药是预防和控制创面感染,消除妨碍伤口愈合的因素,促进伤口愈合的一项重要外科操作。

一、适应证与禁忌证

1. 适应证

(1) 无菌手术及污染性手术术后(3～4天),检查伤口局部愈合情况,观察伤口有无感染。

（2）手术后可能有伤口出血、渗血，或外层敷料已被血液或渗出液浸透。

（3）位于肢体的伤口包扎后出现患肢水肿、胀痛、皮肤颜色青紫、局部有受压情况。

（4）伤口内放置的引流物需要松动、部分拔出或全部拔除。

（5）伤口已化脓感染，需要定时清除坏死组织、脓液和异物。

（6）伤口局部敷料松脱、移位、错位，或包扎、固定失去应有的作用时。

（7）外科缝合伤口已愈合，需要拆除切口缝合线。

（8）需要定时局部外用药物治疗时。

（9）手术前创面准备，需要对其局部进行清洁、湿敷。

（10）各种瘘管致漏出物过多。

（11）大、小便污染或鼻、眼、口分泌物污染、浸湿附近伤口敷料。

2. 禁忌证 无绝对禁忌证。

二、准备

1. 物品及设备准备 治疗碗（盘）2 个，有齿镊、无齿镊各 1 把或血管钳 2 把，探针 1 个，手术剪 1 把。2％碘酊和 75％乙醇棉球或碘伏，生理盐水，棉球若干，引流物或根据伤口所选择的药物、敷料。胶布、剪刀、汽油或松节油、棉签。必要时备酒精灯、火柴、穿刺针。根据伤口需要酌情备用胸腹带或绷带。

2. 操作者准备

（1）了解伤口的情况。

（2）换药地点选择：可在病房，最好在专用的换药室进行换药，保证光线充足、空气新鲜、温度适宜。换药前半小时内不要扫地，避免室内尘土飞扬。

（3）决定换药顺序，避免交叉感染。原则：先无菌，后感染；先缝合，后开放；先感染轻，后感染重；先一般，后特异。

（4）按照无菌原则，常规戴口罩、帽子，剪短指甲，清洁双手，有条件可戴手套。如为大面积烧伤和特殊感染的伤口换药，必须穿手术衣、戴手套，严格执行消毒隔离制度。操作者如在当天有无菌手术，术前一般不应给感染伤口换药，可请其他医生代行。

3. 患者准备 患者知晓换药的目的，采取最舒适且伤口暴露最好的体位，避免着凉。如伤口较复杂或疼痛较重，可适当给予镇痛或镇静药物以解除患者的恐惧及不安。

三、步骤

操作步骤	具 体 内 容
去除敷料	用手取外层敷料，再用镊子取下内层敷料及外引流物；与伤口粘着的最里层敷料应先用生理盐水湿润后再揭去，以免损伤肉芽组织或引起创面出血
清洁伤口	用两把镊子清洁伤口，一把镊子接触伤口，另一把镊子接触敷料作为传递。用碘伏或乙醇消毒伤口周围的皮肤。用生理盐水棉球清洗创面，轻蘸吸去分泌物或脓液，由内向外，注意移除伤口内异物、线头、死骨及腐肉等。棉球一面用后，可翻过来用另一面，然后弃去。不得用擦洗过创面周围皮肤的棉球蘸洗创面。严禁将纱布、棉球遗留在伤口内。在换药过程中，假如需用两把镊子（或钳子）协同把沾有过多生理盐水或药液的棉球拧干一些时，必须使相对干净侧（左手）的镊子位置在上，而使接触伤口侧（右手）的镊子位置在下，以免污染

续表

操作步骤	具 体 内 容
冲洗伤口	分泌物较多且创面较深时,宜用生理盐水冲洗,如坏死组织较多可用消毒溶液冲洗。每天换药 2～3 次。如需放置引流,应先用探针或镊子探测创腔方向、深浅和范围,然后用探针或镊子送入油纱布、浸过乳酸依沙吖啶的纱布或其他引流条。进入时应当松紧适宜,过松不利于引流,过紧则影响组织生长愈合
处理肉芽组织	高出皮肤或不健康的肉芽组织可用剪刀剪平,或先用硝酸银棒烧灼,再用生理盐水中和;或先用纯苯酚腐蚀,再用 75％的乙醇中和。肉芽组织有较明显水肿时,可用高渗盐水湿敷
覆盖敷料	一般无严重感染的平整创面,用凡士林纱布敷盖即可。感染严重的伤口,可用 0.05％苯扎溴铵、0.02％醋酸氯己定等洗涤或湿敷,亦可用黄连软膏、去腐生肌散等中药外敷。化脓伤口可用优锁溶液洗涤或湿敷。特异性感染伤口可用 0.02％高锰酸钾溶液湿敷
固定敷料	覆盖无菌纱布,用胶布或绷带固定

四、重点内容提示

(1) 严格遵循无菌操作原则。

(2) 换药后伤口内引流物既要利于引流,又要不影响组织生长。

(3) 特殊感染伤口的敷料和器械在换药后需要特殊处理。

五、能力检测

(1) 多个换药操作的先后原则是什么?

(2) 揭去敷料时,是用手揭去还是用镊子揭去敷料? 为什么?

(3) 用胶布固定敷料时应注意什么?

(4) 双手执镊操作时,应注意什么?

(5) 换药时发现伤口局部红肿范围大,并触到硬结,甚至波动,应如何处理?

(6) 肉芽过度生长的创面该如何处理?

(周建军)

第十节 拆 线

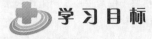 学习目标

1. 掌握:拆线的操作步骤及方法、适应证及禁忌证。

2. 熟悉:拆线的操作准备。

3. 了解:拆线的概念。

拆线是指在手术后一定时间拆除伤口的缝合线,是利于伤口愈合的一项基本技术。

一、适应证与禁忌证

1. 适应证

（1）已到拆线时间的手术切口，局部及全身无异常表现，切口愈合良好。

（2）伤口术后有明显感染时，应提前拆线。

2. 禁忌证 遇到下列情况时，应延迟拆线。

（1）严重贫血、营养不良，轻度恶病质。

（2）严重水、电解质紊乱尚未纠正。

（3）老年人及婴幼儿。

（4）有胸部、腹部切口，咳嗽无法控制时。

二、准备

1. 物品与设备准备

（1）一次性无菌橡胶手套1副（遇传染病患者时准备）。

（2）口罩1副，帽子1个。

（3）无菌换药包，镊子2把。

（4）润滑剂（如液状石蜡）1包、肥皂水、凡士林。

（5）无菌拆线剪刀、无菌敷料、绷带、胶布、碘伏棉球若干等。

2. 操作者准备

（1）核对患者姓名，查阅病历，了解患者的伤口情况。

（2）向患者说明拆线过程和目的，消除患者顾虑。

（3）引导患者进入操作室，请无关人员回避。

（4）戴帽子、口罩。

（5）常规外科手消毒，必要时戴手套。

3. 患者准备

（1）嘱患者采取舒适体位，利于暴露伤口，冬天应注意保暖（人文关怀）。

（2）小儿患者颜面部的多针精细缝合伤口拆线，须在适当的场所由麻醉医生在短暂的辅助麻醉（如丙泊酚麻醉）下施行。

三、步骤

操作步骤	具 体 内 容
确定体位	根据患者具体病情采取舒适体位，便于暴露伤口
去除敷料	顺切口走行揭开外层敷料，最内层敷料应该用镊子夹持后去除，把敷料放在污物盘内，暴露缝合伤口
消毒切口或伤口	（1）取两把镊子，一把接触患者的伤口，另一把接触换药碗并传递消毒物品。在消毒过程中使镊子的头部最低 （2）用消毒棉球由内向外擦拭伤口及周围皮肤5～6 cm两遍；一般部位用乙醇或碘伏棉球消毒，颜面部、会阴部、黏膜、婴幼儿皮肤可用0.1%苯扎溴铵棉球或碘伏棉球消毒 （3）浸湿缝合线线头，使线头不粘在皮肤上

续表

操作步骤	具体内容
检查伤口	检查伤口是否牢固愈合,确定后再行拆线
拆线	(1) 操作者左手用镊子夹住线头,轻轻向上提起,使埋于皮肤的缝合线一小段露出 (2) 用剪刀插进线结下空隙,紧贴皮肤,将由皮内拉出的缝合线剪断,将线向线结方向轻轻拉出 (3) 一般可先间断拆除,待伤口愈合良好后拆除其余缝合线
覆盖敷料	伤口用消毒棉球再擦拭一遍,盖无菌敷料,用胶布固定,固定的方向应该和躯干长轴垂直,长短适中

四、重点内容提示

(1) 拆线时间要根据患者年龄、病情、伤口部位、局部血液供应情况等决定。一般头面部、颈部术后 4~5 天拆线(重睑手术、除皱手术在手术后 7 天左右拆线),下腹部、会阴部术后 6~7 天拆线,胸部、上腹部、背部、臀部术后 7~9 天拆线,四肢术后 10~12 天拆线(关节部位及复合组织游离移植手术在术后 10~14 天拆线),减张缝合 14 天以上拆线。青少年患者可适当缩短拆线的时间,年老、营养不良、糖尿病、慢性疾病者及切口张力较大者可延迟拆线时间,也可根据患者的实际情况先间断拆线。

(2) 遇到有明显缝合线反应的伤口,在达到拆线时间的情况下,可以拆除反应明显的缝合线,用碘伏棉球或医用乙醇棉球外敷伤口,再覆盖无菌敷料,以后每日换药一次,待伤口生长良好后拆除其余缝合线。

(3) 拆线时应在线结下方剪线,并向线结所在侧抽线,以免拉裂伤口。

(4) 拆线后 1~2 天应观察伤口情况及是否有裂开,如遇愈合不良或裂开则用蝶形胶布拉拢并保护伤口至伤口愈合;拆线后局部敷料酌情保留适当时间再解除。

(5) 拆线后医生需向患者本人或家属、家长明确交代注意事项,如起居饮食、洗澡时间、制动休息、复诊时间等。

五、能力检测

(1) 拆线有何临床意义?

(2) 拆线是一次性拆除所有缝合线吗?为什么?

(3) 影响拆线时间的主要因素有哪些?

(4) 剪线时可以在缝合线的中间或线结的对侧进行吗?为什么?

（周建军）

第十一节　体表肿块切除术

学习目标

1. 掌握：体表肿块切除术的操作步骤及方法、适应证及禁忌证。
2. 熟悉：体表肿块切除术的操作准备。
3. 了解：体表肿块的概念。

体表肿块是指来源于皮肤、皮肤附件、皮下组织等浅表软组织的肿块，部分为肿瘤，常需施行肿块切除术。本节所介绍的体表肿块切除术限于一般部位的良性肿块，主要包括皮肤良性肿块和皮下良性肿块。

一、适应证与禁忌证

1. 适应证

（1）皮肤良性肿块，如非感染性皮脂腺囊肿、黑痣、皮肤乳头状瘤、皮肤纤维瘤、毛细血管瘤等。

（2）皮下良性肿块，如脂肪瘤、纤维瘤、皮样囊肿、海绵状血管瘤等。

上述体表肿块逐渐生长，影响功能、美观，合并压迫症状及有癌变倾向时均应尽早手术。

2. 禁忌证

（1）恶性体表肿块如皮肤癌、脂肪肉瘤、黑色素瘤、纤维肉瘤等。

（2）严重凝血功能障碍。

（3）年老体弱，合并脏器功能障碍或衰竭。

二、准备

1. 物品及操作设备

（1）一次性无菌橡胶手套 2 副，肿块较大估计出血较多时，备洗手衣、手术衣各 2 套。

（2）口罩 2 副、帽子 2 个。

（3）5 mL、20 mL 注射器各 1 具。

（4）5 mL 2% 利多卡因注射液 2 支，5 mL 灭菌注射用水 2 支。

（5）无菌敷料、胶布、碘伏棉球或乙醇棉球若干、生理盐水等。

（6）小扩创包，包内有治疗碗 1 个，弯盘 1 个，有齿镊、无齿镊各 1 个，手术剪刀、手术刀、组织钳 2 把、持针器 1 把、血管钳若干把、圆针 1 个、三棱针 1 个、缝合线若干。

（7）吸引器。

2. 操作者准备

（1）核对患者姓名，查阅病历，了解病情。

（2）向患者说明操作过程，消除患者顾虑。

（3）引导患者进入手术室。

Note

153

（4）戴帽子、口罩。

（5）常规外科手消毒。

3．患者准备

（1）让患者采取适宜的体位,以利于暴露切口。

（2）小儿患者应在适宜的场所,由麻醉医生在短暂的辅助麻醉(如丙泊酚麻醉)下加局部浸润麻醉后施行。

（3）术区备皮,即清洁皮肤、剔除毛发。

（4）可用笔标记肿块体表投影及切口。

（5）合并感染者需控制感染后施行。

三、步骤

操作步骤		具 体 内 容
确定体位		根据患者肿块具体部位采取舒适而有利于肿块暴露的卧位或坐位
消毒铺巾		（1）术者戴无菌手套 （2）用消毒棉球由内向外擦拭拟手术切开周围皮肤最少15 cm范围,消毒3遍;一般部位用乙醇或碘伏棉球消毒,颜面部、婴幼儿皮肤可用0.1％苯扎溴铵棉球或碘伏棉球消毒 （3）遵循无菌原则铺手术孔巾
肿块切除	皮肤良性肿块的切除	用1％利多卡因做局部浸润麻醉后,以肿块为中心,沿皮纹方向做梭形切口,切开皮肤处皮下与肿块应有间隙,其宽度还应以缝合后皮肤平整为度。切开皮肤,露出肿块侧壁并沿其壁钝锐结合向四周游离,有疣的患者以露出皮下组织为度。注意不可残留肿块组织,完整分离肿块,注意基底有血管时及时钳夹结扎,移除肿块
	皮下良性肿块的切除	用1％利多卡因做局部浸润麻醉后,在肿块表面沿皮纹方向做切口,长度应与肿块长度一致。如果肿块隆起明显,估计切除肿块、缝合皮肤后,切口松弛明显,易有积液,故也可采取梭形切口。逐层切开皮肤、皮下组织,显露肿块表面,在其表面与皮下之间做钝锐分离,游离肿块四周,直至基底,发现血管时及时钳夹并牢固结扎,完整切除肿块
创面处理		严密止血,必要时用生理盐水冲洗创腔,乙醇消毒伤口,1号或4号丝线间断分层缝合皮下组织、皮肤。切口较浅时,皮下组织与皮肤一起缝合。肿块较大、术后残腔大时,需安置橡皮条引流,从切口引出
覆盖敷料		用消毒棉球再擦拭伤口一遍,盖无菌敷料,用胶布固定,四肢肿块必要时用绷带加压包扎。安返病房

四、重点内容提示

（1）严格无菌操作。

（2）若局部组织血液循环丰富,可于局麻药中加入少量肾上腺素或应用止血带。

（3）面部肿块的切除可采用类似整容手术的方法施行。

（4）多发性对称性脂肪瘤是多发性脂肪瘤分类的一种,表现为头颈胸区域无包膜脂肪组织的沉积,边界不清,向周围正常肌肉及筋膜间隙蔓延,并与皮下正常脂肪连续,不易切净,故手术仅强调达到美容效果,不以完全切除为目的。

（5）良性肿块的游离尽量沿组织间隙操作，以减少组织损伤；若仅为组织病理学检查，则切口不宜过大。

（6）较大的肿块术后创腔一般放置橡皮引流条或引流管，引流条一般于术后 24 小时拔除，引流管酌情于 24～72 小时拔除。

（7）通过肉眼很难确认肿块性质，有时其大体形态极像良性肿块，但病理学检查结果却是恶性肿瘤，故术后肿块应常规送检。

（8）术中要彻底止血，消灭无效腔，术后加压包扎，引流通畅，防止血肿及渗出液积聚。

（9）由于此类切口为Ⅰ类切口，术后不宜应用抗生素。

（10）表皮样囊肿、皮脂腺囊肿的手术，应取以囊肿与皮肤相连处为中心的梭形切口，将肿块与该部分皮肤一起切除；囊性肿块分离时应特别小心，囊壁较薄易破，应完整切除，否则易复发和囊液外溢产生污染。如果破损，应及时清理，并用过氧化氢溶液及生理盐水冲洗；如果术前合并感染，需先控制炎症，明显好转后手术。

（11）黑痣切除时应包括周围正常皮肤，怀疑恶变者需切除周围正常皮肤 3 cm，并将全层皮肤切除。

五、能力检测

（1）黑痣的手术指征有哪些？
（2）肿块切除后的换药如何实施？
（3）囊性肿块切除需注意什么？

（周建军）

第十二节　脓肿切开术

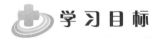
学 习 目 标

1. 掌握：脓肿切开术的操作步骤及方法、适应证及禁忌证。

2. 熟悉：脓肿切开术的操作准备。

3. 了解：脓肿切开术的重点内容提示。

软组织急性化脓性感染导致组织液化、坏死，形成脓肿，可伴有全身中毒症状，而脓肿切开术是其有效的治疗方法。任何抗生素的治疗都替代不了脓肿切开术。

一、适应证与禁忌证

1. 适应证

（1）浅表局部有红、肿、热、痛等急性炎症表现，波动感试验阳性。

（2）深部脓肿在压痛明显处经穿刺抽出脓液。

（3）口底蜂窝织炎、手部感染及其他特殊部位的感染局部张力大或疼痛剧烈，脓液虽

Note

未聚集成明显脓肿,但应及早切开排出炎性渗出物,降低压力,减轻疼痛。

2. 禁忌证

(1)炎症早期脓液未形成。

(2)结核性脓肿无混合感染。

(3)昏迷或无自制能力。

二、准备

1. 物品及设备准备

(1)一次性无菌橡胶手套 2 副,洗手衣、手术衣各 1 套。

(2)口罩 1 副、帽子 1 个。

(3)5 mL、10 mL、20 mL 注射器各 1 具,10 cm 长针头。

(4)5 mL 2％利多卡因注射液 2 支,5 mL 灭菌注射用水 2 支。

(5)凡士林纱布、无菌敷料、胶布、碘伏棉球、乙醇棉球、3％过氧化氢溶液、生理盐水等。

(6)脓肿切开包(包内有治疗碗 2 个,有齿镊、无齿镊各 1 个,手术剪刀、手术刀、血管钳各 1 把)。

2. 操作者准备

(1)核对患者姓名,查阅病历,术前仔细询问病史,并做穿刺和必要的鉴别诊断,明确诊断。

(2)告知患者手术过程,消除患者顾虑。

(3)引导患者进入手术室,请无关人员回避。

(4)戴帽子、口罩。

(5)常规外科手消毒。

3. 患者准备

(1)让患者采取适宜的体位,以便暴露手术切口。

(2)深部脓肿、多发性脓肿、全身情况较差者,应注意改善全身状况,如纠正贫血和水、电解质平衡失调等。

三、步骤

操作步骤	具体内容
确定体位	根据患者具体病情采取适宜的体位,以便暴露手术切口
消毒	操作者常规手术刷手,戴无菌手套,碘伏棉球常规术区消毒,如脓肿未破溃,由内向外擦拭消毒,如果已破溃则由外向内进行,范围要超过脓肿周围皮肤 15～20 cm,消毒 3 遍
铺手术孔巾	略
麻醉	成人患者,若是浅部脓肿,可用 1％利多卡因对切口表面皮肤行局部浸润麻醉;若是深部脓肿,可行神经阻滞麻醉,如臂丛神经阻滞麻醉(上肢)或腰麻(下肢)。小儿可采用氯胺酮或丙泊酚麻醉,辅以局麻或神经阻滞麻醉

续表

操作步骤		具体内容
切开排脓		安装尖头手术刀片,并用反挑式执刀法切开皮肤,切口大小应该至少到脓肿边缘
	浅部脓肿	于波动最明显、位置最低处做切口,而未形成波动者于肿胀最显著处做切口。左手拇指、示指置于脓肿两侧固定,切开皮肤、皮下组织直达脓腔,如脓腔不大,切口最好达脓腔边缘;脓腔较大时,则在脓腔两侧切开做对口引流。切开后,手指伸入脓腔,如有间隔组织,可轻轻将其分开,使成单一的空腔,以利排脓。必要时可以轻轻挤压脓肿周围,尽量排脓,但重要区域如危险三角区不宜挤压
	深部脓肿	先用带长针头的注射器在压痛最明显部位局部穿刺,抽取脓液后留针。切开皮肤、皮下组织,顺针头的方向用血管钳钝性分离肌层,到达脓腔后,用吸引器吸脓,将脓腔充分切开,手指伸入脓腔使其成一单腔
冲洗脓腔		去除所有脓液,先用 3% 过氧化氢溶液冲洗,然后用生理盐水冲洗。可以用过氧化氢溶液和生理盐水反复冲洗脓腔至清亮
置引流条或引流管		根据脓肿大小与深度放置凡士林纱布条引流或引流管引流。一般用凡士林纱布条按顺序填塞脓腔,松紧度以不出血为准
覆盖敷料		切口覆盖干无菌敷料,用胶布固定。安返病房

四、重点内容提示

（1）局部麻醉时勿将麻药注入脓腔内,防止炎症扩散,严格无菌操作。

（2）切口方向应根据脓肿部位,与相应部位重要血管、神经走行方向平行,以免损伤。

（3）对浅部脓肿,取切口时还可用尖刀将脓肿切开一小口,再用反挑的方法由里向外延长脓壁,排出脓液。根据脓肿大小,在血管钳引导下向两端延长切口,达到脓腔边缘,把脓肿完全切开,但不要切至脓肿范围以外红肿的部位。如浅部脓肿较大,或因局部解剖关系不宜做大切口,可以做对口引流,使引流通畅。

（4）表浅脓肿切开后常有渗血,若无活动性出血,一般用凡士林纱布条填塞压迫脓腔即可止血,不要用血管钳钳夹,以免损伤组织。

（5）切开深部脓肿前,应注意邻近重要组织的解剖关系,尤其对神经和血管,切勿损伤。如:腋窝脓肿,要注意腋动、静脉和臂丛神经;股内侧脓肿,应注意股动、静脉和股神经;腘窝脓肿,要注意腘动、静脉和胫神经。

（6）放置引流条时,应把凡士林纱布条的一端放到脓腔底,不要放在脓腔口阻塞脓腔,影响引流。引流条的外段应予摊开,使切口两边缘全部分开,不要只注意分开切口的中央部分,以免切口两端过早愈合,使引流口缩小,影响引流。

（7）对浅部脓肿,术后 2 天轻轻取出全部填塞敷料,更换抗菌纱布,换药直到脓肿闭合且完全修复为止。对深部脓肿,术后第 2 天换药,松动脓腔内引流条,以后每次换药时,根据脓液减少情况逐步拔出引流条,并剪除拔出部位,直到完全拔出为止。

（8）深部脓肿在排脓后根据病情同时做病灶清除。

五、能力检测

（1）面部切口要注意什么?

（2）关节部位脓肿如何取切口？

（3）脓腔引流纱布的作用是什么？如何应用？

（4）为了排脓，脓肿切开时是否可以挤压脓肿周围？

（5）凡士林纱布和生理盐水纱布各有什么作用？

（周建军）

第四章　内科常用诊疗操作技能

第一节　胸腔穿刺术

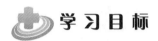 学习目标

1. 掌握：胸腔穿刺术的操作步骤及方法、适应证及禁忌证。
2. 熟悉：胸腔穿刺术的操作准备。
3. 了解：胸腔穿刺术的操作目的。

胸腔穿刺术又称胸膜腔穿刺术,简称胸穿,是指借助穿刺针直接从胸壁刺入胸膜腔抽取积液或气体的一项诊疗技术。

一、适应证与禁忌证

1. 适应证

(1) 大量胸腔积液、血胸或气胸,有压迫症状,影响呼吸和循环功能。

(2) 诊断性穿刺。

(3) 脓胸。

(4) 需胸腔内药物灌注治疗。

2. 禁忌证

(1) 胸膜广泛粘连。

(2) 穿刺局部皮肤有炎症。

(3) 反复剧烈咳嗽难以定位。

(4) 凝血功能障碍。

(5) 严重心肺功能不全,极度衰弱不能耐受。

(6) 精神异常等不能配合。

二、准备

1. 物品及设备准备

(1) 胸腔穿刺包1个。

(2) 无菌手套、口罩各1副,帽子1个。

(3) 2%利多卡因注射液5 mL(1支)及消毒用品。

Note

（4）5 mL、20 mL、50 mL 注射器各 1 具。

（5）胶布 1 卷，盛器、量杯、弯盘各 1 个，无菌试管数支（留取常规、生化、细菌培养、病理标本），无菌胸腔引流管及引流瓶各 1 个。

（6）500 mL 生理盐水 1 瓶、胸腔内注射所需药品。

（7）靠背椅 1 把。

2. 操作者准备

（1）核对患者姓名，查阅病历及相关辅助检查资料。

（2）了解患者精神状态，测血压、脉搏，检查胸部。

（3）向患者说明穿刺的目的和大致过程，消除患者顾虑。

（4）清洁双手（双手喷涂消毒液或外科手消毒）。

（5）戴帽子、口罩。

3. 患者准备

（1）穿刺时根据患者情况采取适当体位，如半卧位、仰卧位、侧卧位，根据体位选择适宜穿刺点。

（2）操作过程中患者若感头晕、恶心、心悸、呼吸困难、气短、胸部有压迫感或剧痛等不适，及时告知医护人员。

（3）对精神紧张者，可于术前半小时给予地西泮（安定）10 mg，或可待因 0.03 g 以镇静镇痛。

（4）嘱患者在穿刺过程中切勿咳嗽、深呼吸或说话，必要时以手示意通知手术医生。

三、步骤

操作步骤	具体内容
确定体位	嘱患者入室，多取坐位，反骑坐于椅子上，两手交叉抱臂，置于椅背，头枕前臂上，使肋间隙增宽；不能坐者，可采取半卧位，患侧前臂上举，两手抱于枕部
确定穿刺点	穿刺点选在胸部叩诊实音最明显或呼吸音消失的部位。一般活动方便者常取患侧肩胛线或腋后线第 7～8 肋间；活动不便者选患侧腋中线第 6～7 肋间或腋前线第 5 肋间为穿刺点。气胸排气一般选在患侧锁骨中线第 2～3 肋间。包裹性积液可结合 X 线或超声检查定位确定。穿刺点上应做标记
消毒铺巾	在拟穿刺部位用碘伏自内向外消毒皮肤 2 遍，消毒范围直径最少为 15 cm。由助手打开胸腔穿刺包，戴无菌手套，铺无菌孔巾，可加用无菌敷料覆盖孔巾有孔部位。术前检查包内物品是否齐全：12 号或 16 号带有乳胶管的胸腔穿刺针、小镊子、血管钳、输液夹子、纱布、孔巾
局部麻醉	术者核对麻药名称及药物浓度，助手撕开一次性使用 5 mL 注射器包装，术者取出注射器，助手掰开麻药安瓿，术者抽取麻药 2～3 mL，自皮肤至壁层胸膜以 1% 利多卡因做局部浸润麻醉。麻醉皮肤局部应有皮丘，注药前应回抽，观察无血液、胸腔积液后，方可推注麻药。如穿刺点为肩胛线或腋后线，沿下位肋骨上缘进麻醉针；如穿刺点位于腋中线或腋前线，则取两肋之间进针

续表

操作步骤	具 体 内 容
穿刺	（1）检查穿刺针与抽液用注射器的连接，关闭两者之间的开关以保证闭合紧密不漏气 （2）术者左手示指与中指固定穿刺部位皮肤，右手持针经麻醉处垂直刺入胸壁，待针头抵抗感突然消失时，示针尖已穿过胸膜壁层，打开开关使其与胸腔相通，即可抽放胸腔积液，留样送检（50～100 mL）或胸腔内注药 （3）其间助手用血管钳协助固定穿刺针，以防刺入过深损伤肺组织 （4）注射器抽满后，关闭开关排出液体至量杯内，记抽液量 （5）做诊断性胸穿时，可直接用 20 mL 或 50 mL 注射器及适当针头进行 （6）对于恶性胸腔积液，可胸腔内注射抗肿瘤药物或硬化剂诱发化学性胸膜炎，使脏层与壁层胸膜粘连，闭合胸腔。具体操作：抽液后，将药物用 20～30 mL 生理盐水稀释后注入，并回抽胸腔积液后再推入，反复 2～3 次，嘱患者卧床 2～4 小时，并不断变换体位，使药物在胸腔内均匀涂布
术后处理	抽液完毕后拔出穿刺针，用碘伏消毒穿刺点，覆盖无菌纱布，指压穿刺点数分钟，用胶布固定，清点器械并送供应室。测定脉搏、血压、呼吸，再次胸部检查，如无异常，安返病房，嘱患者（半）卧位休息至少 30 分钟并观察术后反应

四、重点内容提示

（1）严格无菌操作，避免胸腔继发感染。

（2）穿刺前应检查穿刺针与抽液用注射器连接后是否通畅、漏气。穿刺前与穿刺针连接的乳胶管先用血管钳夹住或保证开关闭合。

（3）操作中及操作后要防止空气进入胸腔，始终保持胸腔负压。操作中术者左手固定穿刺点皮肤，右手持穿刺针沿肋骨上缘缓慢刺入至阻力突然消失，将注射器接上，松开血管钳，抽吸胸腔积液，助手协助用血管钳固定穿刺针，并配合松开或夹紧乳胶管。

（4）诊断性抽液 50～100 mL 即可；抽气、放液不宜过快、过多，首次一般不超过 600～800 mL（交通性、张力性气胸除外），以后每次不超过 1000 mL；疑为化脓性感染者，每次抽净为止，且用无菌试管留取标本，做细菌培养加药敏试验；找肿瘤细胞时，至少及时送检 100 mL。

（5）穿刺或放胸腔积液时若流出不畅，可将穿刺针稍移动或稍变换体位。

（6）术中密切观察患者，如有气短、头晕、心悸、出汗、脉搏加快、面色苍白、胸部有压迫感或剧痛、晕厥等胸膜反应，或出现连续性咳嗽、咳泡沫痰等现象时，应立即停止操作，嘱患者平卧、吸氧，如发生休克，可皮下注射 1∶1000 肾上腺素 0.3～0.5 mL。

（7）应避免在第 9 肋间以下穿刺，以免穿透膈肌损伤腹腔脏器。

（8）放液前后均应测量脉搏、血压，检查胸部体征，必要时复查胸片，观察有无气胸、血胸、并发症。

五、能力检测

（1）临床上何种情况下采用胸穿？

（2）哪些情况不适于胸穿？

（3）胸穿前应告知患者什么？

（4）如何选择胸穿穿刺点及进针方法？

（5）胸穿中应注意什么？出现异常情况如何处理？

（6）胸穿时可能出现哪些并发症？

（巴特尔）

第二节　腹腔穿刺术

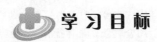 学习目标

1. 掌握：腹腔穿刺术的操作步骤及方法、适应证及禁忌证。

2. 熟悉：腹腔穿刺术的操作准备。

3. 了解：腹腔穿刺术的操作目的。

腹腔穿刺术又称腹膜腔穿刺术，简称腹穿，是借助穿刺针直接从腹前壁刺入腹膜腔的一项诊疗技术。

一、适应证与禁忌证

1. 适应证

（1）诊断性腹穿、腹腔灌洗。

（2）大量腹腔积液。

（3）腹腔脓肿。

（4）需腹腔内药物灌注治疗或腹腔积液浓缩再输入。

（5）胸部疾病需人工气腹者。

2. 禁忌证

（1）腹膜广泛粘连或有粘连包块。

（2）有肝性脑病先兆、棘球蚴病及巨大卵巢囊肿。

（3）严重肠梗阻。

（4）精神异常等不能配合。

（5）妊娠。

（6）凝血功能障碍。

二、准备

1. 物品及设备准备

（1）腹腔穿刺包1个。

（2）无菌手套、口罩各1副，帽子1个。

（3）2%利多卡因注射液5 mL（1支）及消毒用品。

（4）5 mL、20 mL、50 mL注射器各1具。

（5）胶布1卷，盛器、量杯、弯盘各1个，无菌试管数支（留取常规、生化、细菌、病理标本）。

（6）500 mL 生理盐水 1 瓶、腹腔内注射所需药品。

（7）腹带 1 副等。

2．操作者准备

（1）操作室消毒。

（2）核对患者姓名，查阅病历及相关辅助检查资料。

（3）测血压、脉搏，量腹围，检查腹部体征。

（4）向患者说明穿刺的目的和大致过程，消除患者顾虑。

（5）引导患者进入操作室，穿刺点体表定位，必要时超声下定位。

（6）清洁双手（双手喷涂消毒液或外科手消毒）。

（7）戴帽子、口罩。

3．患者准备

（1）穿刺前小便，以免刺伤膀胱。

（2）穿刺时根据患者情况采取适当体位，如半卧位、仰卧位、侧卧位。

（3）操作过程中患者若感头晕、恶心、心悸、呼吸困难等不适，及时告知医护人员。

三、操作步骤

操作步骤	具 体 内 容
确定体位	患者入室，通常采取仰卧位或者侧卧位，腹腔积液较少时采取患侧卧位
确定穿刺点	（1）左（右）下腹穿刺点：常用。一般选用脐与左（右）髂前上棘连线的中、外 1/3 交界处，此处可避免损伤腹壁下动脉、肠管 （2）下腹部正中旁穿刺点：脐与耻骨联合上缘连线的中点上方 1 cm、偏左或右 1～2 cm，此处无重要器官，穿刺较安全，且容易愈合 （3）侧卧位穿刺点：腹腔内少量积液的诊断性穿刺常选用。一般在脐水平线与腋前线交点处 （4）超声定位下的穿刺点：对于包裹性积液、积脓，超声定位后确定穿刺点
消毒铺巾	在拟穿刺部位用碘伏自内向外消毒皮肤 2 遍，消毒范围直径约为 15 cm。助手打开腹腔穿刺包，术者戴无菌手套，铺无菌孔巾，并用无菌敷料覆盖孔巾有孔部位。术前检查包内物品是否齐全：8 号或 9 号带有乳胶管的腹腔穿刺针、小镊子、血管钳、输液夹子、纱布、孔巾
局部麻醉	术者核对麻药名称及药物浓度，助手撕开一次性 5 mL 注射器包装，术者取出注射器，助手掰开麻药安瓿，术者抽取麻药 2 mL，自皮肤至腹膜壁层以 2％利多卡因做局部浸润麻醉。麻醉皮肤局部应有皮丘，注药前应回抽，观察无血液、腹腔积液后，方可推注麻药
穿刺	术者左手固定穿刺部位皮肤，右手持针经麻醉处垂直刺入腹壁，待针头抵抗感突然消失时，示针尖已刺过腹膜壁层，即可抽放腹腔积液、留样送检（20～100 mL）或腹腔内注药。诊断性腹穿可直接用 20 mL 或 50 mL 注射器及适当针头（一般 7 号）进行。做治疗性放液时，可用接有橡皮管的 8 号或 9 号针头穿刺，放液时可用输液夹调整速度，将腹腔积液引入容器中计量并送检查，此时需要助手协助
术后处理	抽液完毕后拔出穿刺针，用碘伏消毒穿刺点，覆盖无菌纱布，指压穿刺点数分钟，用胶布固定，并用腹带加压包扎腹部。清点器械并清洗后送供应室。测量腹围、脉搏、血压，再次腹部检查，如无异常，安返病房，嘱患者卧床休息并观察术后反应

Note

163

四、重点内容提示

（1）严格无菌操作，避免腹腔感染。

（2）术前嘱患者排尿，以防损伤膀胱。

（3）穿刺点选择应准确，左下腹穿刺点不可偏内，以免损伤腹壁下血管，但又不可偏外，以免伤及旋髂深血管。进针速度不宜过快，以免刺入漂浮在腹腔积液中的肠管。

（4）对腹腔积液较多者，穿刺针自穿刺点周围斜行方向刺入到达穿刺点皮下，然后再使穿刺针与腹壁垂直刺入腹膜腔，以防腹腔积液自穿刺点溢出。术后嘱患者平卧，也可减少穿刺孔腹腔积液外渗；如遇外渗，可用蝶形胶布拉紧压迫。

（5）放液不宜过快、过多，初次放液一般不超过 1000 mL，以后每次放液不超过 3000 mL，并在 2 小时以上的时间内缓慢放出。过多、过快放液可导致电解质紊乱，对于肝硬化患者可诱发肝性脑病。

（6）局限性积液、积脓排液时应在超声引导下进行。

（7）放液过程中要注意腹腔积液的颜色变化，如为血性者于取得标本后，应停止抽吸或放液。

（8）穿刺或放腹腔积液时若流出不畅，可将穿刺针稍移动或稍变换体位。

（9）大量放液后，需束以腹带，避免腹压骤降，内脏血管扩张引起血压下降或休克。

（10）术中密切观察患者，如有恶心、气短、头晕、心悸、脉搏加快或面色苍白等，应立即停止操作，并及时处理。放液前后均应测量腹围、脉搏、血压，检查腹部体征，观察病情变化。

五、能力检测

（1）临床上何种情况下采用腹穿？

（2）哪些情况不适于腹穿？

（3）腹穿前应告知患者什么？

（4）如何选择腹穿穿刺点？

（5）穿刺后出现穿刺点腹腔积液外溢时如何处理？如何预防？

（6）除注意无菌原则外，贯穿于腹穿始终的情形是什么？

（7）简述腹穿时通过的腹壁层次。

（巴特尔）

第三节　动脉穿刺术

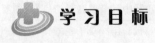 学习目标

1. 掌握：动脉穿刺术的操作步骤及方法、适应证和禁忌证。

2. 熟悉：动脉穿刺术的操作准备。

3. 了解:动脉穿刺术的操作目的。

一、适应证和禁忌证

1. 适应证

(1) 各种原因引起呼吸功能障碍、酸碱平衡紊乱时需采集动脉血进行检测。

(2) 危重患者需监测有创血压。

(3) 各种动脉内介入治疗或检查。

2. 禁忌证

(1) 有出血倾向为相对禁忌证。

(2) 周围皮肤炎症或动脉痉挛以及血栓形成。

二、准备

1. 物品及设备准备

(1) 碘伏棉签、手消毒液。

(2) 2 mL 或 5 mL 一次性注射器或血气专用注射器、无菌纱布、一次性治疗巾、无菌手套、无菌软木塞或橡胶塞。

(3) 肝素适量。

(4) 医疗废物桶、生活垃圾桶、锐器盒。

2. 操作者准备

(1) 洗手,戴帽子、口罩。

(2) 了解动脉穿刺的并发症、预防及处理措施。

(3) 向患者说明穿刺的目的和简要过程,消除患者顾虑。

3. 患者准备 协助患者取合适体位,暴露穿刺部位(股动脉穿刺:取仰卧位,下肢伸直略外展外旋)。

4. 环境准备 病室整洁、安静,温湿度适宜,光线充足,必要时用屏风或围帘遮挡。

三、步骤

操作步骤	具体内容
术前评估	评估患者的年龄、病情、治疗情况(包括给氧情况),意识状态、自理能力、心理状态及配合程度,穿刺部位的皮肤、血管情况及肢体活动度
核对解释	核对患者信息,向患者及家属解释动脉血标本采集的目的、方法、注意事项及配合要点
穿刺动脉选择	首选桡动脉,其次是股动脉、足背动脉,小儿也可选择头皮动脉
铺巾	铺治疗巾于穿刺部位下
消毒	常规消毒穿刺部位皮肤,消毒范围在 10 cm×10 cm 以上;常规消毒术者左手示指和中指或戴无菌手套

续表

操作步骤	具 体 内 容
穿刺采血	（1）普通注射器采血：用左手示指和中指触及动脉搏动最明显处并固定动脉于两指间，右手持注射器在两指间垂直或与动脉走向成45°角逆血流方向刺入动脉，见有鲜红色血液进入注射器，即以右手固定穿刺针的方向和深度，左手抽取动脉血至所需量 （2）动脉血气针采血：取出并检查动脉血气针，将血气针活塞拉至所需血量的刻度，血气针筒自动形成吸引等量血液的负压。穿刺方法同上，见有鲜红色回血，固定血气针，动脉血会自动充盈至预设刻度
拔针、按压	采血毕迅速拔出针头，局部用无菌纱布加压止血5～10分钟
标本处理	拔针后应观察注射器中有无气泡，如有气泡应立即垂直排出，将针尖斜面刺入橡皮塞或专用针帽，双手揉搓5秒以保证抗凝剂完全作用；在申请单上填写患者体温、吸氧方式和吸氧浓度，标本标记后及时送检
操作后处理	协助患者取舒适体位，告知相关注意事项；分类处理用物；洗手，摘口罩、帽子及记录

四、重点内容提示

（1）严格执行查对制度和遵循无菌操作原则。

（2）穿刺前应使患者处于情绪稳定状态，哭闹患儿呼吸平稳30分钟后采血。患者饮热水、洗澡、运动后30分钟采血。吸痰后20分钟、氧浓度改变后15分钟、呼吸机参数调节后30分钟采血。

（3）采集动脉血标本时，一般选择桡动脉或股动脉。桡动脉穿刺点为前臂掌侧腕关节上2 cm、动脉搏动明显处；股动脉穿刺点在腹股沟股动脉搏动明显处。股动脉穿刺时，患者取仰卧位，下肢伸直略外展外旋，以充分暴露穿刺部位。

（4）不同类型注射器使用时应注意：①普通注射器采血：穿刺前先抽吸肝素0.5 mL，转动针栓使整个注射器内均匀附着肝素，针尖向上推出多余液体和注射器内残留气泡；采血过程中保持针尖固定；采血量一般为1.0～1.5 mL。②动脉血气针采血：取出注射器，将针栓推到最底部，按不同规格注射器将针栓分别抽至所需刻度（1 mL注射器抽至0.6 mL，3 mL注射器抽至1.6 mL）。由于动脉压原因，血液流入空气从孔石排出，血液接触孔石后，孔石会遇湿封闭，血液停止流动，防止气泡产生。

（5）拔针后按压5～10分钟至不出血，注意观察局部情况，防止出血和发生血肿；有出血倾向者慎用或不选用深动脉穿刺，采血后应延长按压时间或加压止血。

（6）血气标本必须与空气隔绝，注射器内不要有空气，取血时不可抽拉注射器以免空气进入，如果有气泡应立即将针头向上竖直排出。血气标本如果混有气泡，无论是否搓匀都对血气值有影响，具体表现为pH值、PaO_2升高，$PaCO_2$下降。

（7）标本立即送检，一般从采集到检测不能超过30分钟，特殊情况下4 ℃冰箱冷藏不超过2小时。

（8）填写血气化验单时注明吸氧方式、吸氧浓度和体温。

五、能力检测

（1）试述动脉穿刺采血的常见并发症及预防措施。

（2）试述血气分析前的影响因素及预防措施。

（3）什么是 Allen 试验?

（巴特尔）

第四节　腰椎穿刺术

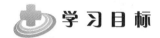学习目标

1. 掌握:腰椎穿刺术的操作步骤。

2. 熟悉:腰椎穿刺术的适应证、禁忌证,术中、术后注意事项。

3. 了解:腰椎穿刺术的并发症。

腰椎穿刺术简称腰穿,是神经内科应用非常普遍的检查,是通过穿刺第 3~4 腰椎间隙进入蛛网膜下腔放出脑脊液的技术。脑脊液(cerebrospinal fluid,CSF)是由侧脑室脉络丛产生的存在于脑室和蛛网膜下腔的无色透明液体,经室间孔进入第三脑室、中脑导水管和第四脑室,最后经第四脑室中间孔和两个侧孔流到脑和脊髓表面的蛛网膜下腔和脑池,通过脑脊液循环,保持动态平衡。正常脑脊液具有一定的压力、细胞成分和化学成分,当中枢神经系统发生病变时,脑脊液成分和压力可发生改变,通过腰椎穿刺脑脊液检查可了解这些变化。

一、适应证与禁忌证

1. 适应证

（1）诊断脑膜炎、脑炎、脑血管病、脑瘤等神经系统疾病。

（2）测定脑脊液压力和了解椎管有无梗阻。

（3）鞘内注射药物等。

2. 禁忌证

（1）穿刺部位皮肤和软组织有局灶性感染或有脊柱结核,穿刺时有可能将细菌带入蛛网膜下腔或脑内。

（2）颅内压明显增高,或已有脑疝先兆,特别是怀疑后颅凹占位性病变者,腰椎穿刺能促使或加重脑疝形成,引起呼吸骤停或死亡。

（3）休克等危重患者。

（4）脊髓压迫症,脊髓功能处于即将丧失的临界状态。

（5）血液系统疾病、应用肝素等药物导致出血倾向及血小板计数<50×10^9/L。

二、准备

1. 物品及设备准备

（1）腰椎穿刺包 1 个,内有腰椎穿刺针、测压管、无菌试管、纱布等。

（2）无菌手套、口罩各 2 副,帽子 2 个。

Note

（3）常规消毒治疗盘 1 套，内有消毒剂、麻醉剂（2%利多卡因注射液 1 支）、无菌棉签、5 mL 注射器 2 支及砂轮、胶布等。

（4）其他用物：鞘内注射药物、生理盐水 2 支、酒精灯、火柴，按需要准备培养管 1～2 支。

2. 操作者准备

（1）熟悉腰椎穿刺的操作步骤。

（2）了解患者病情和穿刺目的，核对适应证。

（3）询问有无药物（特别是局麻药）过敏史，查看血常规、凝血功能化验结果。

（4）向患者（或家属）介绍穿刺的必要性和可能的并发症，以取得配合。

（5）着装整洁，清洁双手（用外用消毒剂消毒或洗手），戴口罩、帽子。

3. 患者准备

（1）穿刺前排空大小便，在床上静卧 15～30 分钟。

（2）对不安、躁动和不能合作的患者可在镇静剂或基础麻醉下进行穿刺，需有专人辅助。

三、步骤

操作步骤	具 体 内 容
确定体位	患者去枕侧卧于硬板床上，背齐床沿，屈颈抱膝，使脊柱尽量前屈，以增加椎间隙宽度，利于穿刺
确定穿刺点	通常以双侧髂嵴最高点连线与后正中线的交会处为穿刺点，此处相当于第 3～4 腰椎间隙，有时也可上移或下移一个椎间隙
消毒铺巾	在拟穿刺部位用碘伏自内向外消毒皮肤 2 遍，消毒范围直径约为 15 cm。检查穿刺包有效日期，打开腰椎穿刺包（助手），戴无菌手套，检查穿刺包内物品是否齐全、腰椎穿刺针是否通畅，铺无菌孔巾，用胶布固定
局部麻醉	与助手核对麻药无误后，用 5 mL 注射器抽取 2%利多卡因注射液约 3 mL，再次确定穿刺部位，左手拇指、示指固定穿刺部位皮肤，右手用 2%利多卡因在穿刺点注射皮丘，然后自皮肤到椎间隙韧带逐层浸润麻醉。注射前应回抽，观察有无血液，方可推注麻药。拔针后用消毒纱布压迫片刻
穿刺	术者左手拇指固定住第 3 腰椎棘突，右手持腰椎穿刺针（套上针芯），沿第 3 腰椎棘突下方缓慢垂直进针（针头斜面向上，稍向头部），成人进针深度为 4～6 cm，儿童为 2～4 cm。当针头穿过韧带与硬脊膜时，有阻力突然消失的落空感，提示针尖已进入蛛网膜下腔，此时可将针芯缓慢抽出（以防脑脊液迅速流出，造成脑疝），见脑脊液流出后再将针芯插入
测压	放液前先接上测压管测量压力。接测压管前让患者放松身体，平静呼吸，双下肢和头部略伸展，接上测压管，可见液面缓慢上升，到一定平面后可见液平面随呼吸而波动，此时的读数即为脑脊液压力。正常侧卧位脑脊液压力为 70～180 mmH$_2$O（1 mmH$_2$O＝0.0098 kPa）或 40～50 滴/分。超过 200 mmH$_2$O 为颅内压升高。如脑脊液压力显著升高，则一般不放脑脊液，以防止脑疝发生

操作步骤	具体内容
压颈试验	也叫奎肯试验。若要了解脊髓蛛网膜下腔有无阻塞,可做此试验 （1）压颈试验前应先做压腹试验:用手掌深压腹部,脑脊液压力立即上升,解除压迫后压力迅速下降,说明穿刺针头确实在椎管内 （2）压颈试验:在测初压后,由助手先压迫一侧颈静脉约10秒,再压另一侧,最后双侧同时按压。正常时压迫颈静脉后,脑脊液压力迅速升高1倍左右,解除压迫后10~20秒,迅速降至原来水平,称为梗阻试验阴性,示蛛网膜下腔通畅;若压迫颈静脉后,脑脊液压力不升高,则为梗阻试验阳性,示蛛网膜下腔完全阻塞;若施压后压力缓慢上升,放松后又缓慢下降,示有不完全阻塞。颅内压增高或怀疑有后颅窝肿瘤者禁忌做此试验,以免发生脑疝
取液送检	撤去测压管,收集脑脊液3~5 mL于无菌试管中送检常规（第1管标本不能送检常规及细胞学检查）、生化、细胞学、病原学（革兰染色、墨汁染色）。如需做细菌培养,应将无菌试管口经酒精灯火焰灭菌,接取脑脊液,然后将管口及棉塞再通过酒精灯火焰灭菌后盖上棉塞。如需做鞘内注射,将药液缓慢注入
拔针固定	术毕,套入针芯,拔出穿刺针,用碘伏消毒穿刺点,覆盖无菌纱布,指压穿刺点数分钟,用胶布固定。嘱患者去枕平卧4~6小时,颅内压高者平卧12~24小时,告知患者卧床期间不可抬高头部,以免引起术后低颅压性头痛
术后处理	复测患者脉搏及血压,并观察术后反应,注意并发症,如有无头痛及穿刺点有无渗血、渗液。医疗垃圾分类处理;清洁双手,做好腰穿记录

四、重点内容提示

（1）严格掌握禁忌证,凡疑有颅内压升高者必须先做眼底检查,有明显视盘水肿或脑疝先兆者禁忌穿刺。患者处于休克、衰竭或濒危状态以及局部皮肤有炎症,颅后窝有占位性病变均列为禁忌。对于颅内压增高疑为炎性脑水肿所致者,可在腰穿前静脉快速滴注20%甘露醇250 mL,以减轻脑水肿、降低颅内压,然后再穿刺。腰穿过程中发现脑脊液压力过高时,在放脑脊液时应用部分针芯堵在针口处,以减慢滴出速度,预防发生脑疝。

（2）穿刺后嘱患者去枕平卧4~6小时,颅内压高者平卧12~24小时,继续观察患者情况及有无头痛、恶心、腰痛等反应。

（3）穿刺过程中出现脑疝症状时,如瞳孔散大、意识不清、呼吸节律改变,应立即停止放液。可向椎管内注入空气或生理盐水10~20 mL,或静脉快速滴注20%甘露醇250 mL,如脑疝不能复位,迅速行脑室穿刺引流及立即手术。

（4）防止低颅压性头痛:因穿刺针过粗或过早起床,脑脊液自穿刺孔处外漏所引起。患者站立时头痛加重,平卧后缓解,经1~3天可消失,长者可达7~10天。一旦发生,患者应平卧,多饮用盐水,或静脉点滴生理盐水500~1000 mL。

（5）操作过程中如患者出现呼吸、脉搏、面色异常,应立即停止操作,并做相应处理。

（6）鞘内给药时,应先放出适量脑脊液,然后以等量液体稀释药物后注入。

（7）如在第3~4腰椎间隙穿刺后损伤出血,可上移或下移一椎间隙穿刺,需重新麻醉。

（8）操作过程中要注重人文关怀,交代病情时态度和蔼,语言通俗易懂。

五、能力检测

（1）腰椎穿刺术的操作步骤是什么？

（2）从脑脊液外观怎样区分穿刺损伤？

（3）简述腰椎穿刺术的并发症及其防治措施。

（巴特尔）

第五节　骨髓穿刺术

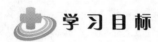

1. 掌握：骨髓穿刺术的操作步骤。

2. 熟悉：骨髓穿刺术的适应证、禁忌证，术中、术后注意事项。

3. 了解：骨髓穿刺术的并发症。

骨髓穿刺术是采集骨髓的一种常用技术。临床上骨髓穿刺常用于血细胞形态学检查，也可用于造血干细胞培养或移植、免疫学分析、细胞遗传学分析及病原微生物学检查等，以协助临床诊断、治疗、观察疗效和评价预后等。

一、适应证与禁忌证

1. 适应证

（1）血液系统相关恶性疾病的诊断及鉴别诊断。

（2）其他血液系统疾病的诊断，如各种原因不明确的贫血、粒细胞缺乏、血小板下降等骨髓增殖异常所导致的外周血象改变的相关血液系统疾病。

（3）部分恶性肿瘤的协助诊断，如多发性骨髓瘤、神经母细胞瘤等实体瘤的骨髓转移等。

（4）寄生虫病检查，如查找疟原虫、黑热病病原体等。

（5）骨髓液的细菌培养。

2. 禁忌证

（1）凝血功能异常的患者慎做或者禁做骨髓穿刺。

（2）穿刺部位有感染。

（3）晚期妊娠。

二、准备

1. 物品及设备准备

（1）骨髓穿刺包1个。

（2）无菌手套、口罩各2副，帽子2个。

（3）常规消毒治疗盘1套，内有消毒剂、麻醉剂（2％利多卡因注射液1支）、无菌棉签、5 mL 注射器 2 具及 20 mL 注射器 1 具,以及砂轮、胶布等。

(4)载玻片 10 张、推片 1 张。

(5)其他用物:酒精灯、火柴,按需要准备培养管 1~2 支等。

2. 操作者准备

(1)熟悉骨髓穿刺的操作步骤。

(2)了解患者的病情和穿刺目的,核对适应证。

(3)询问有无药物(特别是局麻药)过敏史,查看血常规、凝血功能化验结果。

(4)向患者(或家属)介绍穿刺的必要性和可能的并发症,以取得配合。

(5)着装整洁,清洁双手(用外用消毒剂消毒或洗手),戴口罩、帽子。

3. 患者准备

(1)穿刺前排空大小便,在床上静卧 15~30 分钟,根据穿刺部位采取适当体位。

(2)对不安、躁动或不能合作的患者可在镇静剂或基础麻醉下进行穿刺,需有专人辅助。

(3)凝血功能障碍者必须进行穿刺时,需提前给予血浆、血小板或相应凝血因子输注,复查相关结果,待相关指标正常后再实施。

三、步骤

操作步骤	具 体 内 容
确定体位	采用髂前上棘和胸骨穿刺时,患者取仰卧位;采用髂后上棘穿刺时,患者取侧卧位或俯卧位;采用腰椎棘突穿刺时,患者取坐位或侧卧位
确定穿刺点	(1)髂前上棘穿刺点:髂前上棘后 1~2 cm 处,该处骨面平坦,易于固定,操作方便,危险性小 (2)髂后上棘穿刺点:骶椎两侧、臀部上方突出的部位 (3)胸骨穿刺点:胸骨柄、胸骨体相当于第 1、2 肋间隙的部位。此处胸骨较薄,且其后有大血管和心房,穿刺时务必小心,以防穿透胸骨而发生意外。但由于胸骨的骨髓丰富,当其他部位穿刺失败时,仍需要进行胸骨穿刺。常用于低龄患儿 (4)腰椎棘突穿刺点:腰椎棘突突出的部位 (5)2 岁以下儿童亦可选胫骨粗隆前下方为穿刺替代部位
消毒铺巾	在拟穿刺部位用碘伏自内向外消毒皮肤 2 遍,消毒范围直径约为 15 cm。打开骨髓穿刺包(助手),戴无菌手套,铺无菌孔巾,用胶布固定。检查骨髓穿刺包内物品是否齐全;检查骨髓穿刺针与 20 mL 注射器是否完好配合,有无漏气
局部麻醉	与助手核对麻药无误后,用 5 mL 注射器抽取 2% 利多卡因注射液约 3 mL,再次确定穿刺部位,左手拇指、示指固定穿刺部位皮肤,用 2% 利多卡因在穿刺点做皮肤、皮下和骨膜麻醉。注意先水平进针,打一直径约为 0.5 cm 的皮丘,再垂直骨面一直麻醉到坚硬的骨膜。拔针后用消毒纱布压迫片刻
固定穿刺针长度	将骨髓穿刺针的固定器固定在适当的长度上。髂骨穿刺约为 1.5 cm,胸骨穿刺约为 1 cm

续表

操作步骤	具 体 内 容
穿刺	操作者左手拇指和示指固定穿刺部位,右手持骨髓穿刺针与骨面垂直刺入,若为胸骨穿刺则应与骨面成 30°～45°角刺入(穿刺针向头侧偏斜)。当穿刺针针尖接触坚硬的骨质后,沿穿刺针的针体长轴左右旋转穿刺针,并向前推进,缓缓刺入骨质(注意向下压的力量应大于旋转的力量,以防针尖在骨面上滑动)。当突然感到穿刺阻力消失,且穿刺针已固定在骨内时,表明穿刺针已进入骨髓腔。如果穿刺针尚未固定,则应继续刺入少许以达到固定为止
抽取骨髓液	拔出穿刺针针芯,接上干燥的 20 mL 注射器,用适当的力量抽取骨髓液。当穿刺针在骨髓腔时,抽吸时患者感到有尖锐酸痛,随即便有红色骨髓液进入注射器。抽取的骨髓液一般为 0.1～0.2 mL,若用力过猛或抽吸过多,会使骨髓液稀释。如果需要做骨髓液细菌培养,应在留取骨髓液计数和涂片标本后,再抽取 1～2 mL,用于细菌培养
	若未能抽取骨髓液,则可能是针腔被组织块堵塞或"干抽",此时应重新插上针芯,稍加旋转穿刺针或再刺入少许。拔出针芯,如果针芯带有血迹,再次抽取即可取得红色骨髓液。若仍未能抽取骨髓液,与患者沟通后可另选穿刺部位
涂片送检	(1) 将 20 mL 注射器水平移至载玻片上方,迅速将骨髓液滴在载玻片上,立即做有核细胞计数,助手立即制备骨髓液涂片数张。注意推片与载玻片成 30°～45°角,稍用力推开,制备的涂片应头、体、尾分明并有一定的长度,使细沙样浅肉色的骨髓小粒分布均匀
	(2) 同时应制备外周血涂片 2～3 张,一并送检
加压固定	骨髓液抽取完毕,重新插入针芯。左手取无菌纱布置于穿刺处,右手将穿刺针(稍旋转)拔出,并将无菌纱布敷于针孔上,按压 1～2 分钟后,用碘伏消毒穿刺点,覆盖无菌纱布,用胶布固定
术后处理	嘱患者卧床休息,避免剧烈活动;根据临床需要分送标本;清点器械,医疗垃圾分类处理;清洁双手,做好骨髓穿刺记录

四、重点内容提示

(1) 骨髓穿刺前应检查出血时间和凝血时间,有出血倾向者行骨髓穿刺术时应特别注意,严重凝血功能异常的患者禁止骨髓穿刺检查。

(2) 骨髓穿刺针和注射器必须干燥,以免发生骨髓细胞溶解。

(3) 穿刺针针头进入骨质后要避免过大摆动,以免折断穿刺针。胸骨穿刺时不可用力过猛、穿刺过深,以防穿透内侧骨板而发生意外。

(4) 穿刺过程中如果感到骨质坚硬,难以进入骨髓腔时,不可强行进针,以免断针,应考虑为石骨症的可能,及时行骨骼 X 线检查,以明确诊断。

(5) 做骨髓细胞形态学检查时,抽取的骨髓液不可过多,以免影响骨髓增生程度的判断、细胞计数和分类结果。

(6) 行骨髓液细菌培养时,需要在骨髓液涂片后,再抽取 1～2 mL 骨髓液用于培养。

(7) 由于骨髓液中含有一定量的幼稚细胞,极易发生凝固。因此,穿刺抽取骨髓液后应立即涂片。

(8) 送检骨髓液涂片时,应同时附送 2～3 张外周血涂片。

（9）有药物过敏史者应做相关局麻药物皮试，如使用普鲁卡因麻醉前必须先做皮试。

（10）操作过程中要注重人文关怀，交代病情时态度和蔼，语言通俗易懂。

五、能力检测

（1）判断骨髓取材良好的指标是什么？

（2）骨髓穿刺有哪些穿刺部位？

（3）骨髓取材做细胞学检查时，骨髓液抽取量应为多少？

（4）骨髓穿刺前对穿刺针应进行哪些方面的检查？

（5）未抽取出骨髓液时，有哪些可能？

（巴特尔）

第六节　三腔二囊管止血法

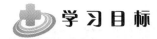 学习目标

1. 掌握：三腔二囊管止血法的操作步骤。

2. 熟悉：三腔二囊管止血法的适应证、禁忌证，术中、术后注意事项。

3. 了解：三腔二囊管止血法的并发症。

上消化道出血是临床上常见的症状，引起上消化道出血的病因很多，其中以消化性溃疡引起的出血占首位，其次是门静脉高压引起的食管-胃底静脉曲张破裂出血，后者出血量大，起病急骤，一般的止血药物难以奏效，需立即安置三腔二囊管压迫止血。三腔二囊管止血法是治疗门静脉高压导致的食管-胃底静脉曲张破裂出血最方便、有效的方法，因此，迅速成功完成三腔二囊管的置入，使其达到有效的止血目的是抢救成功的关键。

一、适应证与禁忌证

1. 适应证

（1）食管-胃底静脉曲张致大出血。

（2）用于药物治疗不理想者，为内镜及手术治疗赢得时间。

2. 禁忌证　严重高血压、冠心病、心功能不全者慎用。

二、准备

1. 物品及设备设备

（1）三腔二囊管。

（2）50 mL 注射器，血管钳，液体石蜡，治疗盘，手套，听诊器，0.5 kg 重的沙袋（或盐水瓶），牵引架。

（3）其他：外用消毒剂，棉签，胶布，纱布，绷带，温开水适量，开口器，压舌板等。

Note

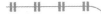

2. 操作者准备

(1) 熟悉三腔二囊管止血法的操作步骤。

(2) 了解患者的病情和置管目的,核对适应证。

(3) 向患者(或家属)介绍三腔二囊管置入的必要性和可能的并发症,以取得配合。

(4) 着装整洁,清洁双手(用外用消毒剂消毒或洗手),戴口罩、帽子。

3. 患者准备

(1) 插管前做好患者的心理指导,讲解置管对于治疗该病的重要性。

(2) 操作过程中患者需按照操作者的嘱咐主动配合。若感恶心、气短、呼吸困难等不适,及时告知医护人员。

(3) 对躁动不安或不合作的患者,可肌内注射地西泮 5~10 mg。

三、步骤

操作步骤	具 体 内 容
术前检查	检查患者有无鼻息肉、鼻甲肥厚和鼻中隔偏曲,选择鼻腔较大侧插管,清洁该侧鼻腔并用液体石蜡润滑
判断气囊位置	操作者戴手套,打开三腔二囊管(助手),认真检查双气囊有无漏气和充气后有无偏移、通向双气囊和胃腔的管道是否通畅。远端 45 cm、60 cm、65 cm 处管外有记号,标明管外端至贲门、胃、幽门的距离,以判断气囊所在位置
插入三腔二囊管	检查合格后抽尽双气囊内气体,将三腔管前端及气囊表面涂以液体石蜡,嘱患者取半卧位(左侧卧位为佳),口服液体石蜡 20 mL,自鼻腔内插入三腔二囊管,到达咽部时嘱患者配合吞咽,使三腔二囊管顺利进入 65 cm 标记处。此时在胃管内抽到胃液时,提示三腔二囊管已到达胃部
胃囊充气,压迫止血	用注射器先向胃囊内注入空气 250~300 mL(囊内压 50~70 mmHg(1 mmHg=0.013 kPa)),使胃囊充气,用血管钳将此管腔钳住。将三腔二囊管向外牵引,感觉有中等弹性阻力时,表示胃囊已压于胃底部,适度拉紧三腔二囊管,系上牵引绳,再以 0.5 kg 重沙袋(或盐水瓶)通过滑车固定于床头架上牵引,牵引角为 45°左右(顺着鼻腔方向),以达到充分压迫的目的
压迫食管下段的扩张静脉	经观察仍未能压迫止血者,再向食管囊内注入空气 100~200 mL(囊内压 35~45 mmHg),然后钳住此管腔,以直接压迫食管下段的扩张静脉
记录时间,过程监护	记录气囊充气压迫开始的时间,并进行严密监护,应用降低门静脉压力的药物和止血药物,同时做好内镜下套扎、硬化剂治疗或手术治疗的准备
拔管	拔管前必须先口服液体石蜡 20 mL,以防止胃黏膜与气囊粘连,并将气囊内气体抽净,然后将管缓缓拔出。如为双囊压迫,先解除食管囊的气体,再解除胃囊的气体

四、重点内容提示

(1) 操作最好在呕血的间歇进行,向清醒患者说明操作目的,取得患者配合,以免引起胃液反流进入气管引起窒息。

(2) 首次胃囊充气压迫可持续 24 小时,24 小时后必须减压 15~30 分钟,以防气囊压迫过久引起黏膜糜烂。减压前先口服液体石蜡 20 mL,10 分钟后,将管向内送入少许,使气囊与胃底黏膜分离,然后去除血管钳,让气囊逐渐缓慢自行放气。抽吸胃管观察是否有活动性出血,一旦发现活动性出血,立即再行充气压迫。如无活动性出血,30 分钟后仍应再度充气压迫 12 小时,再口服液体石蜡、放气减压,留管观察 24 小时,如无出血,即可拔管。注意充气、减压前均应口服液体石蜡。

（3）注意操作顺序:充气时,先胃囊再食管囊;拔管时放气,先食管囊后胃囊。

（4）食管囊压迫持续时间以 8～12 小时为妥,放气 15～30 分钟。

（5）牵引沙袋不宜过重,以防压迫太重,引起黏膜糜烂。

（6）注意检查双气囊有无漏气和充气后有无偏移,通向双气囊和胃腔的管道是否通畅,以免达不到压迫止血的目的。

（7）加强护理,防止窒息的发生,如充气后患者出现呼吸困难,必须及时放气。

（8）操作过程中要注重人文关怀。交代病情时态度和蔼,语言通俗易懂。插管前做好患者的心理指导,讲解置管对于治疗该病的重要性,并且嘱患者按照操作者的嘱咐主动配合整个插管过程。插管过程中,每次往下送管都要征得患者的同意,并嘱其做吞咽动作,不断鼓励患者,使其充满信心,尽量克服不适感。

五、能力检测

（1）胃囊漏气或充气不足可导致什么结果？此时应采取什么办法？

（2）胃囊和食管囊一般需保持多大压力？注入多少量空气？

（3）三腔二囊管压迫止血过程中,为什么要定期放气？气囊压力过高会造成什么结果？

（4）插三腔二囊管引起频繁期前收缩甚至心搏骤停的原因是什么？

（5）三腔二囊管压迫止血时患者采取什么样的体位？

（6）三腔二囊管压迫止血的并发症有哪些？

（7）使用三腔二囊管压迫止血时为什么先在胃囊充气？

（巴特尔）

第五章 妇儿诊疗技术

第一节 妇科检查

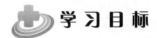 学习目标

1. 掌握：妇科检查的操作步骤、方法、适应证及禁忌证。
2. 熟悉：女性生殖系统的结构；妇科检查的目的、注意事项及临床意义。
3. 了解：妇科检查记录的书写。
4. 具有与患者及家属有效沟通并正确进行妇科检查的能力。

一、适应证与禁忌证

1. 适应证

（1）怀疑有妇科疾病或需要排除妇科疾病的患者，通过妇科检查可以初步了解患者外阴、阴道、宫颈、宫体、双附件及其他宫旁组织的情况。

（2）常规妇科检查。

2. 禁忌证 无绝对禁忌证。相对禁忌证如下所示。

（1）对无性生活史者禁做阴道窥器检查和双合诊（或三合诊）。确有检查必要者，需要征得患者或家属（对于未成年患者）同意并签字后再进行阴道检查。

（2）进行常规妇科检查时应避开月经期。确有检查必要者，检查前需要用络合碘对外阴部进行消毒，并选择无菌手套。

（3）危重患者若非必须立刻进行妇科检查，可待病情稳定后再施行。

二、准备

1. 物品及设备准备 一次性臀部垫单、手套（无菌手套、一次性检查手套）、阴道窥器、长镊、宫颈刮板、玻片、棉拭子、络合碘、液体石蜡、生理盐水等。

2. 检查者准备

（1）穿工作服，戴帽子、口罩，正确洗手。

（2）核对患者姓名、年龄，住院患者核对床号，充分了解患者现病史、既往史及月经婚育史，明确适应证，排除禁忌证。

（3）告知患者或家属盆腔检查的必要性及可能引起的不适，以取得患者配合，必要时

Note

签署知情同意书。

(4) 男性医生检查时需请女性助手陪同。

(5) 态度和蔼、操作轻柔，检查仔细。检查时面向患者，站立在其两腿之间。

3. 被检者准备

(1) 除尿失禁或盆腔脏器严重脱垂者外，检查前应排空膀胱，如有排尿困难，必要时导尿。

(2) 大便充盈者应先排便或灌肠。

(3) 被检者取膀胱截石位(不宜搬动的危重患者可在病床上检查)，臀下垫一次性消毒垫单，避免交叉感染。

三、步骤

操作步骤		具 体 内 容
外阴部检查	视诊	(1) 观察外阴发育、阴毛多少及分布情况(成年女性呈倒三角形分布，成年男性呈菱形分布)，有无畸形、水肿、皮炎、溃疡、赘生物、肿块；注意皮肤和黏膜色泽，有无增厚、变薄或萎缩，有无手术瘢痕 (2) 戴无菌手套或一次性检查手套后，用一手拇指和示指分开小阴唇，暴露阴道前庭、尿道口和阴道口。观察大、小阴唇颜色，黏膜是否光滑，有无赘生物，尿道口及阴道口有无畸形、赘生物及异常分泌物，处女膜是否完整，有无闭锁或突出 (3) 无性生活者处女膜一般完整未破，其阴道口勉强可容一小指；已婚者阴道口能容两指；经产妇处女膜仅残余痕迹，或可见到会阴侧切瘢痕 (4) 对老年患者或可疑有子宫脱垂的患者，应嘱患者用力向下屏气，观察有无阴道前壁或后壁膨出、子宫脱垂或尿失禁等
	触诊前庭大腺	以一手的拇指与示指及中指触摸一侧前庭大腺部位，了解有无前庭大腺囊肿及其大小、质地、有无触痛，并挤压观察腺体开口是否有异常分泌物溢出，检查一侧后再查另一侧；视诊时发现肿块需触摸其大小、质地、边界是否清晰、是否活动、有无压痛
阴道窥器检查	选择阴道窥器	根据被检者阴道松弛程度选用适当大小的阴道窥器
	放置阴道窥器	(1) 先将阴道窥器两叶合拢，两叶前端涂适量润滑剂以利于插入，避免损伤。若行宫颈细胞学检查或阴道分泌物涂片检查，则不用润滑剂或改用生理盐水润滑，以免影响检查结果 (2) 放置阴道窥器前，检查者左手分开两侧大、小阴唇，暴露阴道口，右手持预先准备好的阴道窥器斜行45°避开尿道敏感区沿阴道侧后壁缓慢插入阴道内，边推进边旋正并逐渐张开阴道窥器前后两叶，最终暴露宫颈、穹窿部，然后旋转阴道窥器，充分暴露阴道各壁，以免由于阴道窥器两叶遮盖而造成漏诊
	检查阴道	观察阴道四壁及穹窿黏膜颜色、皱襞，是否有阴道隔或双阴道等先天畸形，有无溃疡、赘生物或囊肿等。注意阴道内分泌物的量、性质、色泽，有无臭味。阴道分泌物异常者应做滴虫、念珠菌、线索细胞及淋球菌等检查，并测定阴道 pH 值、阴道清洁度等

177

续表

操作步骤		具 体 内 容
阴道窥器检查	检查宫颈	暴露宫颈后,可暂时调节固定器使阴道窥器固定在阴道内,观察宫颈大小、色泽、外口形状及有无糜烂、出血、撕裂、外翻、息肉、腺囊肿、赘生物、柱状上皮移位,宫颈管内有无出血或异常分泌物。同时可以行宫颈细胞学检查或分泌物培养的标本采集
	取出阴道窥器	取出阴道窥器前,先应旋松固定器,待双叶合拢后再缓慢取出
双合诊	目的	双合诊是盆腔检查中最重要的方法。检查者一手的二指(示指和中指)或一指(示指)放入阴道内,另一手在腹部配合检查,称为双合诊。其目的在于初步了解阴道、宫颈、宫体、附件及其他宫旁组织的情况
	检查阴道	检查者戴无菌手套,一手示、中指涂润滑剂后,轻轻经阴道口沿后壁缓慢插入阴道,检查阴道通畅度、松紧度、深度,有无畸形、瘢痕、肿块、结节及穹窿部情况,有无触痛
	检查宫颈	触摸宫颈大小、形状、软硬度、外口形态,上下或左右摆动宫颈有无疼痛(称宫颈举痛),有无接触性出血
	检查宫体	将阴道内的两指放在宫颈后方向上向前方抬举宫颈,另一手掌心向下、四指并拢,以四指指腹自腹部平脐处向下向后随患者呼吸按压腹壁,并逐渐向耻骨联合部移动,通过两手相互协调抬举和按压,即可扪清子宫位置、大小、形态、软硬度、活动度及有无压痛。多数女性的子宫呈前倾前屈位。"倾"是指宫体纵轴与身体纵轴的关系;前倾指宫体朝向耻骨,后倾指宫体朝向骶骨。"屈"是指宫体与宫颈间的关系;前屈指两者间的纵轴形成的角度朝向前方,后屈指两者间形成的角度朝向后方
	检查附件	扪清子宫情况后,将阴道内两指由宫颈后方移至一侧穹窿部,尽可能往上向盆腔深部触诊,与此同时,另一手从同侧下腹壁髂嵴水平开始,由上往下按压腹壁,与阴道内手指相互对合,触摸该侧宫旁、附件区有无肿块、增厚、压痛。若触及肿块应注意摸清其位置、大小、形状、软硬度、活动度、与子宫的关系以及有无压痛等。正常输卵管不能触及,正常卵巢偶可触及,触后稍有酸胀感
三合诊(经直肠、阴道、腹部联合检查)	方法	双合诊检查结束后,检查者一手示指放入阴道,中指放入直肠,其余检查步骤与双合诊时相同
	适用人群	通过三合诊检查,可以扪清后倾或后屈子宫的大小,发现宫旁、子宫后壁、直肠子宫陷凹、宫骶韧带、盆腔后部的病变,估计盆腔内病变的范围及其与子宫或直肠的关系,特别是肿瘤与盆壁的关系,以及阴道直肠隔、骶前或直肠内有无病变。因此,三合诊在生殖器官肿瘤、子宫内膜异位症、结核、炎症患者的检查中尤为重要
肛诊(直肠-腹部诊)	方法	检查者一手示指伸入直肠,另一手在腹部配合检查
	适用人群	适用于阴道闭锁、无性生活或其他原因不宜进行双合诊检查的患者

四、重点内容提示

（1）避免月经期做盆腔检查。若阴道异常出血必须检查，检查前消毒外阴，戴无菌手套，使用无菌器械。

（2）未婚被检者禁做双合诊及阴道窥器检查，可行肛诊（直肠-腹部诊）。确有检查必要者，需要征得患者或家属（对于未成年患者）同意并签字后再进行。

（3）阴道窥器使用前用肥皂液或液体石蜡润滑阴道窥器两叶前端，以便放置时能顺利进入阴道。拟行宫颈或阴道细胞学检查时，不用润滑剂或改用生理盐水润滑。放置阴道窥器时动作要轻柔，边推进边将阴道窥器转平，并逐渐张开阴道窥器两叶，避免阴道窥器两叶顶端碰伤宫颈出血。

（4）双合诊检查不满意或检查骶韧带、子宫直肠窝病变、肿瘤与盆腔关系时应做三合诊。

（5）三合诊时，在将中指伸入肛门时，嘱患者像解大便一样用力向下屏气，使肛门括约肌自动放松，可减轻患者疼痛和不适感。

（6）若患者因紧张导致腹肌紧张，可边检查边与患者交谈，使其张口呼吸而使腹肌放松。

（7）疑有盆腔内病变的腹壁肥厚、高度紧张不合作者，若盆腔检查不满意，可在麻醉下进行。不宜搬动的危重患者可在病床上检查。

五、能力检测

（1）女性生殖系统包括哪些结构？

（2）妇科检查的注意事项有哪些？

（3）为什么三合诊在生殖器官肿瘤、子宫内膜异位症、结核、炎症患者的检查中尤为重要？

（4）肛诊适用于哪些人群？

（程　芳）

第二节　宫颈细胞学检查的取材和制作方法

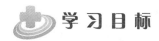 学习目标

1. **掌握**：宫颈细胞学检查取材和制作的操作方法、适应证及禁忌证。
2. **熟悉**：宫颈细胞学检查取材和制作前的准备及注意事项。
3. **了解**：宫颈细胞学检查的临床意义。

一、适应证与禁忌证

1. 适应证

(1) 一般人群的宫颈癌筛查:凡有性生活的女性,应每1~2年进行1次宫颈癌筛查。

(2) 有接触性出血、不规则阴道出血、阴道排液等异常表现或妇科检查宫颈有异常者。

(3) 拟行妇科手术者,术前应做宫颈细胞学检查。

(4) 高危人群的复查:曾有过细胞学检查异常、宫颈病变或宫颈癌治疗后的随诊。

2. 禁忌证

(1) 采集标本前24小时内有性生活或已行阴道检查、阴道灌洗或上药。

(2) 经期或阴道出血多。

(3) 生殖道炎症急性期。

二、准备

1. 物品及设备准备　一次性臀部垫单、手套(无菌手套、一次性检查手套)、阴道窥器、无菌干棉球、宫颈刮板、玻片、95%乙醇、TCT保存液、一次性宫颈刷等。

2. 检查者准备　同本章第一节。

3. 被检者准备　同本章第一节。

三、步骤

操作步骤		具 体 内 容
宫颈刮片	标记	取干燥玻片一张,在有毛玻璃的一侧用铅笔写好患者姓名、住院号等信息(不要贴不干胶等,以免染色时将患者信息消掉)
	取材	(1) 正确放置阴道窥器,暴露宫颈后,用无菌干棉球轻轻拭去宫颈表面的黏液 (2) 将特制小刮板的一头伸入宫颈管,另一头贴覆在宫颈外口鳞-柱状交接部,以宫颈外口为中心轻刮一周 (3) 将刮下的细胞均匀地涂在已准备好的玻片上,不宜过厚或过薄,切忌往返涂片,晾干后置于95%乙醇中固定,送病理科行巴氏染色后在显微镜下观察细胞形态 (4) 如果没有特制刮板,可分别进行宫颈表面和宫颈管涂片,即用普通刮板覆盖于宫颈表面轻轻刮取一周后涂片,再用较细的刮板伸入至宫颈管内,沿一个方向旋转后再将所取细胞涂在玻片上送检 (5) 在给宫颈肥大患者取材时注意不得遗漏涂片区域,特别是鳞-柱状交接部
	报告形式	临床上多采用巴氏5级分类法 巴氏Ⅰ级:正常 巴氏Ⅱ级:炎症 巴氏Ⅲ级:可疑癌 巴氏Ⅳ级:高度可疑癌 巴氏Ⅴ级:癌

续表

操作步骤		具 体 内 容
宫颈薄层液基细胞学(TBS)涂片	标记	取一个装有细胞保存液的小瓶,在其表面贴上有患者信息的标签或用记号笔写上患者姓名、住院号等信息
	取材	(1) 正确放置阴道窥器,暴露宫颈时避免阴道窥器触碰宫颈,勿用干棉球等擦拭宫颈表面 (2) 将一次性宫颈刷伸入宫颈管约 1 cm,以宫颈外口为中心,旋转360°～720°后取出并将毛刷头浸泡至保存液中备检 (3) 在给宫颈肥大患者取材时注意刷取宫颈表面毛刷不能刷到的区域,特别是鳞-柱状交接部。如有必要可使用刮板补充抹片
	报告形式	TBS 描述性诊断的主要内容如下: 1. 感染　有无真菌、细菌、原虫、病毒等感染。可诊断滴虫、念珠菌阴道炎,细菌性阴道病,衣原体感染,单纯疱疹病毒或巨细胞病毒感染,以及人乳头瘤病毒（HPV）感染等 2. 反应性和修复性改变　如炎症(包括萎缩性阴道炎)或宫内节育器引起的上皮细胞反应性改变,以及放射治疗后的反应性改变 3. 上皮细胞异常 (1) 鳞状上皮细胞异常 ①不典型鳞状上皮细胞,性质待定 ②低度鳞状上皮内病变,包括 HPV 感染、鳞状上皮轻度不典型增生、宫颈上皮内瘤样病变(CIN) Ⅰ 级 ③高度鳞状上皮内病变,包括鳞状上皮中度和重度不典型增生及原位癌、宫颈上皮内瘤样病变 Ⅱ 级和 Ⅲ 级 ④鳞状上皮细胞癌 (2) 腺上皮细胞异常 ①绝经后出现的良性子宫内膜细胞 ②不典型腺上皮细胞,性质待定 ③宫颈腺癌 ④子宫内膜腺癌 ⑤宫外腺癌 ⑥腺癌,性质及来源待定 4. 其他恶性肿瘤

四、重点内容提示

(1) 采集标本前 48 小时内禁止性生活、阴道检查、阴道灌洗及阴道用药。

(2) 使用的阴道窥器不得涂润滑剂,采集器等用品应保持干燥。

(3) 因宫颈鳞-柱状交接部是 CIN 及宫颈癌的好发部位,故取材应在宫颈鳞-柱状交接部。

(4) 阴道流血量非常多时除特别需要应暂缓进行宫颈涂片,以免因红细胞过多而影响镜下观察。

(5) 阴道炎症的急性期:为防止发生感染或影响细胞学检查结果的准确性,应先治疗阴道炎后再行宫颈细胞学检查。

五、能力检测

(1) 宫颈细胞学检查有几种方法？

(2) 宫颈细胞学检查的目的是什么？

(3) 宫颈细胞学检查的取材部位有什么要求？

（程　芳）

第三节　后穹窿穿刺术

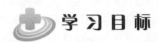

学习目标

1. 掌握：后穹窿穿刺术的操作步骤、方法、适应证及禁忌证。

2. 熟悉：后穹窿穿刺术的操作准备、目的和临床意义。

3. 了解：后穹窿穿刺术操作记录的书写。

一、适应证与禁忌证

1. 适应证

(1) 疑有腹腔内出血的辅助诊断，如异位妊娠、卵巢黄体破裂等。

(2) 疑有盆腔积液或积脓时，可了解积液性质，协助明确诊断。如为腹腔积脓，可以穿刺做病原学检查、穿刺引流及局部药物治疗。

(3) 盆腔性质不明的肿瘤，若贴近阴道后穹窿，可用此法采集标本行细胞学或组织学检查明确诊断（高度怀疑恶性肿瘤者禁忌）。

(4) B型超声引导下经后穹窿行卵巢子宫内膜异位囊肿或输卵管妊娠部位药物注射。

(5) B型超声引导下经后穹窿穿刺取卵，用于辅助生育技术。

2. 禁忌证

(1) 无性生活的女性。

(2) 临床高度怀疑恶性肿瘤者。

(3) 严重的盆腔粘连，疑有肠管与子宫后壁粘连。

(4) 子宫直肠陷凹被较大肿块占据并已突向直肠者。

(5) 异位妊娠准备采用非手术治疗时避免穿刺，以免引起感染。

二、准备

1. 物品及设备准备　一次性臀部垫单、无菌手套、后穹窿穿刺包（检查阴道窥器、手术阴道窥器、宫颈钳、卵圆钳或大镊子，9号长针头，弯盘，孔巾）、消毒液（碘伏，如碘过敏备0.1%苯扎溴铵溶液）、10 mL或20 mL注射器、纱布数块、玻片、培养皿、无水乙醇、抗生素、急救药品。

2. 操作者准备

（1）穿工作服，戴帽子、口罩，正确洗手。

（2）核对患者姓名、年龄，住院患者核对床号，充分了解患者现病史、既往史及月经婚育史，明确适应证，排除禁忌证。

（3）向患者讲明手术的必要性和大致过程，以取得患者配合。

（4）测量血压、脉搏，必要时开放静脉。

（5）男性医生检查时需请女性助手陪同。

（6）行盆腔检查时了解阴道分泌物性状，宫颈、子宫及附件情况，注意后穹隆是否膨隆、有无肿块或结节、有无宫颈举痛、有无生殖道急性炎症。如有阴道流血，需消毒外阴后行双合诊。

3. 患者准备

（1）排空膀胱，必要时导尿，取膀胱截石位，臀下铺一次性臀部垫单。

（2）放松腹壁，勿抬动臀部。

三、步骤

操作步骤	具 体 内 容
穿刺包准备	检查穿刺包是否在有效期范围内，是否包装完好、无浸湿。打开穿刺包后检查灭菌指示卡是否合格，检查包内器械，将 10 mL 或 20 mL 注射器及一副手套放入穿刺包内，数个碘伏棉球放入弯盘
戴手套	双手戴无菌手套后，将穿刺包中一只手套戴在即将做双合诊检查阴道的手上
外阴消毒	用碘伏按小阴唇、大阴唇、阴阜、大腿内上 1/3、会阴及肛门的顺序消毒两遍，第二遍消毒范围略小于第一遍
阴道消毒	选择检查阴道窥器，边旋转边消毒阴道及穹隆部。正确取出阴道窥器后，铺无菌孔巾
双合诊	了解子宫、附件情况，注意后穹隆是否饱满、有无宫颈举痛。双合诊结束后脱掉双手的外层手套
再次消毒阴道	选择手术阴道窥器，正确放置阴道窥器，暴露宫颈及阴道穹隆部，再次消毒宫颈、穹隆部及阴道，固定阴道窥器
穿刺	取 9 号长针头接 10 mL 或 20 mL 注射器，检查针头是否通畅，确认针头无堵塞，左手用宫颈钳钳夹宫颈后唇并向前上方牵引，充分暴露阴道后穹隆。再次消毒穿刺部位后，右手持注射器，在后穹隆中央或稍偏患侧、阴道后壁与后穹隆交界处稍下方，顺着与宫颈管平行的方向缓缓刺入，当针头穿透阴道壁，出现落空感后(进针 2~3 cm)，立即抽取液体。如无液体抽出，可适当改变进针深度和方向，或边退边抽吸。操作结束针头拔出后，穿刺点如有活动性出血，可用棉球压迫至血止。检查阴道内无异物残留后取出阴道窥器
术后处理	（1）协助患者复位、整理衣物，再次评估生命体征，向患者及家属交代术后注意事项 （2）根据穿刺液性质进行标本处理。如抽出血液，应静置 10 分钟，观察其是否凝集，若凝固考虑穿入血管，如不凝固可判定为腹腔内出血。抽出的液体为非血性时，应根据初步判断，分别进行涂片、常规检查、细胞学检查、细菌培养及药敏试验等。抽出组织送组织学检查 （3）整理物品，垃圾分类处理，医疗垃圾置于医疗垃圾袋，一次性针头置于锐器盒 （4）做好穿刺记录

四、重点内容提示

（1）对于怀疑异位妊娠、卵巢黄体破裂的患者,若移动性浊音阳性或超声提示腹腔积液较多,患者生命体征不平稳,可直接行腹腔穿刺明确诊断。

（2）穿刺深度要适当,一般为 2～3 cm,过深可刺入盆腔器官或穿入血管。若积液量较少,过深的针头可超过液平面,抽不出液体而延误诊断。

（3）子宫直肠窝积液量少时,可抬高患者头部及上身,使子宫直肠窝积液增多,便于抽出。

（4）有条件或病情允许时,可先行超声检查,协助诊断后穹隆有无液体及液体量。

（5）穿刺方向应是后穹隆中点向上顺着与宫颈管平行的方向,深入至子宫直肠窝。不可盲目向两侧或偏前、偏后刺入,以免损伤周围脏器。

（6）若抽出血液静置凝固,考虑误伤血管,注意患者自诉,如出现穿刺后腹痛、肛门坠涨,甚至血压下降,及时行盆腔检查,必要时进行超声检查,了解有无血肿发生。若患者无上述不适,应改变进针方向重新穿刺,必要时在超声引导下进行。

（7）误入直肠者,应立即拔出针头,重新消毒,更换注射器。不成功即放弃,术后立即抗感染。

（8）严格遵守无菌操作原则,阴道炎症患者如非急症,应治疗后穿刺。

五、能力检测

（1）后穹隆穿刺术的目的是什么?

（2）后穹隆穿刺术未抽出不凝血是否能排除腹腔内出血?

（3）后穹隆穿刺术抽出不同的穿刺液有何临床意义?

（程　芳）

第四节　产 前 检 查

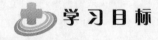

1. 掌握:产前检查的内容、时间及检查项目;推算预产期的方法。

2. 熟悉:产前检查的流程及临床意义。

3. 了解:产前检查的操作目的。

一、产前检查的目的

产前检查是监测胎儿发育和宫内生长环境,监护孕妇各系统变化,促进健康教育与咨询,提高妊娠质量,减少出生缺陷的重要措施。规范和系统的产前检查是确保孕妇和胎儿健康和安全的重要环节。

二、产前检查的时间

首次产前检查的时间应从确诊妊娠早期开始。其主要目的:①确定孕妇和胎儿的健康状况;②估计和核对孕期或胎龄;③制订产前检查计划。一般情况下首次检查时间以妊娠 6～8 周为宜,妊娠 20～36 周为每 4 周检查 1 次,妊娠 37 周后每周检查 1 次,共行产前检查 9～11 次。高危妊娠孕妇应酌情增加产前检查次数。

三、产前检查的内容

检查时期		具 体 内 容
首次产前检查	详细询问病史	(1) 年龄:年龄过小容易发生难产;35 岁以上初孕妇容易并发妊娠期高血压疾病、产力异常等 (2) 职业:如接触有毒、有害或放射性物质的孕妇,应检查血常规和肝功能等 (3) 本次妊娠过程:了解妊娠早期有无病毒感染及用药史、发热及出血史;饮食营养、职业状况及工作环境、运动(劳动)、睡眠及大小便情况 (4) 推算预产期:按末次月经第 1 天算起,月份减 3 或加 9,日数加 7。如末次月经第 1 天是 2017 年 6 月 27 日,预产期应为 2018 年 4 月 4 日。若孕妇只知农历日期,应先换算成公历再推算预产期。实际分娩日期与推算的预产期有可能相差 1～2 周。若孕妇记不清末次月经日期或哺乳期尚未月经来潮而受孕,可根据早孕反应开始出现的时间、胎动开始时间、宫底高度和 B 型超声检查的胎囊大小、头臀长度、胎头双顶径及股骨长度推算出预产期 (5) 月经史和孕产史:月经周期的长短影响预产期的推算和胎儿生长发育的监测。月经周期延长、缩短或不规律者应及时根据超声检查结果重新核对孕周并推算预产期。如月经周期为 45 天的孕妇,其预产期应相应推迟 15 天。初产妇应了解孕次、流产史;经产妇应了解有无难产史、死胎死产史、分娩方式及有无产后出血史,了解出生时新生儿情况 (6) 既往史和手术史:了解孕妇妊娠前有无高血压、心脏病、糖尿病、血液病、肝肾疾病、结核病等及做过何种手术 (7) 家族史:询问家族中有无妊娠合并症、双胎妊娠及其他遗传性疾病等。对有遗传性疾病家族史者,可以在妊娠早期行绒毛活组织检查,或在妊娠中期做胎儿核型分析;应由专科医生做遗传咨询,以减少遗传病胎儿的出生率 (8) 配偶情况:着重询问健康状况和有无遗传性疾病等
	全身检查	(1) 观察孕妇发育、营养及精神状况;注意步态及身高,身材矮小(<145 cm)者常伴有骨盆狭窄 (2) 测量体重,计算体重指数(BMI):$BMI = 体重(kg)/身高^2(m^2)$。根据 BMI 评估营养状况 (3) 测量血压,血压不应超过 140/90 mmHg;注意心脏有无病变,必要时查超声心动图 (4) 检查乳房发育情况、乳头大小及乳头有无凹陷 (5) 常规妇科检查了解生殖道发育状况及有无畸形,脊柱、四肢有无畸形 (6) 必要的辅助检查,如血、尿常规,血型、肝肾功能、血糖、乙型肝炎病毒表面抗原、丙型肝炎病毒抗体、梅毒螺旋体检查,HIV 筛查,心电图及超声检查等

续表

检查时期		具体内容
首次产前检查	健康教育	(1) 妊娠后阴道出血的认识和预防 (2) 营养和生活方式的指导(如卫生、性生活、运动锻炼、旅行、工作等) (3) 补充叶酸 0.4~0.8 mg/d 直至妊娠 3 个月 (4) 改变不良的生活习惯(如吸烟、酗酒、吸毒等)及生活方式,避免高强度的工作、高噪声环境和家庭暴力 (5) 慎用药物,避免可能影响胎儿正常发育的药物 (6) 避免接触有害物质或环境(如放射线、高温、农药、重金属等) (7) 保持心理健康,减轻精神压力,预防妊娠期及产后心理问题的发生
妊娠中晚期检查(复诊)	询问孕妇	有无头晕、眼花、水肿、阴道流血、阴道分泌物异常,胎动变化、饮食、睡眠、运动情况等有无异常,经检查后予以相应处理
	全身检查	测量血压、体重,评估孕妇体重及体重增长是否合理;检查有无水肿及其他异常
	产科检查	腹部检查(详见本章第五节"产科四步触诊法") 骨盆外测量:产前常规检查,首次产检即可进行,能间接判断骨盆大小及其形态,操作简便,用骨盆测量器即可测量径线 (1) 髂棘间径:取仰卧腿直位,脚并齐,用骨盆外测量器测量两侧髂前上棘外侧缘之间的距离,正常值为 23~26 cm (2) 髂嵴间径:体位同前,用骨盆外测量器测量两侧髂嵴外侧缘最宽的距离,正常值为 25~28 cm (3) 骶耻外径:取左侧卧位,左腿屈曲,右腿伸直,用骨盆外测量器测量第 5 腰椎棘突下(相当于米氏菱形窝的上角)至耻骨联合上缘中点的距离,正常值为 18~20 cm (4) 坐骨结节间径(出口横径):取膀胱截石位,屈髋抱膝外展。检查者戴检查手套,用骨盆出口测量器测量两侧坐骨结节内侧缘之间的距离,正常值为 8.5~9 cm (5) 耻骨弓角度:检查者戴检查手套,两手拇指尖斜着对拢放置在耻骨联合下缘,左右拇指放在耻骨降支上,测量所得的两拇指间角度为耻骨弓角度,正常值为 90°,小于 80° 为不正常,此角度反应骨盆坐骨结节间径的宽度 (6) 出口后矢状径:坐骨结节中点至骶骨末端的长度。检查者右手戴手套,示指伸入孕妇肛门向骶骨方向,拇指置于孕妇体外骶尾部,两指相对共同找到骶骨末端,将骨盆出口测量器一端放在坐骨结节间径中点,另一端放在骶骨末端外侧,即可测量出口后矢状径,正常值为 8~9 cm。此值正常时能弥补稍小的坐骨结节间径。出口后矢状径与坐骨结节间径之和大于 15 cm,表示骨盆出口狭窄不明显 (7) 操作后协助孕妇起身,交代注意事项。记录测量数据
	辅助检查	(1) 复查血、尿常规,有无贫血和蛋白尿。妊娠 24~28 周时行口服葡萄糖耐量试验(OGTT) (2) 妊娠中期非整倍体母体血清学筛查(15~20⁺⁶周)。对高龄、有死胎死产史、胎儿畸形史和患有遗传性疾病的孕妇应做羊水穿刺行核型分析等 (3) B 型超声检查时间:妊娠早期行 B 型超声检查;妊娠 11~13⁺⁶周时行 B 型超声测量胎儿颈项透明层(NT)厚度;妊娠 18~24 周时行胎儿系统 B 型超声筛查;妊娠 28~32 周时及足月后均需行产科 B 型超声检查;此外,对胎动消失、胎位摸不清、听不清胎心或有其他异常者,应行超声检查 (4) NST:妊娠 34 周后每周一次,高危妊娠孕妇妊娠 28 周后每周一次

Note

四、重点内容提示

（1）检查环境温度适宜，光线明亮，检查床旁注意用屏风遮蔽以保护孕妇隐私。接触孕妇前后进行洗手或卫生手消毒。

（2）骨盆外测量前了解及观察孕妇骨盆有无畸形及骨折外伤史。

（3）如为男性医生检查，需有一名女性医护人员在场。

（4）测量器使用前校零以避免误差。

（5）肛诊时嘱孕妇屏气可减少不适感。

（6）女性骨盆是胎儿娩出时必经的骨性产道，其大小、形状对分娩有直接影响。根据形状骨盆可分为 4 型：女型、扁平型、类人猿型、男型。

（7）骨盆外测量前臀下铺一次性垫单（臀巾）；测量骨盆各径线时注意孕妇体位要求。

五、能力检测

（1）孕妇骨盆外测量的适应证有哪些？

（2）通过产前检查能达到什么目的？

（3）女性骨盆是胎儿娩出时必经的骨性产道，根据形状骨盆分为几种类型？

（4）如何推算预产期？

（程　芳）

第五节　产科四步触诊法

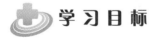 学习目标

1. 掌握：四步触诊法的操作步骤、手法及检查目的和临床意义。

2. 熟悉：各孕周宫底的大致高度，哪些情况会出现宫底过高或过低。

3. 了解：仰卧位低血压综合征的临床表现及处理方法。

一、适应证与禁忌证

1. 适应证　孕中、晚期孕妇（通常在妊娠 24 周后）。

2. 禁忌证　无绝对禁忌证。但先兆早产者子宫敏感，很容易诱发宫缩引起难免早产；足月有宫缩者在宫缩时不能摸清胎体、胎背方位，所以要暂停检查，应在宫缩间歇期检查。

二、准备

1. 物品及设备准备　一次性臀部垫单、皮尺、听诊器或多普勒胎心仪、耦合剂、洗手液或速干手消毒剂、纸巾。

Note

2．检查者准备

（1）穿工作服，戴帽子、口罩，正确洗手。

（2）关闭门窗，用屏风遮挡，温暖双手。

（3）核对孕妇姓名、年龄，住院孕妇核对床号，充分了解孕妇现病史、既往史及月经婚育史，核对孕妇孕周。

（4）告知孕妇四步触诊的必要性及可能引起的不适，以取得孕妇配合。

（5）男性医生检查时需请女性助手陪同。

（6）态度和蔼、操作轻柔，检查仔细。

3．孕妇准备　孕妇排尿后仰卧于检查床上，暴露腹部，双腿屈曲略分开，腹壁放松。

三、步骤

操作步骤	具体内容
视诊	检查者站于孕妇右侧，注意腹部形状和大小。腹部过大、宫底过高者，可能为多胎妊娠、巨大胎儿、羊水过多；腹部过小、宫底过低者，可能为胎儿生长受限、孕周推算错误等；腹部两侧向外膨出伴宫底较低者，胎儿可能是肩先露；尖腹（多见于初产妇）或悬垂腹（多见于经产妇）可能伴有骨盆狭窄
四步触诊法	先用软尺测子宫长度及腹围，子宫长度为从宫底到耻骨联合上缘的距离，腹围是平脐绕腹一周的数值。随后进行四步触诊法检查子宫大小、胎产式、胎先露、胎方位及胎先露是否衔接。进行前三步检查时，检查者面向孕妇头部；做第四步检查时，检查者面向孕妇足端 （1）第一步：检查者两手置于子宫底部，手测宫底高度，根据其高度估计胎儿大小与妊娠周数是否相符。然后以两手指腹相对交替轻推，判断在宫底的胎儿部分，若为胎头则硬而圆且有浮球感，若为胎臀则柔软而宽且形态不规则 （2）第二步：确定胎产式后，检查者两手掌分别置于腹部左、右侧，轻轻深按进行检查。触到平坦饱满部分为胎背，确定胎背向前、向侧方或向后。触到可变形的高低不平部分为胎儿肢体，有时能感到胎儿肢体在活动 （3）第三步：检查者右手拇指与其余4指分开，置于耻骨联合上方握住胎先露部，进一步查清是胎头还是胎臀，左右推动以确定是否衔接。若胎先露部仍可以左右移动，表示尚未衔接入盆；若不能被推动，则已衔接 （4）第四步：检查者面向患者足部，左右手分别置于胎先露部的两侧，沿骨盆入口向下深按，进一步核实胎先露部的诊断是否正确，并确定胎先露部入盆程度。先露为胎头时，一手能顺利进入骨盆入口，另一手则被胎头隆起部阻挡，该隆起部称胎头隆突。胎头隆突与胎儿肢体同侧时为枕先露，胎头隆突为额骨；胎头隆突与胎背同侧时为面先露，胎头隆突为枕骨
听诊	听诊胎心时在靠近胎背上方的孕妇腹壁上听得最清楚。枕先露时，胎心在脐右（左）下方；臀先露时，胎心在脐右（左）上方；肩先露时，胎心在靠近脐部下方听得最清楚。听诊部位取决于先露部和其下降程度。听诊后用纸巾擦去孕妇腹壁及多普勒胎心仪上的耦合剂

四、重点内容提示

（1）检查者动作轻柔，手法要正确，切忌使用暴力，尽量缩短检查时间及减少检查次数。不宜过度暴露孕妇的身体，注意保暖。

（2）操作中如诱发宫缩,嘱孕妇放松,应在宫缩间歇期检查。

（3）无法通过四步触诊法明确胎先露时,可行 B 型超声检查协助明确。

（4）四步触诊法是通过腹部触诊的方式了解胎儿大小及胎位的物理诊断方法。每月妊娠子宫的位置:12 周末在耻骨联合上 2～3 横指;16 周末在脐耻之间;20 周末在脐下 1 横指;24 周末在脐上 1 横指;28 周末在脐上 3 横指;32 周末在脐与剑突之间;36 周末在剑突下 2 横指;40 周末在脐与剑突之间或略高。

（5）听诊胎心时室内环境要安静,孕妇积极配合。听胎心音时,要与子宫杂音、腹主动脉音及脐带杂音相鉴别。若胎心音小于 120 次/分或大于 160 次/分,需立即触诊孕妇脉搏进行对比鉴别,必要时吸氧,取左侧卧位进行胎心监护。

五、能力检测

（1）产科四步触诊法的目的是什么?

（2）四步触诊中如宫底高度与妊娠周数不相符,原因有哪些?

（3）胎心音的正常范围是多少?

（4）胎心音应与哪些杂音相鉴别?

（程　芳）

第六节　放、取宫内节育器

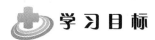

1. 掌握:放、取宫内节育器的操作步骤、方法、适应证及禁忌证。

2. 熟悉:放、取宫内节育器的操作准备及注意事项。

3. 了解:放、取宫内节育器操作记录的书写。

一、宫内节育器放置术

（一）适应证与禁忌证

1. 适应证

（1）育龄期自愿接受宫内节育器避孕且无禁忌证。

（2）某些疾病的辅助治疗,如宫腔粘连、功能性子宫出血及子宫腺肌症等的保守治疗（含有孕激素的宫内节育器）等。

2. 禁忌证

（1）妊娠或可疑妊娠。

（2）生殖道急、慢性炎症为绝对禁忌证,治疗前不宜放置。

（3）人工流产出血多,怀疑有妊娠组织物残留或感染可能;中期妊娠引产、分娩或剖宫产胎盘娩出后,子宫收缩不良有出血或潜在感染可能。

（4）生殖系统肿瘤:子宫肌瘤引起宫腔变形或月经量过多者不宜放置,卵巢肿瘤应于治疗后根据情况考虑可否放置。

（5）生殖器官畸形，如中隔子宫、双子宫等。

（6）宫颈内口过松、重度陈旧性宫颈裂伤或子宫脱垂。

（7）严重的全身性疾病，如心力衰竭、肝肾功能不全、凝血功能障碍等。

（8）宫腔直径小于 5.5 cm 或大于 9.0 cm（除外足月分娩后、大月份引产后或放置含铜无支架 IUD）。

（9）近 3 个月内有月经失调、阴道不规则流血。

（10）有铜过敏史。

（二）准备

1. 物品及设备准备　洗手液或速干手消毒剂、一次性臀部垫单、无菌手套、消毒液（碘伏，如碘过敏备 0.1% 苯扎溴铵溶液）、放环包 1 个、合适型号和类型的宫内节育器。

2. 操作者准备

（1）询问病史，全面体格检查，做相关辅助检查（血常规、感染四项、阴道分泌物检查等）。排除禁忌证，向患者解释操作风险、过程、需要配合的事项，以取得配合。

（2）正确洗手，戴帽子、口罩，再次核对患者信息，测量患者生命体征。

3. 患者准备　患者术前 3 天禁止性生活。术前排空膀胱，取膀胱截石位。

（三）步骤

操作步骤	具 体 内 容
消毒	常规消毒外阴、阴道，铺无菌巾。行双合诊检查，若无异常，用手术阴道窥器扩张阴道，消毒阴道、穹窿、宫颈及宫颈管
探宫腔	用宫颈钳钳夹宫颈前唇，轻轻向外牵拉。持探针沿子宫倾屈方向轻轻进入，探测宫腔深度
扩张宫颈	根据宫颈口松紧或宫内节育器体积决定是否扩张宫颈。扩张宫颈时，以执笔式持宫颈扩张器沿宫腔方向慢慢扩张宫颈内口，用力适度，扩张器通过宫颈内口即可，不可深入，一般由 4 号扩至 6 号即可
不同类型宫内节育器的放置技巧	环形及宫形宫内节育器：使用叉形或钳形放置器放置。若用叉形放置器，将宫内节育器上缘置于叉内，顺宫腔方向轻轻送入宫底，中途不可停顿，慢慢退出放环叉，退至宫颈内口时再上推宫内节育器下缘，然后退出放置器。若用钳形放置器，将宫内节育器的上缘置于钳顶端的小槽内，宫内节育器骑跨于钳上，顺宫腔方向置于宫底，张开前叶向外推出，退至宫颈内口时同样上推宫内节育器下缘，然后退出放置器
	"T"形宫内节育器：放置时，将两横臂向下折叠，与纵臂一起置入套管内，调整限位块至宫腔深度，插入套管芯，沿宫腔方向送入放置器达宫底，固定套管芯，后退套管，用套管芯轻推宫内节育器下缘后退出放置器，宫颈管外保留尾丝长 1.5～2.0 cm
	"V"形宫内节育器：使用套管式放置器放置。将宫内节育器两角折叠插入套管内，调整限位块至宫腔深度，由另一端置入套管芯达宫内节育器下缘，将套管顺宫腔方向置入宫底，固定套管芯，后退套管，用套管芯轻推宫内节育器下缘后退出放置器，宫颈管外保留尾丝长 1.5～2.0 cm

续表

操作步骤	具体内容
不同类型宫内节育器的放置技巧	母体乐:将宫内节育器置于一无套管芯的套管内,调整限位块至宫腔深度,将带有宫内节育器的套管沿宫腔方向置入宫底,保留片刻,轻轻退出套管,保留尾丝长 1.5~2.0 cm
	"Y"形宫内节育器:将宫内节育器的纵臂放入套管内,按宫腔深度调整限位块,扩张宫颈口后将宫内节育器沿宫腔方向置入宫底,固定套管芯,后退套管
	吉妮固定式宫内节育器:宫内节育器为独立包装,已置于套管内,右手握住套管与放置器连接处,调整限位块至比宫腔深度长 0.5 cm;将放置器经宫颈管置入宫底。放置器紧抵宫底,轻轻推进放置器 1 cm,此时置入针和宫内节育器上的手术线小结进入子宫肌层。在放置器紧抵宫底的同时,轻轻由插槽中释放尾丝。在固定套管的同时,慢慢退出放置器,然后抽出套管。轻轻牵拉尾丝以确定宫内节育器是否固定于宫底,于宫颈管内剪断尾丝
术后处理	观察宫腔内有无出血,取下宫颈钳,撤除阴道窥器,术毕。协助患者整理衣物,复测生命体征。医疗垃圾分类处理
告知术后注意事项	(1) 向患者讲明可能出现的不良反应及并发症,如有异常及时就诊 (2) 术后休息 3 天,保持外阴干燥、清洁 (3) 术后 1 周内避免重体力劳动,2 周内禁盆浴及性生活 (4) 定期随访(术后第一年 1、3、6、12 月时进行随访,以后每年随访 1 次),了解宫内节育器在宫腔内的情况。放置后 3 个月内经期或大便时要注意宫内节育器是否脱落

（四）重点内容提示

(1) 严格无菌操作,放置时勿接触阴道壁,避免宫腔继发感染。

(2) 双合诊查清子宫位置,用探针探清路径,避免子宫穿孔。

(3) 放置宫内节育器过程中不能任意扭转宫内节育器,以免宫内节育器在宫腔内变形。

(4) 哺乳期子宫小而软,操作时要注意,以免发生穿孔。

(5) 术中、术后观察患者有无腹痛、阴道流血、面色苍白、呼吸困难,以及生命体征是否平稳。

(6) 宫内节育器放置时间:①月经干净,3~7 天内无性交;②人工流产后即刻;③产后 42 天,恶露已净,会阴伤口愈合,子宫恢复正常;④剖宫产后半年;⑤含孕激素宫内节育器在月经期第 3 天放置;⑥自然流产于转经后放置,药物流产于 2 次月经正常后放置;⑦哺乳期放置应先排除早孕;⑧性交后 5 天内放置为紧急避孕方法之一。

(7) 告知患者宫内节育器放置年限,到期需更换或取出。

（五）能力检测

(1) 放置宫内节育器的常见并发症有哪些?

(2) 宫内节育器的副作用有哪些?

(3) 宫内节育器放置术后的注意事项有哪些?

二、宫内节育器取出术

（一）适应证与禁忌证

1. 适应证

（1）生理情况：①计划再生育或已无性生活不需要再避孕；②放置年限已满需更换；③绝经过渡期、停经1年内；④拟改用其他避孕措施或绝育术。

（2）病理情况：①有并发症及副作用，经治疗无效；②带器妊娠，包括宫内妊娠和宫外妊娠。

2. 禁忌证

（1）并发生殖道炎症时，先给予抗感染治疗，治愈后再取出宫内节育器。

（2）全身情况不良或在疾病的急性期，应待病情好转后再取出。

（二）准备

1. 物品及设备准备　洗手液或速干手消毒剂、一次性臀部垫单、无菌手套、消毒液（碘伏，如碘过敏备0.1%苯扎溴铵溶液）、取环包1个。

2. 操作者准备

（1）询问病史，行超声检查或X线透视确定宫内节育器是否存在，并了解其位置和形状。全面体格检查，做相关辅助检查（血常规、感染四项、阴道分泌物检查等）。排除禁忌证，向患者解释操作风险、过程、需要配合的事项，以取得配合。

（2）正确洗手，戴帽子、口罩，再次核对患者信息，测量患者生命体征。

3. 患者准备　患者术前3天禁止性生活。对已绝经的妇女，如子宫已萎缩，可于术前服用雌激素；对于宫颈口较紧的患者，术前服用米索前列醇0.6mg，2小时后再行手术，会降低取环难度。患者术前需排空膀胱，取膀胱截石位。

（三）步骤

操作步骤	具体内容
消毒	常规消毒外阴、阴道，铺无菌巾。行双合诊检查，若无异常，用手术阴道窥器扩张阴道，消毒阴道、穹窿、宫颈及宫颈管
钳夹宫颈	用宫颈钳钳夹宫颈前唇，轻轻向外牵拉。对于宫颈较紧的患者，取环前可以扩张宫颈
不同类型宫内节育器的取出技巧	无尾丝的宫内节育器：持探针沿子宫倾屈方向轻轻进入，探测宫腔深度及宫内节育器位置，将取环钩沿宫腔方向置入宫腔，触及宫内节育器后转动钩头方向钩住宫内节育器下缘，牵拉取出
	带尾丝的宫内节育器：用长弯血管钳钳住尾丝，轻轻牵拉取出宫内节育器
	吉妮固定式宫内节育器：用妇科长钳在宫颈内钳夹住尾丝取出
	"T"形宫内节育器：若无尾丝，钩住其横臂或纵、横臂交界处，保持钩头平直，缓缓牵拉取出。若钩取有困难，可扩张宫颈后用小弯头卵圆钳钳出
	环形宫内节育器嵌顿时，以取环钩钩住宫内节育器下缘，牵拉出宫颈口外，拉直螺旋丝，用两把弯钳夹住宫颈口外的环丝，于中间剪断，由一侧将环丝慢慢拉出，拉出后要将环丝对合，以了解宫内节育器是否完整

续表

操作步骤	具 体 内 容
术后处理	观察宫腔内有无出血,取下宫颈钳,撤除阴道窥器,术毕。协助患者整理衣物,复测生命体征。医疗垃圾分类处理
告知术后注意事项	(1)向患者讲明可能出现的不良反应及并发症,如有异常及时就诊 (2)保持外阴干燥、清洁。2周内禁盆浴及性生活 (3)育龄期妇女若未计划再次妊娠,需采用其他避孕措施

（四）重点内容提示

（1）宫内节育器取出时间:①月经干净后3～7天为宜;②非宫内节育器原因出现子宫不规律出血者,随时可取,取出宫内节育器的同时行诊断性刮宫,刮出组织送病理学检查,排除子宫内膜病变;③绝经后半年至1年内;④带器早期妊娠行人工流产的同时取出;⑤带器异位妊娠术前行诊断性刮宫时,或在术后出院前取出。

（2）探测宫内节育器位置时,根据术前定位尽量一次性探到异物感,避免多次反复探测损伤子宫内膜,引起出血。

（3）宫内节育器取出术并发症:用取环钩取宫内节育器时,应十分小心,不能盲目钩取,更应避免向宫壁钩取,否则易损伤宫壁或穿孔,甚至损伤脏器,引起并发症,故取器前应常规检查了解宫内节育器的位置及有无断裂等情况,对症处理。

（4）术中、术后观察患者有无腹痛、阴道流血,有无面色苍白、呼吸困难,生命体征是否平稳。

（五）能力检测

（1）宫内节育器取出的适应证有哪些?

（2）环形宫内节育器部分嵌顿时如何处理?

（3）"T"形宫内节育器如何取出?

（程　芳）

第六章 护理基本技能

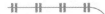

第一节 穿脱隔离衣

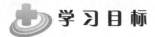

1. 掌握：穿脱隔离衣的隔离原则、操作方法及注意事项。
2. 熟悉：穿脱隔离衣的目的及适应证。
3. 了解：穿脱隔离衣的禁忌证。

一、适应证与禁忌证

1. 适应证

（1）接触经接触传播感染性疾病的患者，如传染病患者、多重耐药菌感染的患者、特异性感染（如气性坏疽等）患者等。

（2）需对患者进行保护性隔离时，如大面积烧伤、骨髓移植、器官移植、早产儿等诊疗和护理时。

（3）可能会受到患者体液、血液、排泄物和分泌物喷溅时。

（4）接触已引起院内播散的感染性疾病患者。

2. 禁忌证 穿好隔离衣后随意走动、进入清洁区取物等。

二、准备

1. 物品及设备准备 隔离衣 1 件，挂衣架 1 个和衣夹 1 个，污衣袋 1 个，快速手消毒剂 1 瓶，消毒液 1 盆，消毒手刷 1 把，消毒小毛巾 3～5 块，避污纸、污物桶 1 个。

2. 操作者准备

（1）穿隔离衣前要戴好帽子、口罩，换好鞋子。

（2）取下手表及饰物，卷袖过肘。

（3）洗手（普通肥皂洗手）。

三、步骤

操作步骤		具 体 内 容
穿隔离衣	取衣	（1）评估隔离衣大小是否合适，有无破损、潮湿 （2）手持衣领从衣架上取下隔离衣，将清洁面朝向自己 （3）露出肩袖内口 注意：此时手为清洁状态，不可触及污染部位
	入袖	将衣领的两端向外折，对齐肩缝，露出袖筒，右手持衣领，左手伸入袖内上抖，右手将衣领向上拉，使左手露出，再以同样方法穿好右袖，两手上举，将衣袖尽量上抖，露出手腕 注意：勿触及面部
	系领	两手持衣领中央，顺边缘向后扣好领扣
	系扣	扣好肩扣、袖扣或系上袖带 注意：此时手为污染状态，不可触及清洁区
	系腰带	解开腰带活结，将隔离衣一边（腰下约 5 cm 处）腋中线拉住，直到看到边缘，同法捏住另一侧边缘（注意手勿触及衣的内侧）。两手在后面两边缘对齐，向后拉直并向一侧按压折叠，系好腰带 注意：后侧缘对齐，勿使折叠处松散而露出里面的工作服
	系摆扣	系好隔离衣下方的摆扣后，两手置于胸前
脱隔离衣	解扣（3 处）	解开摆扣—解开腰带，在前面打一活结—解开两袖口及肩扣。勿使衣袖外面塞入袖内
	塞袖	在肘部将部分衣袖上拉，尽量暴露两手前臂，便于刷洗消毒
	消毒双手	从前臂到指间按顺序刷洗 2 分钟，清水冲洗，擦干 注意：此时手为清洁状态，避免污染
	脱去衣袖	解开衣领，一手伸入另一侧袖口内，拉下衣袖包住手，用遮盖着的一手握住另一侧衣袖的外面将袖拉下过手，两手退出 注意：勿使衣袖触及衣领、帽子、面部等清洁部位
	折衣	两手握住衣领，对齐肩缝，左手持衣领，右手将隔离衣两边对齐整理
	挂衣	需要重复使用时，将隔离衣挂上衣架或衣钩。脱后不再穿的隔离衣，脱下后将隔离衣的清洁面向外翻，卷好投入污衣袋中 注意：挂在清洁区，清洁面向外；挂在污染区，则清洁面向内

四、重点内容提示

（一）穿隔离衣

1. 取衣　①拿衣领；②衣服不能拖到地上；③衣服尽量远离身体；④需要判断哪一面为清洁面。

2. 入袖　①手只能碰衣领；②过袖的过程中，尽可能拿到边缘；③入袖时头抬高和后仰，注意不要碰到口罩、面部。

3. 系领　①不能使衣袖触及面部、衣领及工作帽，以免污染；②两手及两臂尽可能靠后，向后展开。

4. 系扣 ①遵循先扣肩扣、再扣袖扣的顺序,肩扣控制袖子的长短;②此时手已被污染。

5. 系腰带 ①手尽可能拿到外侧衣边,不能触及衣内面,否则将污染隔离衣;②两手在后侧尽量对齐衣襟,并伸直;③一手拿住衣襟,另一手尽可能伸向后上方,由上到下整理衣襟,否则后背不能完全盖住(靠近、向上)。

6. 系摆扣 摆扣需要根据身高调整,注意隔离衣的清洁区在肩部以上。

(二)脱隔离衣

1. 解扣(3 处) ①腰带不可碰到地面;②要打松紧合适的活结;③遵循先解袖扣、再解肩扣的顺序。

2. 塞袖 由肩到前臂逐级外拉衣袖,尽可能暴露前臂上 4～5 cm。

3. 消毒双手 ①刷手时腕部低于肘部,每侧刷手 30 秒;②冲洗时用清水自前臂向下冲洗;③消毒小毛巾擦干时仍然为自上而下擦干,并丢弃。

4. 脱去衣袖 ①手只能触碰衣领,不能碰到其他地方;②手伸入衣袖内侧拉衣袖,不完全脱下。

5. 折衣 两手仅能碰触内侧和领口,该处为清洁区。

6. 挂衣 ①不能让衣袖露出或衣边污染面盖过清洁面;②在清洁区,清洁面应向外,在污染区,污染面应向外。

7. 隔离原则

(1)隔离标准明确,卫生设施齐全。

(2)进出隔离室符合要求。

(3)分类处理隔离室内物品。

(4)每日消毒隔离室环境。

(5)加强终末消毒的处理:患者、个人物品、病室单位。

8. 注意事项

(1)隔离衣的长短要合适。

(2)穿隔离衣时避免接触清洁物。

(3)解袖口时不可使衣袖外侧塞入袖内。

(4)隔离衣每日更换,如有污染或潮湿应立即更换。

(5)穿脱隔离衣过程中,避免污染衣领和清洁面,始终保持衣领清洁。

(6)刷手时不能弄湿隔离衣,隔离衣也不能污染水池。

(7)穿好隔离衣后不得进入清洁区,避免接触清洁物品。

五、能力检测

(1)为什么要穿隔离衣?

(2)隔离衣的哪些部位是清洁区?

(3)试述折叠衣服及挂衣的正确方法(指下次还将使用)。

(4)脱隔离衣时如果衣袖触及面部怎么办?

(5)脱隔离衣时,能否先解开衣领再洗手?为什么?

(6)何种隔离衣不适合使用?

(7)操作过程中遵循的原则是什么?

(徐海霞)

第二节 吸 氧 术

学习目标

1. 掌握:吸氧的操作步骤及操作中的关键点。
2. 熟悉:吸氧的适应证。
3. 了解:吸氧的目的。

一、适应证与禁忌证

1. 适应证

(1) 呼吸系统疾病影响肺活量。

(2) 心功能不全导致的呼吸困难。

(3) 颅脑外伤、各种原因引起的昏迷等。

(4) 其他:一氧化碳中毒等。

2. 禁忌证 严重呼吸功能衰竭时,单纯性给氧无效。

二、准备

1. 物品及设备准备 中心供氧氧气装置或氧气筒、氧气表1套,湿化瓶1个,一次性吸氧管1根,蒸馏水1瓶,棉签2~4根,弯盘1个,纱布1~2块,手电筒1个,橡皮筋1根,治疗碗(内盛温开水),扳手1个,用氧记录单。

2. 操作者准备

(1) 衣着整洁、仪态大方、举止端庄、态度和蔼。

(2) 洗手,戴口罩、帽子。

3. 患者准备 取舒适体位。

三、步骤

操作步骤	具 体 内 容
准备工作	(1) 操作者洗手,戴口罩,将所用物品携至床旁
	(2) 核对患者及床号,告知患者操作目的,以取得配合
	(3) 协助患者取舒适体位
	(4) 检查患者鼻腔,用湿棉签清洁两侧鼻孔
装表	(1) 安装方法 ①氧气筒安装法:安装氧气表头并检查是否漏气 ②中心供氧氧气装置安装法:安装氧气表头并检查是否漏气 (2) 连接吸氧管,打开总开关,使小流量氧气从气门流出(吹尘) (3) 检查蒸馏水瓶中是否有沉淀物 (4) 湿化瓶中盛适量蒸馏水(装1/2或2/3体积的蒸馏水)

Note

续表

操作步骤	具 体 内 容
吸氧	（1）单侧鼻导管法 ①用手电筒检查患者的鼻腔 ②用湿棉签清洁两侧鼻孔 ③连接一次性吸氧管 ④调节氧流量 ⑤将吸氧鼻导管插入温开水中润滑并检查氧气流出是否通畅，有无漏气 ⑥将吸氧鼻导管轻轻插入患者鼻孔内（鼻导管伸入鼻腔长度约为鼻尖至耳垂的2/3） ⑦用蝶形胶布固定吸氧管 ⑧记录给氧时间、氧流量 ⑨向患者及家属交代注意事项 ⑩清洁患者面部及整理床位 （2）双侧鼻导管法 ①用手电筒检查患者的鼻腔 ②用湿棉签清洁两侧鼻孔 ③连接一次性吸氧管 ④调节氧流量 ⑤将吸氧鼻导管插入温开水中润滑并检查氧气流出是否通畅，有无漏气 ⑥将吸氧鼻导管轻轻插入患者两侧鼻孔内（深约1 cm） ⑦用松紧扣妥善固定吸氧管 ⑧记录给氧时间、氧流量 ⑨向患者及家属交代注意事项 ⑩清洁患者面部及整理床位 （3）面罩法 ①用手电筒检查患者的鼻腔 ②用湿棉签清洁两侧鼻孔 ③连接一次性吸氧管 ④置氧气面罩于患者口鼻部 ⑤用松紧带固定 ⑥将氧气管连接于面罩的氧气进口 ⑦调节氧流量 ⑧记录给氧时间、氧流量 ⑨向患者及家属交代注意事项 ⑩清洁患者面部及整理床位
停止吸氧	（1）取下鼻导管 （2）关氧流量表开关 （3）协助患者躺好，清理用物 （4）记录停止用氧时间、患者情况 （5）卸表，整理用物

四、重点内容提示

1. 氧气筒给氧

（1）氧气筒安装法表头安装：①观察氧气筒外标识，确认氧气筒内有足够氧气；②去尘,将表头与氧气筒螺旋口连接;③用扳手旋紧固定氧气表头;④打开氧气表头,检查是否漏气;⑤检查浮标是否浮起。

（2）氧气筒安置:①放在阴凉处,离暖气 1 m 以上,离火炉 5 m 以上;②筒上应标有"严禁烟火"标识;③做好四防,即防火、防油、防震、防热;④搬运时勿撞击;⑤氧气表及螺旋口勿涂油;⑥有氧气筒的病室内严禁吸烟。

（3）氧气筒使用后注意:①氧气筒内氧气不可用尽;②压力表指针至 0.5 MPa 时,不可再用;③用纱布包裹氧气筒接口,防灰尘入内,以免再次充气时引起爆炸;④对未用或已用空的氧气筒,应分别标"满"或"空"的标识。

2. 中心供氧装置安装表头　①正确区分氧气与吸引装置的标识;②将氧气表头对准插入;③打开氧气表头,检查是否漏气;④检查浮标是否浮起。

3. 吸氧过程

（1）用氧:①开始使用时,应先调节流量后应用;②中途改变流量时,先将氧气管与鼻导管(鼻塞)分离,调好流量后再接上。以免损伤肺组织。

（2）单侧鼻导管法:①鼻导管伸入鼻腔的长度约为鼻尖至耳垂的 2/3;②胶布分别固定于鼻翼和面颊部。

（3）鼻导管持续供氧:①每日更换两次以上;②及时清除鼻腔分泌物,防止导管阻塞。

（4）面罩法:使用面罩者 4～8 小时更换一次。

4. 停止吸氧

（1）停氧时先拔导管再关闭氧流量表开关。

（2）湿化瓶每次用后均清洗、消毒。

五、能力检测

（1）哪些情况下,吸氧术的效果不大或无?

（2）湿化瓶的作用有哪些?

（3）在停止吸氧的过程中,为什么要先取下鼻导管再关氧流量表开关?

（4）吸氧时患者鼻腔干燥应如何处理?

（5）应用鼻导管吸氧有什么优缺点?

（6）应用面罩吸氧有哪些优缺点?

（徐海霞）

第三节　吸　痰　术

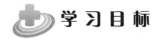 学习目标

1. 掌握:吸痰的操作步骤与注意事项。

2. 熟悉:吸痰的操作目的。

3. 了解:吸痰的适应证。

一、适应证与禁忌证

1. 适应证

(1) 各种原因引起的不能有效咳嗽、排痰。

(2) 气管插管或气管切开术后,需通过吸痰来协助清理呼吸道。

2. 禁忌证

(1) 肺出血者。

(2) 气管内注射肺表面活性物质后半小时内。

二、准备

1. 物品及设备准备　电动吸引器或中心吸引器,治疗盘 1 个,治疗碗(内盛无菌生理盐水),一次性吸痰管数根,棉签 2～3 根,镊子 1 个,弯盘 1 个,纱布 1～2 块,治疗巾 1～2条,手电筒 1 个,一次性干净手套,必要时备压舌板、开口器、舌钳、多头电插板等。

2. 操作者准备

(1) 衣着整洁、仪态大方、举止端庄、态度和蔼。

(2) 洗手,戴口罩、帽子。

(3) 备齐用物,放置合理。

3. 患者准备

(1) 患者取仰卧位或半卧位,头偏向一侧,面向操作者。

(2) 颌下垫治疗巾,如有活动性义齿,取下妥善放置。

(3) 给予高流量吸氧 2 分钟。

(4) 给予有效拍背。

(5) 操作前不宜进食过量食物或尽量在进食前操作。

三、步骤

操作步骤	具 体 内 容
术前准备	(1) 评估:患者缺氧状况、痰液黏稠度,患者合作程度及口鼻腔黏膜情况等 (2) 操作者洗手,将所用物品携至床旁;治疗盘放置于床头柜 (3) 核对患者姓名,向患者解释操作目的,戴口罩 (4) 协助患者取舒适卧位 (5) 用手电筒检查患者口鼻腔 (6) 嘱患者将头偏向一侧(若患者昏迷,可用开口器或压舌板帮助开启口腔) (7) 接通电源,检查吸引器性能;调节负压(一般成人为 40.0～53.3 kPa,儿童应小于 40.0 kPa) (8) 撕开吸痰管包装 (9) 戴一次性手套 (10) 连接吸痰管 注意:遵循无菌操作原则
插管	(1) 试吸少量生理盐水(检查是否通畅并润湿导管) (2) 一手反折吸痰管末端(控制吸引力) (3) 另一手持吸痰管前端,插入患者口咽部(由口颊部插入至咽部)

续表

操作步骤	具 体 内 容
浅部吸痰	放松导管末端,吸净口腔及咽喉部分泌物 注意:吸痰管一用一换
深部吸痰	此操作根据患者需要选择性进行 (1) 再次更换导管 (2) 待患者吸气时插入气管深部约 15 cm(吸气时声带打开) (3) 左右旋转,向上提拉,扩大吸痰的范围,吸尽气管内痰液 (4) 随时观察患者生命体征的改变 (5) 注意吸出物的性状、量、颜色
吸痰结束	(1) 抽吸生理盐水冲洗管道 (2) 关吸引器开关 (3) 摘除手套 (4) 用纱布拭净患者脸部分泌物 (5) 取下治疗巾 (6) 协助患者取舒适卧位,询问患者感受 (7) 再次给予患者高流量吸氧 2 分钟 (8) 整理床单及用物

四、重点内容提示

1. 术前准备

(1) 协助患者取舒适卧位:①半卧位时要求床头支架成 30°~50°角;②再摇起膝下支架成 15°~20°角;③床尾可置一软枕,垫于患者足底,增加舒适感。

(2) 昏迷患者开启口腔:①使用张口器,应从患者臼齿处放入;②牙关紧闭者不可用暴力助其张口。

2. 吸痰

(1) 严格执行无菌要求。

(2) 吸痰动作要轻柔、准确、快速,以防止损伤黏膜。

(3) 每次抽吸时间应少于 15 秒,若一次未吸尽,隔 3~5 分钟再吸。

(4) 痰液黏稠时,可配合叩背、蒸汽吸入、雾化吸入等方法使痰液稀释。

(5) 口腔吸痰有困难者,可从鼻腔抽吸。

(6) 对于气管插管或气管切开者,可由气管插管或气管套管内吸痰。

(7) 吸痰中患者如发生发绀、心率下降等缺氧症状,应立即停止吸痰,待症状缓解后再吸。

(8) 小儿吸痰时,吸痰管应细些,吸力要小些。

3. 吸痰结束

(1) 储液瓶内液体不得超过 2/3,需及时倾倒,以防损坏机器。

(2) 协助患者恢复卧位:①先摇平膝下支架;②再摇平床头支架。

五、能力检测

(1) 为什么要把头偏向一侧后再吸痰?

201

（2）插入吸痰管时能否给予负压？为什么？

（3）为什么要将吸痰管末端反折？

（4）为什么储液瓶中液体不得超过 2/3？

（徐海霞）

第四节　胃管置入术

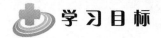 学 习 目 标

1. 掌握：胃管置入的操作技术。

2. 熟悉：胃管置入的护理。

3. 了解：胃管置入的适应证及禁忌证。

一、适应证与禁忌证

1. 适应证

（1）洗胃：用于误食毒物等。

（2）鼻饲：用于昏迷或不能经口进食、给药时。

（3）胃肠减压：胃扩张、幽门梗阻、肠梗阻、上消化道穿孔及胃肠道手术后观察有无出血等。

（4）诊断：胃液分析及检查胃脱落细胞；判断上消化道出血部位、出血是否停止等。

（5）不能张口的患者，如破伤风患者。

（6）早产儿、病情危重以及拒绝进食者。

2. 禁忌证

（1）鼻咽部有癌肿或急性炎症。

（2）食管静脉曲张、上消化道出血、心力衰竭和重度高血压。

（3）食管狭窄、食管憩室、吞食腐蚀性药物。

二、准备

1. 物品及设备准备　治疗盘 1 个，治疗碗（内盛温开水），一次性胃管 1 根，无菌手套 1 副，棉签 1～3 根，纱布 2～3 块，治疗巾 1～2 块，20 mL 注射器 1 具，液体石蜡棉球 1～2 个，弯盘 1 个，手电筒 1 个，别针 1～2 个，必要时备压舌板、听诊器等。

2. 操作者准备

（1）衣着整洁、仪态大方、举止端庄、态度和蔼。

（2）洗手，戴口罩、帽子。

（3）备齐用物，放置合理；携至患者床旁，核对患者。

3. 患者准备

（1）患者知晓辅助配合吞咽动作及操作过程中的不适。

（2）患者取舒适体位（通常取半坐卧位）。

（3）训练吞咽动作。

（4）插管前检查鼻腔通气情况，选择通气顺利的一侧鼻孔插管。

三、步骤

操作步骤	具 体 内 容
置入胃管准备	（1）评估环境：安静、整洁舒适 （2）评估患者：病情、意识状态、配合程度、鼻腔情况（拟定一侧鼻孔进行插管），用棉签清洁鼻孔 （3）评估患者心理状态：对经鼻插管的认知和合作程度 （4）向患者及其家属解释操作目的及配合方法，协助患者取半坐卧位 （5）洗手，备齐用物并携至患者床旁，核对 （6）铺治疗巾，置弯盘于口角旁 （7）戴手套取出胃管，检查胃管是否通畅（连接注射器，向里充气，观察治疗碗内是否有气泡） （8）测量胃管插入长度，成人插入长度为 45～55 cm，婴幼儿为 14～18 cm。测量方法：从前额发际至胸骨剑突的距离；测量鼻尖至耳垂的距离，加上耳垂至剑突的距离
置入胃管	（1）携用物至床旁，再次核对患者 （2）协助患者取舒适体位 （3）铺治疗巾，置弯盘于口角旁 （4）测量置入胃管的长度并用液体石蜡棉球润滑胃管前端 （5）左手持纱布托住胃管，右手持镊子夹住胃管前端，沿选定的鼻孔插入胃管 （6）先稍向上而后平行再向后下缓慢轻轻地插入 （7）插入 14～16 cm（咽喉部）时，嘱患者做吞咽动作 （8）继续插入直至预计长度（当患者吞咽时顺势将胃管向前推进）
固定胃管、检查胃管位置	（1）用胶布固定胃管于鼻翼两侧 （2）检查胃管是否盘曲在口中。方法：①听：用注射器向胃管内注入少量（10 mL）空气，置听诊器于胃部听诊气过水声。②抽：用 20 mL 注射器接胃管末端抽吸胃液，至少为 15～20 mL（最可靠的方法）。③看：将胃管末端置入盛超过 200 mL 无菌生理盐水的碗内，观察有无气体逸出
置入胃管结束	（1）用纱布拭去口角分泌物 （2）撤弯盘，摘除手套 （3）用胶布将胃管固定于面颊部 （4）将胃管末端反折，用纱布包好 （5）撤治疗巾 （6）用别针将治疗巾固定于患者衣领处或枕旁 （7）协助患者取舒适卧位 （8）询问患者感受和交代相关注意事项 （9）整理用物 （10）洗手、记录、签字 （11）致谢

Note

四、能力检测

（1）如何测量胃管插入长度？

（2）如何确定胃管已插入的位置？

（3）对处于昏迷的患者，插管时应注意些什么？

（徐海霞）

第五节 男性留置导尿术

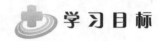 学习目标

1. 掌握：男性留置导尿术的操作流程、注意事项；男、女性患者留置导尿术的异同点。

2. 熟悉：男性留置导尿术的目的、意义。

3. 了解：实施导尿的目的。

一、适应证与禁忌证

1. 适应证

（1）各种下尿路梗阻所致的尿潴留。

（2）危重患者抢救。

（3）膀胱疾病的诊断与治疗。

（4）手术及其他需要留置导尿者。

2. 禁忌证 如果出现尿道有撕裂或断裂等严重损伤、急性尿路感染、已知的严重尿道狭窄等情况禁忌导尿。高血压、心脏病患者应谨慎操作。

二、准备

1. 物品及设备准备

（1）无菌导尿包1个（内有治疗碗或弯盘、导尿管、镊子、血管钳、消毒棉球、润滑油棉球、试管、引流袋、孔巾、治疗巾、无菌手套、液体推注器、纱布等）。

（2）外阴初步消毒用物（无菌治疗碗或弯盘、血管钳或镊子、消毒棉球、纱布、清洁手套）。

（3）其他：屏风、治疗车、便盆等。

2. 操作者准备

（1）着装整洁，洗手，戴好帽子、口罩。

（2）了解患者情况，判断患者的合作和理解程度。

（3）关闭门窗，用屏风遮挡，保持适当的室温、光线充足。

3. 患者准备 患者和家属了解留置导尿的目的、意义、过程和注意事项，并学会配合操作。如患者不能配合时，请人协助维持适当的姿势。

三、步骤

操作步骤	具体内容
核对、沟通	（1）备齐用物并携至床旁，核对并解释 （2）对于能自理的患者，嘱其清洗外阴；对于不能起床的患者，协助其清洗外阴
摆放体位	（1）站在患者右侧脱去对侧裤腿盖于近侧腿上 （2）协助患者仰卧，两腿伸直略分开外展，暴露外阴，在臀下铺橡胶单和治疗巾，置弯盘和治疗碗于近外阴处
初步消毒	（1）打开外阴消毒包，操作者左手戴手套，右手持镊子夹取棉球消毒外阴，依次消毒阴阜、阴茎、阴囊，左手垫无菌纱布将包皮向后推暴露尿道口，自尿道口向后外旋转擦拭消毒尿道口、龟头、冠状沟 （2）将污染棉球和手套放于弯盘中，置弯盘和治疗碗于床尾
再次消毒	（1）打开导尿包，戴无菌手套，铺孔巾，形成无菌区 （2）按顺序摆放并检查物品 （3）润滑导尿管，检查气囊是否完好 （4）用无菌纱布裹住阴茎并提起，将包皮向后推，暴露尿道口，消毒尿道口、龟头、冠状沟、尿道口 （5）每个棉球限用 1 次 消毒原则：由内向外
插导尿管	（1）置弯盘于孔巾口旁，用无菌纱布裹住阴茎并提起使之与腹壁成 60°角，嘱患者张口呼吸，持钳夹已涂润滑油的导尿管插入尿道 20～22 cm，见尿后再插入 1～2 cm，确保气囊在膀胱内 （2）根据气囊容积注入适量的无菌蒸馏水（一般为 15～20 mL），轻拉导尿管有阻力，再回送导尿管 1 cm（以免局部膀胱黏膜过度受压） （3）根据导尿目的留取尿液标本或连接集尿袋
固定尿袋	将集尿袋妥善固定于床沿下低于膀胱的高度，防止尿液逆流造成泌尿系统感染
整理用物	询问患者感受，帮患者穿好裤子；整理用物，测量尿量，标本送检；洗手，记录

四、重点内容提示

（1）核对、沟通：①核对，向患者解释操作过程；②向患者解释操作的风险和替代方案；③解答患者提出的问题；④确认用物已备齐并处于完好状态，质量符合要求。

（2）摆放体位：①仰卧位，两腿伸直略分开外展；②臀下铺垫巾，防止床单受潮；③注意保护患者隐私；④注意为患者保暖。

（3）初步消毒：遵守无菌操作规范，左手应戴手套，右手持镊子夹取棉球消毒；先消毒阴阜、阴茎、阴囊，再自尿道口向后外旋转擦拭尿道口、龟头、冠状沟数次；包皮过长者应将包皮上翻，以便充分消毒。

（4）再次消毒：先戴无菌手套，再铺孔巾；用无菌纱布裹住阴茎，再次按尿道口、龟头、冠状沟、尿道口顺序充分消毒。

（5）插导尿管：①选择合适的导尿管，检查并确认导尿管通畅、气囊无漏气；②注意贯彻无菌原则，导尿管一经污染或拔出均不得再使用；③包皮上翻者，结束时需将包皮退回原处;④插管过程应轻、稳、准,不要用力过重、过快,以免损伤尿道黏膜;⑤对于膀胱高度膨胀且极度虚弱的患者,第一次导尿量不可超过 1000 mL。

(6)固定尿袋:将集尿袋妥善固定于床沿下低于膀胱的高度,防止尿液逆流造成泌尿系统感染。

(7)整理用物。

五、能力检测

(1)插导尿管前,阴茎应如何消毒?

(2)为什么男性患者导尿时需将阴茎提起?

(3)导尿管插入膀胱见尿液流出后,为何还要再插进一段导尿管?

(4)导尿后如何预防尿路感染?

(5)导尿管插入困难主要有哪些原因?

(徐海霞)

第六节 女性留置导尿术

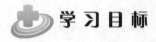 学习目标

1. 掌握:女性留置导尿术的操作流程及注意事项。

2. 熟悉:女性尿道的解剖特点。

3. 了解:导尿的适应证及禁忌证。

一、适应证与禁忌证

1. 适应证

(1)各种下尿路梗阻所致的尿潴留。

(2)危重患者抢救。

(3)膀胱疾病的诊断与治疗。

(4)手术及其他需要留置导尿者。

2. 禁忌证 如果出现尿道有撕裂或断裂等严重损伤、急性尿路感染、已知的严重尿道狭窄等情况禁忌导尿。高血压、心脏病患者应谨慎操作。

二、准备

1. 物品及设备准备

(1)无菌导尿包 1 个(内有治疗碗或弯盘、导尿管、镊子、血管钳、消毒棉球、润滑油棉球、试管、引流袋、孔巾、治疗巾、无菌手套、液体推注器、纱布等)。

(2)外阴初步消毒用物(无菌治疗碗或弯盘、血管钳或镊子、消毒棉球、纱布、清洁手套)。

Note

（3）其他：屏风、治疗车、便盆等。

2. 操作者准备

（1）着装整洁,洗手,戴好帽子、口罩。

（2）了解患者情况,判断患者的合作和理解程度。

（3）关闭门窗,用屏风遮挡,保持合适的室温、光线充足。

3. 患者准备　患者和家属了解留置导尿的目的、意义、过程和注意事项,并学会配合操作。如患者不能配合时,请人协助维持适当的姿势。

三、步骤

操作步骤	具 体 内 容
评估、核对、沟通	（1）评估患者的病情、临床诊断、意识、心理状态、合作程度、生活自理能力、膀胱充盈度及会阴部皮肤、黏膜情况 （2）备齐用物并携至床旁,核对并解释 （3）根据患者的自理能力清洁外阴,做好导尿的准备
摆放体位	（1）揭开盖被,帮助患者脱去对侧裤腿盖在近侧腿上,对侧腿用盖被遮盖 （2）协助患者取仰卧屈膝位,臀下铺橡胶单和治疗巾,暴露阴部 （3）置弯盘和治疗碗于近外阴处
初步消毒	（1）打开外阴消毒包 （2）操作者左手戴手套,右手持镊子夹取棉球消毒外阴,依次消毒阴阜、大阴唇,用戴手套的手分开大阴唇,消毒小阴唇、尿道口。最后用一个棉球从尿道口消毒至肛门口 （3）将污棉球和手套放于弯盘中,置弯盘和治疗碗于床尾 消毒原则:由上向下、由外向内
再次消毒	（1）打开导尿包,戴无菌手套,铺孔巾,形成无菌区 （2）按顺序摆放并检查物品 （3）分开并固定小阴唇,自尿道口开始由内向外、自上而下依次消毒尿道口及双侧小阴唇,最后再次消毒尿道口,每个棉球限用1次 消毒原则:由上向下、由内向外
插导尿管	（1）润滑导尿管,检查气囊是否完好 （2）再次核对,告知患者放松,即将进行操作 （3）置弯盘于孔巾口旁,嘱患者张口呼吸,持血管钳夹取涂以润滑油的导尿管插入尿道4～6 cm,见尿后再插入约1 cm,确保气囊在膀胱内 （4）根据气囊容积注入适量的无菌蒸馏水（一般为15～20 mL）,轻拉导尿管有阻力,证实导尿管已经固定于膀胱内 （5）根据导尿目的留取尿液标本或连接集尿袋
固定尿袋	将集尿袋妥善固定于床沿下低于膀胱的高度,防止尿液逆流造成泌尿系统感染
整理用物	询问患者感受,帮患者穿好裤子;整理用物,测量尿量,标本送检;洗手,记录

四、重点内容提示

（1）评估、核对、沟通:①核对,向患者解释操作过程;②向患者解释操作的风险和替

Note

代方案;③解答患者提出的问题;④确认用物已备齐并处于完好状态,质量符合要求。

(2)摆放体位:①仰卧屈膝位;②臀下铺垫巾,防止床单受潮;③注意保护患者隐私;④注意为患者保暖。

(3)初步消毒:遵守无菌操作规范,左手应戴手套,右手持镊子夹取棉球消毒,先消毒阴阜、大阴唇,再分开大阴唇,消毒小阴唇、尿道口。

(4)再次消毒:先戴无菌手套,再铺孔巾;按尿道口→小阴唇→尿道口的顺序充分消毒。

(5)插导尿管:①导尿管选择恰当,检查并确认导尿管通畅、气囊无漏气;②润滑油主要涂在导尿管的前端;③一般导尿管插入尿道4～6 cm见尿流出,然后再插入一段使气囊部分进入膀胱,向气囊内注入无菌蒸馏水,轻拉导尿管有阻力;④注意贯彻无菌原则,导尿管一经污染或拔出均不得再使用;⑤对于膀胱高度膨胀且又极度虚弱的患者,第一次导尿量不可超过1000 mL,以防产生虚脱和血尿。

(6)固定尿袋:将集尿袋妥善固定于床沿下低于膀胱的高度,防止尿液逆流造成泌尿系统感染。

五、能力检测

(1)简述女性尿道的解剖特点。

(2)简述女性患者留置导尿术两次消毒的顺序。

(3)女性患者导尿管的插入长度是多少?

(徐海霞)

第七章　院前急救基本技能

第一节　心肺复苏技术

 学习目标

1. 掌握:基础生命支持的步骤与注意事项。
2. 熟悉:心搏骤停的原因、临床表现及判断方法。
3. 了解:心搏骤停、心肺复苏、电击除颤的概念。

一、适应证与禁忌证

1. **适应证**　无意识、心搏骤停、无呼吸的患者。
2. **禁忌证**　无绝对禁忌证。

二、准备

1. 物品及设备准备

(1) 心肺复苏模拟人 1 个。

(2) 吹气面罩或纱布等隔离物品 1 个。

2. 操作者准备

(1) 着装整洁。

(2) 了解患者(模拟人)的情况。

三、步骤

操作步骤	具 体 内 容
检查判断	(1) 环境安全:确保现场对操作者及患者都是安全的,如果环境不安全,立即将患者搬运至安全处或采取措施使环境安全。将患者仰卧置于坚硬平坦的地面或硬床上,患者的头、颈、躯干应躺平摆直无扭曲,双手放于躯干两侧 (2) 检查患者有无意识:操作者在患者一侧,拍患者双肩,大声呼喊患者(可大声喊"喂、喂,你怎么了?",注意轻拍重喊) (3) 快速检查患者呼吸征象(观察胸部起伏、聆听呼吸声、感觉呼吸气流)

Note

续表

操作步骤	具体内容
检查判断	（4）快速检查患者脉搏及循环征象（判断患者有无颈动脉搏动）：用示指及中指指尖先触及气管正中部位，男性可先触及喉结，然后向旁滑移 2～3 cm，在气管旁软组织深处轻轻触摸颈动脉搏动，感触脉搏至少 5 秒，但最多不超过 10 秒。如果未触及脉搏则从胸外心脏按压开始进行心肺复苏操作，按胸外按压（C）—开放气道（A）—人工呼吸（B）程序进行 （5）一旦确定患者无意识、无呼吸、无心跳，立即呼救，叫旁人拨打"120"急救电话，启动 EMSS，并争取尽早获得一台自动体外除颤仪
胸外按压	解开患者胸部外衣，操作者一手掌根部置于患者两乳头连线与胸骨交界处，另一手的掌根置于第一手上，十指交叉，伸直双臂，使双肩位于双手正上方。按压频率为每分钟 100～120 次，每次按压的深度为 5～6 cm，要保证每次按压后胸廓完全回弹，并且手掌根部不可离开胸部皮肤。按压时只可将手掌根部贴在胸骨处，手指不可压在胸壁上。抢救者按压时肘部不可弯曲，否则按压深度达不到要求
开放气道	如口腔内有异物或呕吐物，应将患者的头偏向一侧，用指套或纱布保护手指清除患者口中的异物、呕吐物等。使用仰头举颏法开放患者气道，即将一手放在患者的前额，然后用手掌推动，使其头后仰；将另一手的手指置于颏部附近的下颌骨下方，举起下颌，使下颌骨颏隆突上抬。仰头举颏法可抬起患者的舌头，从而解除气道梗阻。如怀疑头部或颈部损伤用托下颌法开放气道
人工呼吸	用放在前额的手的拇指和示指捏紧患者鼻子，正常吸一口气（不必深呼吸），立即用嘴唇封住患者的口周，使完全不漏气，向患者口腔内吹气。每次人工呼吸吹气时间大于 1 秒，并要看到患者胸廓起伏，避免过度通气。一次吹气完毕后，立即与患者口部脱离，抬起头部，放松捏鼻的手指，观察患者胸廓回弹情况，同时再吸入一口新鲜空气，做下一次人工呼吸。在气道开放的前提下给予 2 次口对口人工呼吸。为了操作者的安全，口对口人工呼吸时可使用面罩，也可先垫上一层薄的织物或消毒面膜进行防护
重复 C—A—B 步骤	初期心肺复苏 5 个周期，1 个周期为胸外按压 30 次、人工呼吸 2 次（即 30∶2）。重新检查患者意识、呼吸、颈动脉搏动等情况。发现患者心跳、呼吸恢复或"120"人员到达时，转送医院进一步救治

四、重点内容提示

1. 检查判断

（1）环境安全是心肺复苏的前提条件。

（2）将患者置于硬质的地面或硬床上。

（3）检查患者反应时注意轻拍重喊。

（4）快速判断患者呼吸情况。

（5）颈动脉搏动判断时应注意部位，应在 5～10 秒完成，非专业人员可不做本项检查。

2. 胸外按压

（1）识别心脏停搏后 10 秒内开始按压，按压位置在两乳头连线与胸骨交界处。

（2）按压频率为每分钟至少 100 次，快速按压。

（3）成人按压深度至少为 5 cm，儿童约为 5 cm（1/3 胸廓前后径），婴儿约为 4 cm（1/3 胸廓前后径）。

（4）每次按压后要保证胸廓完全回弹。

（5）尽量减少胸外按压的中断，如果必须中断则尽可能将按压中断时间控制在 10 秒以内。

3. 开放气道

（1）常用仰头举颏法开放患者气道（怀疑头部或颈部损伤时使用托下颌法）。

（2）举颏的手不要使劲按压下颌骨颏隆突下的软组织，不要使用拇指提起下颌骨颏隆突。

4. 人工呼吸

（1）每次吹气时间大于 1 秒，使患者胸廓隆起，避免过度通气。

（2）口对口人工呼吸时先垫上纱布、消毒面膜或面罩，预防交叉感染。

5. 重复 C—A—B 步骤

（1）按压通气比为 30∶2。

（2）初期心肺复苏 5 个周期后重新检查患者意识、呼吸、颈动脉搏动等情况。

（3）应尽可能取得并使用自动体外除颤仪。

五、能力检测

（1）现场心肺复苏术的主要操作程序是哪 3 步？

（2）如何判断颈动脉搏动（部位、时间）？

（3）如何进行高质量的胸外按压？

（4）开放气道的常用方法是什么？

（5）怀疑头部或颈部损伤时使用什么方法开放气道？

（6）每次人工呼吸时吹气时间多长？

（7）心肺复苏过程中胸外按压与人工呼吸的比例是多少？

（董克勤）

第二节 脊柱损伤的搬运

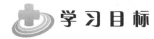

学习目标

1. 掌握：脊柱损伤的固定及搬运方法。

2. 熟悉：脊柱损伤搬运的适应证、禁忌证。

3. 了解：脊柱损伤的原因、临床表现及判断方法。

一、适应证与禁忌证

1. 适应证

（1）怀疑有高能量创伤的患者，如高处下坠伤、车祸损伤、自然灾害损伤等，根据患者损伤的机制,初步判断有可能造成颈椎和腰椎损伤。

(2) 不明原因的昏迷患者需要进行转运时,如无目击情况下的昏迷患者。

2. 禁忌证 严重脊柱损伤患者,尽量减少不必要的搬动,以避免搬运过程造成再损伤。

二、准备

1. 物品及设备准备 手套若干,脊柱固定担架 1 个,配套固定带 4~6 条,头部固定器 1 个,颈托 1 个(如有必要,配备儿童型、成人型各 1 套),替代脊柱固定担架(就地取材,如木板、门板等),薄枕 1 个(儿童需要),手电筒 1 个,听诊器 1 个,剪刀 1 把。

2. 操作者准备
(1) 做适当的自我防护,戴好手套等。
(2) 3 人(或 4 人)站在患者同一侧,由 1 人统一指挥。

3. 患者准备
(1) 对未昏迷患者,应讲明伤情和搬运事项,争取患者的配合。
(2) 患者的体位保持不变,在维持初始状态的条件下采取搬运措施。
(3) 最佳搬运体位为仰卧位,头、颈、骨盆、躯干成一直线。

三、步骤

操作步骤	具体内容	
现场评估和分工	判断环境是否安全:排除爆炸、高速行驶的车辆、抢救环境的人员影响等因素后才能实施搬运	
搬运前准备	(1) 进行明确分工,由指挥者统一指挥所有的操作,并对患者实施病情判断 (2) 将担架放置于搬运者站立侧的患者另一侧 (3) 向患者表明身份,说明操作目的,以取得配合 (4) 一人专门用手托住头颈,并沿纵轴向上略加牵引	
快速对患者进行伤情判断	呼吸道通畅和呼吸检查	检查者双腿跪在患者一侧,俯下身子,把耳朵贴近患者的口鼻,感觉口鼻呼吸的声音和气息;右手放置在患者的胸部感觉患者胸部的起伏,观察呼吸节律和深度是否有明显变化(正常时呼吸频率为 16~20 次/分)
	脉搏检查	检查者双手分别搭在检查侧的桡动脉和颈动脉上,检查 7~8 秒,触摸患者脉搏的有无、频率、节律和强弱;用示指和中指指尖触及患者气管正中部(相当于喉结部位),分开两指至胸锁乳突肌前缘凹陷处,检查颈动脉 正常成人脉率为 60~100 次/分,平均约为 72 次/分。摸到桡动脉搏动,收缩压至少为 80 mmHg;摸到颈动脉搏动,收缩压约为 60 mmHg
	意识检查	通过声音、拍打双肩、按压眼眶等刺激患者的反应,以及通过瞳孔对光反射的状态,判断患者的意识状态程度

续表

操作步骤		具 体 内 容
判断患者有无脊柱损伤所导致的脊髓损伤		（1）从头到脚检查患者损伤部位 （2）对于上肢和下肢，重点检查有无感觉、运动功能异常，以及脉搏异常
患者搬运	胸椎损伤	（1）3 人同时将手插入患者头颈、躯干及下肢 （2）平抬患者头颈、躯干及下肢（腘窝），使患者成一整体平直托至担架上 （3）固定：用固定带将患者固定在担架上，一般用 4 条带子（胸、上臂水平，腰、前臂水平，大腿水平，小腿水平，各 1 条带子）将患者绑在担架上
	颈椎损伤	（1）3 人同时将手插入头颈、躯干及下肢 （2）1 人专门用手托住患者头颈，并沿纵轴向上略加牵引 （3）平抬患者头颈、躯干及下肢（腘窝），使患者成一整体平直托至担架上 （4）颈部两侧放置颈托固定头部（适当调整颈托的大小） （5）固定：用固定带将患者固定在担架上，一般用 4 条带子（胸、上臂水平，腰、前臂水平，大腿水平，小腿水平，各 1 条带子）将患者绑在担架上

四、重点内容提示

（1）要观察伤情，不可"扶坐拍打"，特别是患者的头、胸、脊柱、骨盆等重要部位受创时，禁止随便变动体位。

（2）要牵拉取直，不可折曲"拎口袋"，禁止折曲脊柱，采取一人抬腋窝部，另一人抬下肢的"拎口袋"式的搬运方法。患者需取仰卧位，两腿伸直，两手相握置于身前，头、颈、骨盆、躯干成一直线。

（3）要同轴翻身，不可旋转"扭麻花"。凡怀疑有脊柱损伤者，翻身时一定要头、颈、躯干、下肢上下一致同轴翻转，绝不可"扭麻花"式地翻身。那样会扭断或挤碎骨折部位的脊髓，导致或加重截瘫。

（4）要用硬板固定，不要用帆布软担架。

（5）放置到搬运板上后必须给予躯干固定，以及颈部和腰部固定。

五、能力检测

（1）搬运原则是什么？

（2）搬运时患者应处于什么姿势？

（3）试述搬运过程中的注意事项。

（4）为什么要用硬板搬运脊柱损伤的患者？

（董克勤）

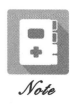

第三节　简易呼吸器的应用

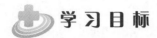

学习目标

1. 掌握:简易呼吸器的正确使用方法。
2. 熟悉:简易呼吸器的检测流程。
3. 了解:简易呼吸器的结构。

一、适应证与禁忌证

1. 适应证

(1)各种原因所致的呼吸停止或呼吸衰竭的抢救及麻醉期间的呼吸管理。

(2)运送病员:适用于机械通气患者做特殊检查、进出手术室等情况。

(3)临时替代呼吸机:呼吸机因故障、停电等特殊情况不能使用时,可临时应用简易呼吸器替代。

2. 禁忌证　上呼吸道梗阻。

二、准备

1. 物品及设备准备　面罩 1 个(或大小不同的面罩供选择),单向阀 1 个,气囊 1 个,氧气储气袋 1 个,氧气导管 1 根,氧气储气阀 1 个,模拟人 1 个,其中氧气导管及氧气储气袋必须与外接氧组合,如未接氧气应将两个组件取下。

2. 操作者准备

(1)着装整洁,洗手,戴好帽子、口罩。

(2)了解患者情况,与患者或家属谈话,做好解释工作,争取患者的配合。

3. 患者准备　患者仰卧,去枕,头后仰。

三、步骤

操作步骤	具 体 内 容
组装简易呼吸器	备齐用物,要确保面罩大小合适,正确连接简易呼吸装置
清除异物	清除口腔与喉中可见的异物,如有活动性义齿应取下
摆放体位	操作者应位于患者头顶侧,去枕,嘱患者将头部向后仰,并托牢下颌使其朝上,使气道保持通畅
固定面罩	以鼻梁作为参照将面罩扣住口鼻,面罩狭窄处位于鼻梁处,以一手拇指和示指按住面罩两边成"C"形并压向患者面部,余下的三指成"E"形放在下颌骨的下缘并向上提拉,开放气道并使面罩紧贴面部
规律挤压	另一手规律挤压气囊给予人工呼吸,每次约 1 秒,同时观察胸廓是否隆起。将气体送入肺中,每次送气 500~1000 mL,挤压频率视患者当时的具体情况而定

四、重点内容提示

1. 组装简易呼吸器

（1）选择合适的面罩，以得到最佳使用效果，面罩大小不合适、接触不良可致漏气。

（2）按顺序正确连接。

（3）氧气导管及氧气储气袋必须与外接氧组合，如未接氧气应将氧气导管与氧气储气袋取下。

2. 清除异物　将患者头部偏向一侧，清除口腔与喉中可见的异物。

3. 摆放体位

（1）去枕仰卧位。

（2）头后仰。

（3）抬下颌。

4. 固定面罩

（1）以"EC"手法固定面罩，开放气道。

（2）面罩狭窄处位于鼻梁处。

（3）面罩要紧扣口鼻部，否则易发生漏气。

5. 规律挤压

（1）若患者有自主呼吸，应与之同步，即患者吸气初顺势挤压气囊，达到一定潮气量便完全松开气囊，让患者自行完成呼气动作。

（2）抢救者应注意患者是否有如下情形以确认患者是否处于正常的换气：注视患者胸部上升与下降（是否随着压缩气囊而起伏）；经由面罩透明部分观察患者嘴唇与面部颜色的变化；经由透明盖观察单向阀是否有相应运动；在呼气过程中观察面罩内是否呈雾气状；如果外接氧气，应调节氧流量至氧气储气袋充满氧气（氧流量为 8～10 L/min）。在使用简易呼吸器的过程中，若挤捏气囊时感觉阻力很大，除机械故障外，最常见的原因是分泌物阻塞气道，此时应立即吸痰，保持气道通畅。

五、能力检测

（1）如何固定面罩并保持气道通畅？

（2）如何确认患者经简易呼吸器进行正常的换气？

（3）不能充分通气的原因有哪些？

（4）在进行急救通气时，常用的通气装置有哪些？

（董克勤）

第四节　开放性创口的止血和包扎

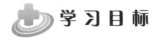

学习目标

1. 掌握：开放性创口止血和包扎的操作步骤。

2. 熟悉：开放性创口止血和包扎的基本原则、适应证和禁忌证。

3. 了解：开放性创口的定义。

一、适应证与禁忌证

1. 适应证　适用于各种出血情况下的伤口止血与包扎。

2. 禁忌证　当患者出现呼吸困难、呼吸停止或心搏骤停等状况时需首先予以抢救，此时不宜先进行伤口处理。

二、准备

1. 物品及设备准备　隔离衣 1 件，挂衣架 1 个和衣夹 1 个，污衣袋 1 个，快速手消毒剂 1 瓶，消毒液 1 盆，消毒手刷 1 把，消毒小毛巾 3~5 块，避污纸若干，污物桶 1 个。

2. 操作者准备

(1) 操作者应该做适当的自我防护，戴好手套，戴口罩、帽子。

(2) 与患者或家属交代病情，做好解释工作，争取清醒患者的配合。

(3) 判断患者的伤情，即致伤因素、生命体征、出血位置、出血方式和出血量。

3. 患者准备

(1) 对于未昏迷患者，应讲明现在的伤情和将要采取的行动，争取患者的配合。

(2) 患者的体位在操作者进行检查前保持不变。

三、步骤

（一）伤口周围的清洁处理和判断出血方式

原则为充分暴露伤口，除去伤口周围污物。

(1) 除去伤口周围的污物等，用剪刀等去除伤口周围衣物。

(2) 时间和资源允许时，用外用生理盐水清洗伤口周围皮肤，消毒伤口，局部麻醉，用过氧化氢溶液反复清洗，判断出血方式（动脉、静脉和毛细血管出血）。

（二）止血

1. 加压止血法　最简单有效的止血方法。适用于伤口面积大、渗血多的毛细血管出血，如皮肤撕脱伤、擦伤等，以及中小静脉出血，如锐器伤。

(1) 找出并暴露伤口，必要时可以剪开或撕开衣服。

(2) 迅速检查损伤部位末梢的脉搏和神经功能。

(3) 将灭菌纱布直接覆盖在伤口上（也可用灭菌医用无纺布、清洁毛巾、布料、手帕等代替）。

(4) 再用手掌在上面直接压迫，或用绷带或布带加压包扎。

注意：①骨或伤口有异物时不宜采用此法；②为减轻出血，可抬高损伤部位（有禁忌证时除外）；③如覆盖在伤口上的敷料及包扎绷带已被血渗透，不必移去敷料，可再加敷料于其上，再用绷带缠绕包扎。

2. 填塞止血法　常用于颈部、臀部等较深伤口。

(1) 找出并暴露伤口，必要时可以剪开或撕开衣服。

(2) 迅速检查损伤部位末梢的脉搏和神经功能。

(3) 用消毒纱布、棉垫等敷料堵塞在伤口内。

(4) 再用绷带、三角巾或四头带加压包扎（松紧度以达到止血目的为宜）。

3. 指压止血法　动脉出血的一种临时止血方法,适用于头、面、颈部及四肢动脉出血急救。

(1) 找出并暴露伤口,必要时可以剪开或撕开衣服。

(2) 迅速检查损伤部位末梢的脉搏和神经功能。

(3) 用手指、手掌或拳头压迫出血部位的近心端(依据动脉分布情况)。

(4) 使血管闭合阻断血流,达到止血目的。

4. 加垫屈曲止血法　找出并暴露伤口,必要时可以剪开或撕开衣服;迅速检查损伤部位末梢的脉搏和神经功能。

(1) 腋窝加垫屈曲止血法:用于上臂出血。①在腋窝处加垫(纱布垫或毛巾、衣物),使前臂屈曲于前胸;②用绷带或三角巾将上臂固定在前胸。

(2) 肘窝加垫屈曲止血法:用于前臂出血。①在肘窝处加垫,使肘关节屈曲;②屈肘位,用三角巾"8"字形固定。

(3) 腘窝加垫屈曲止血法:用于小腿出血。①在腘窝处加垫,使膝关节屈曲;②屈膝位,用三角巾"8"字形固定。

(4) 大腿根部加垫屈曲止血法:用于大腿出血。①在大腿根部加垫;②屈曲髋、膝关节将腿与躯干固定。

注意:使用该方法时,注意肢体远端的血液循环情况,一般每隔 40～50 分钟放松一次,每次 1～3 分钟;有骨折或关节脱位者不能使用;此方法令伤员痛苦较大,不宜首选。

5. 止血带止血法　适用于四肢大血管破裂或经其他急救止血无效者。

(1) 找出并暴露伤口,必要时可以剪开或撕开衣服。

(2) 迅速检查损伤部位末梢的脉搏和神经功能。

(3) 橡皮止血带止血法:常用气囊止血带或长 1 m 左右的橡皮管。①在止血带部位垫一层布或单衣;②以一手拇指、示指、中指持止血带头端;③另一手拉紧止血带绕肢体缠 2～3 圈;④将止血带末端压在紧缠的止血带下固定。

(4) 绞紧止血法:急救时可用布带、绳索、三角巾或者毛巾替代橡皮管。①在止血部位先垫衬垫;②将带子在垫上绕肢体 1 圈打结;③在结下穿一短棒;④旋转此短棒使带子绞紧,至不流血为止;⑤将短棒固定在肢体上。

注意:①上止血带的部位要准确,应扎在伤口的近心端,尽量靠近伤口,在上臂不可扎在下 1/3 处,以防损伤桡神经;②止血带下应加衬垫,松紧度要适当,以刚达到远端动脉搏动消失为度;③上止血带的患者应有标记,注明部位、开始时间与放松时间,便于转运时了解情况;④使用止血带时应尽量缩短时间,以 1 小时内为宜,最长不超过 5 小时,其间一般每隔 40～50 分钟放松一次,每次 3～5 分钟,再在该平面不同部位绑扎,放松前要改用加压或指压止血法止血,松解时要缓慢,以防发生大出血;⑤严密观察伤情及患肢情况,注意止血带是否脱落或绑扎过紧等,并及时予以调整。要注意肢体保暖。

(三) 包扎

1. 绷带包扎法　主要用于四肢和手、足部伤口的包扎及敷料、夹板的固定等。

(1) 环形包扎法:主要用于腕部和颈部伤口的包扎。

(2) "8"字形包扎法:用于关节附近伤口的包扎。

(3) 螺旋形包扎法:主要用于上肢和大腿伤口的包扎。

(4) "人"字形包扎法:多用于前臂和小腿等伤口的包扎。

2. 三角巾包扎法　依据伤口的不同部位,采用不同的三角巾包扎方法。

(1) 头顶部伤口(帽式包扎法):①将三角巾底边折叠约 3 cm 宽;②底边正中放在眉间上部;③将顶尖拉向枕部;④将底边经耳上向后在枕部交叉并压住顶角;⑤再将底边经耳上绕到额部拉紧打结;⑥将顶角向上反折至底边内或用别针固定。

(2) 头顶、面部或枕部伤口(风帽式包扎法):①将三角巾顶角打结,放在前额;②将底边中点打结放在枕部;③将底边两角拉紧包住下颌,再绕至枕骨结节下方打结。

(3) 颜面部较大范围的伤口(面具式包扎法):①将三角巾顶角打结,放在下颌处;②上提底边罩住头面;③拉紧两底角至后枕部交叉,再绕至前额打结;④根据伤情在眼、鼻、口处剪洞。

(4) 头、眼、耳处外伤(头眼包扎法):①将三角巾底边打结放在鼻梁上;②将两底角拉向耳后下,在枕后交叉后绕至前额打结;③反折顶角向上固定。

(5) 一侧眼球受伤(单眼包扎法):①将三角巾折叠成 4 指宽的带状;②将带子的上 1/3 盖住伤眼,下 2/3 从耳下拉至枕部;③将带子经健侧耳上拉至前额,压住另一端,再绕经伤耳上、枕部至健侧耳上打结。

(6) 双眼损伤(双眼包扎法):①将三角巾折叠成 4 指宽的带状;②将带子中部压住一眼,下端从耳下拉至枕部;③将带子经对侧耳上拉至前额,压住上端;④反折上端斜向下压住另一眼;⑤绕至耳后、枕部,至对侧耳上打结。

(7) 下颌、耳部、前额或颞部伤口(下颌带式包扎法):①将带巾经双耳或颞部向上;②长端绕顶后在颞部与短端交叉;③将两端环绕头部,在对侧颞部打结。

(8) 肩部伤口:可用肩部三角巾包扎法、燕尾式包扎法或衣袖肩部包扎法包扎。

燕尾式包扎法:①将三角巾折成燕尾式放在伤侧;②向后的角稍大于向前的角;③将两底角在伤侧腋下打结;④将两燕尾角于颈部交叉,至健侧腋下打结。

(9) 前臂外伤或骨折(前臂悬吊带):①将三角巾平展于胸前;②使顶角与伤肢肘关节平行,屈曲伤肢;③提起三角巾下端,使两端在颈后打结;④将顶角向胸前外折,用别针固定。

前臂小悬吊带:适用于锁骨、肱骨骨折,肩关节损伤和上臂损伤。①将三角巾叠成带状;②将带子中央放在伤侧前臂的下 1/3 处;③两端在颈后打结,将前臂悬吊于胸前。

(10) 胸背部伤口:可用单胸包扎法、胸背部燕尾式包扎法、胸背部双燕尾式包扎法。

(11) 腹部伤口:可用腹部兜式包扎法、腹部燕尾式包扎法。

(12) 臀部伤口(单臀包扎法):①将一条三角巾盖住伤臀,顶角朝上;②将底边折成两指宽,在大腿根部绕成一周打结;③将另一三角巾折成带状压住三角巾顶角;④围绕腰部一周打结;⑤将三角巾顶角折回,用别针固定。

(13) 四肢肢体包扎法:①将三角巾折叠成适当宽度的带状;②在伤口部环绕肢体包扎。

(14) 手(足)部三角巾包扎法:①将手或足放在三角巾上,与底边垂直;②反折三角巾顶角至手背或足背,底边缠绕打结。

四、重点内容提示

(1) 包扎伤口时,先简单清创再包扎。手及脏物不要触及伤口,不要用水冲洗伤口(除化学损伤外),突出体腔外的内脏不要回纳,伤口内异物不要随意取出。

(2) 包扎时要牢靠,松紧要适宜。

（3）包扎时要使患者舒适。用胸带时要注意呼吸,包扎肢体要注意保持功能位。皮肤皱褶处和骨隆突处应用棉垫或纱布等作衬垫,需要抬高肢体时,应给适当的扶托物。

（4）包扎时从远心端向近心端包扎,要将指(趾)端外露,以便观察血液循环情况。绷带固定时打结应放在肢体的外侧面,忌在伤口上、骨隆突处或易于受压的部位打结。

（5）解除绷带时,先解开固定结或取下胶布,然后以两手互相传递松解。紧急时或绷带已被伤口分泌物浸透干涸时,可用剪刀剪开。

（6）指压止血法按压的不同部位。

①颞动脉指压点:位于耳屏前方、颧弓根部;用于眼睛以上部位、头顶部和额部出血止血,用拇指压向颧弓。

②面动脉指压点:位于咬肌前缘下端,可压迫下颌角前约 0.2 cm 处(有时需两侧同时压迫才能止血);用于眼睛以下、下颌骨以上部位出血止血。

③颈总动脉指压点:位于气管与胸锁乳突肌之间的平环状软骨处,将中间的三根手指指尖放在搏动的动脉上,拇指放在颈后,将动脉压向第 6 颈椎横突。用于头、面部、颈部出血止血,但需注意不能两边同时压迫止血,压迫过程中密切注意有无晕厥表现,疑有脊髓损伤时要保持颈部制动。

④锁骨下动脉指压点:从胸锁关节至锁骨中点画一弓形线(弓背最高点距锁骨上 1 cm),该线即为锁骨下动脉的体表投影。操作时用示指、中指在锁骨上窝向下压至第 1 肋骨。操作时保持上肢与身体平行,用于肩部、腋部、上臂出血止血。

⑤肱动脉指压点:位于肱二头肌内侧沟。操作时上肢外展与身体成 90° 角,手掌向上,用一手支撑患者的上臂中段、肱二头肌内侧沟处,触摸到动脉搏动,其余四指放在肱骨的后边,捏紧肱骨压迫肱动脉,用于前臂出血止血。

⑥桡、尺动脉指压点:桡、尺动脉分别位于桡骨茎突与桡侧腕屈肌之间、尺侧腕屈肌与指浅屈肌之间。操作时用两手拇指间时按压手腕横纹稍上处的内、外侧搏动点,用于手部出血止血。

⑦指掌侧固有动脉指压点:位于指部两侧,用拇指、示指同时压向第一指骨,用于手指出血止血。

⑧股动脉指压点:位于腹股沟中点稍下方,摸到股动脉搏动后,两手掌重叠在其上部,用力压向骨盆缘,用于下肢出血止血。

⑨胫后动脉指压点:位于内踝与跟腱之间,用于足底出血止血。

⑩足背动脉指压点:位于足背内、外踝连线的中点,用于足部出血止血。

五、能力检测

（1）止血带应该包扎在伤口的什么位置?

（2）包扎止血带时有哪些注意事项?

（3）止血带包扎时的松紧程度怎么判断为宜?

（4）考虑为静脉出血时,应该在患肢的何处应用止血带?

（董克勤）

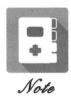

第五节 四肢骨折现场急救外固定术

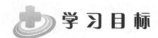 学习目标

1. 掌握：四肢骨折现场急救外固定术的方法。
2. 熟悉：四肢骨折的分类依据、方法及临床表现。
3. 了解：四肢骨折的检查方法。

一、适应证与禁忌证

1. 适应证 凡发生骨折或怀疑有骨折的伤员，均必须在现场立即采取骨折临时固定措施。

2. 禁忌证 当患者出现呼吸困难、呼吸停止或心搏骤停等状况时需首先予以抢救，此时不宜先进行外固定。

二、准备

1. 物品及设备准备
（1）木质、铁质、塑料制作的夹板或固定架。
（2）就地取材，选用合适的木板、竹竿、树枝、纸板等简便材料。
（3）绷带或三角巾。

2. 操作者准备
（1）做适当的自我防护，戴好手套，戴口罩、帽子。
（2）与患者或家属交代病情，做好解释工作，争取清醒患者的配合。
（3）判断患者的伤情，如致伤因素、生命体征等。

3. 患者准备
（1）对于未昏迷患者，应讲明现在的伤情和将要采取的行动，争取患者的配合。
（2）患者的体位在操作者进行检查前保持不变。

三、步骤

（一）肱骨（上臂）骨折固定法

1. 夹板固定法
（1）将两块夹板分别放在上臂内、外两侧（如果只有一块夹板，则放在上臂外侧）。
（2）用绷带或三角巾等将上、下两端固定。
（3）肘关节屈曲 90°，前臂用小悬臂带悬吊。

2. 无夹板固定法
（1）将三角巾折叠成 10～15 cm 宽的条带，其中央正对骨折处，将上臂固定在躯干上，于对侧腋下打结。
（2）屈肘 90°，再用小悬臂带将前臂悬吊于胸前。

Note

（二）尺、桡骨（前臂）骨折固定法

1. 夹板固定法

（1）将两块长度超过肘关节至手心的夹板分别放在前臂的内、外侧（只有一块夹板时，则放在前臂外侧）。

（2）在手心放好衬垫，让伤员握好，以使腕关节稍向背屈，再固定夹板上、下两端。

（3）屈肘 90°，用大悬臂带悬吊，手略高于肘。

2. 无夹板固定法

（1）采用大悬臂带、三角巾固定法。用大悬臂带将骨折的前臂悬吊于胸前，手略高于肘。

（2）再用一条三角巾将上臂带一起固定于胸部，在健侧腋下打结。

（三）股骨（大腿）骨折固定法

1. 夹板固定法

（1）伤员仰卧，伤腿伸直。

（2）将两块夹板（内侧夹板长度为上至大腿根部，下过足跟；外侧夹板长度为上至腋窝，下过足跟）分别放在伤腿内、外两侧（若只有一块夹板，则放在伤腿外侧），并将健肢靠近伤肢，使两下肢并列，两足对齐。

（3）在关节处及空隙部位均放置衬垫，用 5~7 条三角巾或布条先将骨折部位的上、下两端固定，然后分别固定腋下、腰部、膝、踝等处。

（4）足部用三角巾"8"字形固定，使足部与小腿成 90°角。

2. 无夹板固定法

（1）伤员仰卧，伤腿伸直，健肢靠近伤肢，两下肢并列，两足对齐。

（2）在关节处与空隙部位放置衬垫，用 5~7 条三角巾或布条将两腿固定在一起（先固定骨折部位的上、下两端）。

（3）足部用三角巾"8"字形固定，使足部与小腿成 90°角。

（四）胫腓骨（小腿）骨折固定法

1. 夹板固定法

（1）伤员仰卧，伤腿伸直。

（2）取夹板（长度超过膝关节至足跟），上端固定至大腿，下端固定至踝关节及足底，并将健肢靠近伤肢，使两下肢并列，两足对齐。

（3）在关节处及空隙部位均放置衬垫，用 5~7 条三角巾或布条先将骨折部位的上、下两端固定，然后分别固定大腿、膝、踝等处。

（4）足部用三角巾"8"字形固定，使足部与小腿成 90°角。

2. 无夹板固定法

（1）伤员仰卧，伤腿伸直，健肢靠近伤肢，两下肢并列，两足对齐。

（2）在关节处与空隙部位放置衬垫，用 5~7 条三角巾或布条将两腿固定在一起（先固定骨折部位的上、下两端）。

（3）足部用三角巾"8"字形固定，使足部与小腿成 90°角。

四、重点内容提示

（1）如为开放性骨折，必须先止血，再包扎，最后进行骨折固定。

（2）夹板等固定材料不要与皮肤直接接触，要用棉垫、衣物等柔软物垫好，尤其是骨

突部位及夹板两端。

（3）四肢骨折固定时，应先固定骨折的近端，后固定骨折的远端。夹板必须托扶整个伤肢，骨折上、下两端的关节均必须固定。

（4）四肢骨折固定时应露出指（趾）端，以便随时观察血液循环情况。

五、能力检测

（1）用夹板固定时，绷带的捆绑位置在哪？

（2）无夹板时应如何固定上肢或下肢骨折？

（3）骨折固定原则有哪些？

（董克勤）

第八章　其他辅助技能

第一节　皮内注射

学习目标

1. 掌握：皮内注射的适应证与禁忌证、操作步骤和穿刺注射时的技能要点。
2. 熟悉：皮内注射的准备工作及注射部位的选择。
3. 了解：皮内注射的概念及药物过敏试验结果的记录。

皮内注射是将少量药品及生物制剂注射于皮内的方法。

一、适应证与禁忌证

1. 适应证

（1）用于药物过敏试验（简称皮试），以观察有无过敏反应。

（2）预防接种。

（3）局部麻醉的起始步骤。

2. 禁忌证　对该药过敏者。

二、准备

1. 物品及设备准备

（1）注射盘。

（2）1 mL 注射器、4.5 号针头、注射卡。

（3）按照医嘱准备药液，若为皮试，另备 0.1‰盐酸肾上腺素和注射器。

2. 操作者准备

（1）衣帽整洁，修剪指甲，洗手，戴口罩。

（2）评估并解释。

①询问、了解患者的病情、治疗情况、用药史及药物过敏史。

②评估患者的意识状态、心理状态、对用药的认知及合作程度。

③了解注射部位的皮肤状况。

④向患者及家属解释皮内注射的目的、方法、注意事项及配合要点。

3. 患者准备

（1）了解皮内注射的目的、方法、注意事项及配合要点，能积极配合。

（2）取舒适体位并暴露注射部位。

4. 环境准备　注射环境安静、清洁，光线适宜或有足够照明。

三、步骤

操作步骤	具 体 内 容
按医嘱取药	按医嘱吸取药液，严格执行查对制度和遵循无菌操作原则
核对解释	携带用物到患者床旁，核对患者床号、姓名，向患者及其家属解释，使其明确操作目的
选择注射部位	（1）皮试：常选择前臂掌侧下段，因该处皮肤较薄，易于注射，且易于辨认局部反应 （2）预防接种：常选择上臂三角肌下缘 （3）局部麻醉：常选择实施局部麻醉处
消毒皮肤	用75％乙醇消毒皮肤
二次核对	二次核对，排尽注射器内空气
穿刺注射（图 8-1-1）	（1）一手绷紧局部皮肤，另一手持注射器，使针头斜面向上，与皮肤成5°角刺入皮内 （2）待针头斜面完全进入皮内后，放平注射器 （3）用绷紧皮肤的手的拇指固定针栓，注入药液 0.1 mL，使局部隆起形成一皮丘
拔针	注射完毕，迅速拔出针头，勿按压针眼
核对交代	拔针后再次核对，交代注意事项
整理记录	（1）协助患者取舒适体位 （2）按消毒隔离原则清理用物 （3）洗手 （4）将皮试结果记录在病历上，阳性用红笔标记"＋"，阴性用蓝笔或黑笔标记"－"

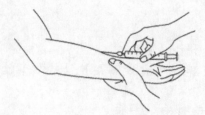

图 8-1-1　皮内注射

四、重点内容提示

1. 按医嘱取药　严格执行查对制度和遵循无菌操作原则，严格遵守消毒隔离原则。

2. 核对解释　注意除核对患者床号、姓名外还要询问三史，即患者用药史、家族史及药物过敏史，如患者对注射药物有过敏史，禁止皮试，并与医生联系，做好标记。

3. 消毒皮肤　做皮试消毒皮肤时禁忌用碘酊、碘伏消毒,以免影响对局部反应的观察。

4. 穿刺注射

(1) 注入的剂量要准确。

(2) 进针角度不能过大,以针尖斜面能全部进入皮内为宜,不能过深,否则会刺入皮下,影响结果的观察和判断。

(3) 如需做对照试验,用另一注射器及针头,在另一前臂相应部位注入 0.1 mL 生理盐水。

(4) 皮丘呈半球状,皮肤变白并显露毛孔。

(5) 操作过程中不断与患者沟通,以了解患者反应。

5. 拔针　嘱患者勿按揉局部,以免影响结果的观察,20 分钟后观察局部反应,判断结果。

6. 皮试药液的配制　皮试药液要现用现配,剂量要准确,并提前准备盐酸肾上腺素等急救药品以防意外发生。

7. 记录　皮试结果若为阳性,应及时告知医生、患者及家属,不能再用该种药物,并记录在病历上。

五、能力检测

(1) 皮内注射的适应证有哪些?

(2) 皮内注射的注射部位该如何选择?

(3) 穿刺注射时的技能掌握要点是什么?

(4) 皮试结果怎么记录?

(田秀蓉)

第二节　皮下注射

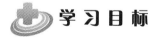学习目标

1. **掌握**:皮下注射的适应证与禁忌证、操作步骤和皮下穿刺的技能要点。

2. **熟悉**:皮下注射的准备工作和注射部位的选择及注意事项。

3. **了解**:皮下注射的概念及结果的记录。

皮下注射是指将少量药液或生物制剂注入皮下组织的方法。

一、适应证与禁忌证

1. 适应证

(1) 用于不宜口服给药而需在一定时间内发生药效时,如胰岛素治疗。

(2) 预防接种。

（3）局部麻醉用药。

2. 禁忌证

（1）对该药过敏者。

（2）注射部位有各种皮肤损伤、炎症、硬结、瘢痕或位于皮肤病灶处，注射时要避开。

二、准备

1. 物品及设备准备

（1）注射盘。

（2）注射卡、1～2 mL 注射器、5.5 号与 6 号针头。

（3）遵医嘱准备药液。

2. 操作者准备

（1）衣帽整洁，修剪指甲，洗手，戴口罩。

（2）评估并解释。

①了解患者的病情、治疗情况、用药史及药物过敏史。

②评估患者的意识状态、肢体活动能力、对用药计划的了解及合作程度。

③了解注射部位的皮肤及皮下组织状况。

④向患者及家属解释皮下注射的目的、方法、药物的作用及配合要点、注意事项。

3. 患者准备

（1）了解皮下注射的目的、方法、注意事项及配合要点，能积极配合。

（2）取舒适体位并暴露注射部位。

4. 环境准备

（1）注射环境清洁、安静、光线适宜。

（2）必要时用屏风遮挡患者。

三、步骤

操作步骤	具 体 内 容
按医嘱取药	遵循无菌操作原则，严格执行查对制度，按医嘱吸取药液
核对解释	携用物至患者床旁，核对患者床号、姓名、药液，向患者及家属解释
选择注射部位 （图 8-2-1）	（1）常选择上臂三角肌下缘 （2）亦可选择两侧腹壁、后背、大腿前侧和外侧
消毒皮肤	常规消毒皮肤，待干
二次核对	二次核对，排尽注射器内空气
穿刺	一手绷紧局部皮肤，另一手持注射器，使针头斜面向上，与皮肤成 30°～40°角，快速刺入皮下（图 8-2-2）
推药	松开绷紧皮肤的手，抽动活塞，如无回血，缓慢推注药液
拔针按压	注射完毕，用无菌干棉签轻压针刺入处，快速拔针后按压片刻，压迫至不出血为止
核对交代	拔针后再次核对，交代注意事项

续表

操作步骤	具 体 内 容
整理记录	(1) 协助患者取舒适体位,整理床单位 (2) 按消毒隔离原则清理用物 (3) 洗手 (4) 记录注射时间,药物名称、剂量,患者的反应

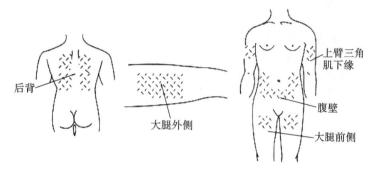

图 8-2-1　皮下注射部位

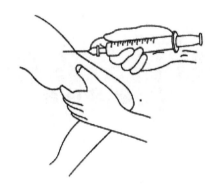

图 8-2-2　皮下注射

四、重点内容提示

1. 注射前注意事项

(1) 严格执行查对制度和遵循无菌操作原则。

(2) 操作者在注射前详细询问患者用药史、药物过敏史。

2. 选择注射部位

(1) 选择注射部位时需避开炎症、破溃或者有肿块的部位。

(2) 长期注射者需每次更换注射部位,以促进药物的充分吸收。

3. 穿刺

(1) 进针一般不宜过深,避免刺入肌层。

(2) 一般将针梗的 $1/2 \sim 2/3$ 刺入皮下,勿全部刺入,以免不慎出现断针而增加处理难度。

(3) 对过于消瘦者,可捏起局部组织,穿刺角度适当减小,进针角度不宜大于 $45°$,以免刺入肌层。

(4) 对皮肤有刺激的药物一般不做皮下注射。

Note

4. 推药

（1）确保针头未刺入血管内。

（2）推药速度宜缓慢、均匀，以减轻疼痛。

5. 操作中注意事项　操作中加强与患者的沟通，以便及时发现其不适，及时处理。

6. 皮下注射胰岛素时的注意事项　皮下注射胰岛素时告知患者在注射药物 15 分钟后必须开始进食，以免因作用时间过长而导致患者出现低血糖。

五、能力检测

（1）皮下注射的适应证有哪些？

（2）皮下注射的注射部位该如何选择？

（3）选择注射部位时有哪些注意事项？

（4）皮下注射的结果如何记录？

（田秀蓉）

第三节　肌 内 注 射

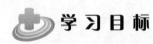 学习目标

1. 掌握：肌内注射的适应证与禁忌证、定位方法（臀大肌、臀中肌、臀小肌、股外侧肌、上臂三角肌）、操作步骤和穿刺注射时的技能要点。

2. 熟悉：肌内注射的准备工作；穿刺时的注意事项。

3. 了解：肌内注射的概念及结果的记录。

肌内注射是指将一定量的药液注入肌肉组织的方法。注射部位一般选择肌肉丰厚且离大血管和神经较远处。

一、适应证与禁忌证

1. 适应证

（1）用于不宜口服、静脉注射，且要求比皮下注射更快发生疗效时。

（2）注射刺激性较强或剂量较大的药物。

2. 禁忌证

（1）注射部位有炎症、肿瘤、外伤破溃。

（2）严重出血、凝血倾向，血小板或凝血因子明显减少或用肝素、双香豆素等进行抗凝治疗者。

（3）破伤风发作期、狂犬病痉挛期采用肌内注射可诱发阵发性痉挛。

（4）癫痫抽搐、不能合作的患者，必要时予以镇静。

Note

二、准备

1. 物品及设备准备

（1）注射盘。

（2）注射卡、2～5 mL 注射器、6 号和 7 号针头。

（3）按医嘱准备药液。

2. 操作者准备

（1）衣帽整洁，修剪指甲，洗手，戴口罩。

（2）评估并解释。

①询问、了解患者的病情、治疗情况。

②评估患者的意识状态、肢体活动能力。

③评估患者对用药计划的了解、认知及合作程度。

④了解注射部位的皮肤及肌肉组织状况。

⑤向患者及家属解释肌内注射的目的、方法、注意事项、配合要点、药物的作用及副作用。

3. 患者准备

（1）了解肌内注射的目的、方法、注意事项、配合要点、药物的作用及副作用，能积极配合。

（2）取舒适体位，暴露注射部位。

4. 环境准备

（1）注射环境安静、清洁、光线充足或有足够照明。

（2）必要时用屏风或拉帘遮挡。

三、定位

1. 臀大肌注射定位法　臀大肌起自髂后上棘与尾骨尖之间，肌纤维平行向外下方止于股骨上部。坐骨神经起自骶丛神经，自梨状肌下孔出骨盆至臀部，在臀大肌深部，约在坐骨结节与股骨大转子之间中点下降至股部，其体表投影为自大转子尖至坐骨结节中点向下至腘窝。注射时注意避免损伤坐骨神经。臀大肌注射定位方法有两种。

（1）臀大肌十字定位法：从臀裂顶点向左或向右侧做一水平线，然后从髂嵴最高点做一垂线，将一侧臀部划分为四个象限，其外上象限并避开内角（髂后上棘至股骨大转子连线）为注射区（图 8-3-1）。

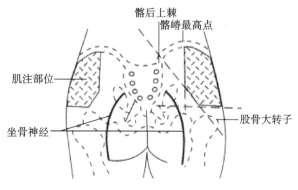

图 8-3-1　臀大肌十字定位法

Note

（2）臀大肌连线定位法：从髂前上棘至尾骨做一连线，其外上 1/3 为注射部位（图 8-3-2）。

2. 臀中肌、臀小肌注射定位法

（1）示指中指定位法：将示指和中指指尖分别置于髂前上棘和髂嵴下缘处，在髂嵴、示指、中指之间构成一个三角形区域，其示指与中指构成的内角为注射部位（图 8-3-3）。

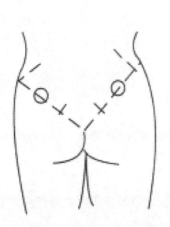

图 8-3-2　臀大肌连线定位法

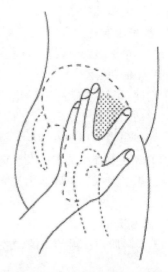

图 8-3-3　示指中指定位法

（2）三横指定位法：以患者自己的手指宽度为准，注射部位在髂前上棘外侧三横指处。

3. 股外侧肌注射定位法　在大腿中段的外侧，成人常取髋关节下 10 cm 至膝关节的范围。此处因很少有大血管、神经干通过，且注射范围较广，可供多次注射，尤其适用于 2 岁以下幼儿。

4. 上臂三角肌注射定位法　取上臂外侧、肩峰下二横指或横指处（图 8-3-4）。此处注射方便，但因肌肉较薄，只可做小剂量注射。

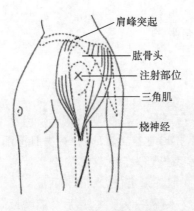

图 8-3-4　上臂三角肌注射定位法

（图中标注：肩峰突起、肱骨头、注射部位、三角肌、桡神经）

四、步骤

操作步骤	具体内容
按医嘱取药	遵循无菌操作原则，严格执行查对制度，按医嘱吸取药液
核对解释	携用物至患者床旁，核对患者床号、姓名、药液，向患者及家属解释
选择注射部位及定位	协助患者取舒适体位，按注射目的选择注射部位，其中最常用的部位为臀大肌，其次为臀中肌、臀小肌、股外侧肌及上臂三角肌
常规消毒	常规消毒皮肤，待干

续表

操作步骤	具 体 内 容
二次核对	二次核对患者姓名、床号、药液
排尽空气	排尽注射器内的空气
穿刺	一手拇指和示指绷紧局部皮肤,另一手持注射器,中指固定针栓,将针头迅速垂直刺入,深度约为针长度的 2/3(图 8-3-5)
推药	松开绷紧皮肤的手,固定注射器,抽动活塞,如无回血,缓慢推注药液
拔针按压	注射完毕,用无菌干棉签轻压进针处,快速拔针后按压片刻,压迫至不出血为止
再次核对	拔针后再次核对,交代注意事项
整理记录	(1) 协助患者取舒适体位,整理床单位 (2) 按消毒隔离原则清理用物 (3) 洗手 (4) 记录注射时间,药物名称、剂量,患者反应

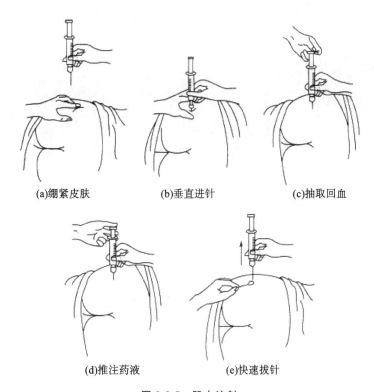

(a)绷紧皮肤　　　　(b)垂直进针　　　　(c)抽取回血

(d)推注药液　　　　(e)快速拔针

图 8-3-5　肌内注射

五、重点内容提示

1. 注射前注意事项

(1) 严格遵循无菌操作原则和执行查对制度,严格遵守消毒隔离原则。

(2) 两种药物同时注射时,需注意配伍禁忌。

2. 臀部肌内注射时体位的选择

(1) 侧卧位:上腿伸直,放松,下腿稍弯曲。

Note

（2）俯卧位：足尖相对，足跟分开，头偏向一侧。

（3）仰卧位：常用于危重患者及不能自行翻身的患者采用臀中肌、臀小肌注射时。

（4）坐位：常用于门急诊患者。

3. 2岁以下婴幼儿肌内注射的注意事项　2岁以下婴幼儿因臀大肌较薄尚未发育好，注射时有损伤坐骨神经或导致肌肉萎缩的危险，不宜选用臀大肌注射，最好选择臀中肌、臀小肌注射。

4. 穿刺

（1）注射时，切勿将针头全部刺入，以防针头从根部折断，无法取出。

（2）消瘦者及患儿进针深度应酌情减小。

（3）如针头折断，应嘱患者保持原位不动，固定局部组织，以防断针移位，并尽快用无菌血管钳夹住断端取出；如断端全部埋入肌肉，应立即请外科医生处理。

5. 推药

（1）推药时确保针头未刺入血管内。

（2）缓慢推入药液，避免患者疼痛。

（3）注入药液过程中，注意观察患者的反应。

（4）选择合适的注射部位，避免刺伤神经和血管，抽吸无回血后方可推药。

6. 长期注射的注意事项　注射部位应交替更换，避开炎症、硬结、瘢痕等，应选用细长针头，以避免或减少硬结发生。因长期反复注射出现局部硬结时，要指导患者采用热敷、理疗等方法予以处理。

六、能力检测

（1）如何运用十字定位法确定臀大肌注射部位？

（2）如何运用连线定位法确定臀大肌注射部位？

（3）试述股外侧肌注射的定位方法及适用范围。

（4）如何进行上臂三角肌注射定位？

（田秀蓉）

第四节　静脉注射

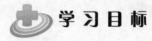 学习目标

1. 掌握：静脉注射的适应证与禁忌证、操作步骤；四肢静脉注射、小儿头皮静脉注射、股静脉注射的注意事项；特殊患者的静脉穿刺要点。

2. 熟悉：静脉注射的准备工作；静脉注射失败的常见原因。

3. 了解：静脉注射的概念及结果的记录。

静脉注射是指自静脉注入无菌液体的方法。

一、适应证与禁忌证

1. 适应证

（1）用于不宜口服、皮下注射、肌内注射或需迅速发挥药效时。

（2）由静脉注入药物，可用于诊断性检查，如肝、肾、胆囊等 X 线摄片时。

（3）静脉营养治疗。

（4）输液输血。

2. 禁忌证　无特殊禁忌证。

二、准备

1. 物品及设备准备

（1）注射盘、注射器（规格视药量而定）、6 号至 9 号针头或头皮针、无菌棉签、止血带、注射用小棉枕、注射卡、胶布。

（2）遵医嘱准备药液。

2. 操作者准备

（1）着装整洁，修剪指甲，洗手，戴口罩。

（2）评估并解释。

①了解患者的病情及治疗情况。

②评估患者的意识状态、肢体活动能力。

③评估患者对给药计划及血液标本采集的了解、认识程度及合作程度。

④了解穿刺部位的皮肤状况、静脉充盈度及管壁弹性。

⑤向患者及家属解释静脉注射的目的、方法、注意事项及配合要点、药物的作用及副作用。

3. 患者准备

（1）了解静脉注射的目的、方法、注意事项、配合要点、药物的作用及副作用，并积极配合。

（2）取舒适体位并暴露注射部位。

4. 环境准备

（1）环境安静、清洁、光线适宜或有足够照明。

（2）必要时用屏风或拉帘遮挡。

三、步骤

（一）四肢静脉注射

操作步骤	具 体 内 容
按医嘱取药	遵循无菌操作原则，严格执行查对制度，按医嘱吸取药液
核对解释	携用物至患者床旁，核对患者床号、姓名、药液，向患者及家属解释
选择合适静脉	上肢常用肘部浅静脉（贵要静脉、正中静脉、头静脉）、腕部及手背静脉；下肢常用大隐静脉、小隐静脉及足背静脉（图 8-4-1）
垫小棉枕	在穿刺肢体下方垫小棉枕
系止血带	在穿刺部位上方（近心端）约 6 cm 处扎紧止血带

续表

操作步骤	具 体 内 容
常规消毒	常规消毒皮肤,待干
二次核对	二次核对患者姓名、床号、药液
排尽空气	排尽注射器内的空气
穿刺	(1)一手拇指绷紧静脉下端皮肤,固定静脉 (2)另一手持注射器,示指固定针栓,使针头斜面向上,并与皮肤成15°～30°角,由静脉上方或侧方刺入皮下,再沿静脉方向潜行刺入静脉(图8-4-2)。见回血,证实针头已刺入静脉,再沿静脉方向水平进针少许
两松一固定	松开止血带,嘱患者松拳,固定针头(如为头皮针,用胶布固定),即两松一固定
注入药液	缓慢注入药液(图8-4-3)
拔针按压	注射完毕,将无菌干棉签轻压在穿刺点上方,快速拔出针头,按压片刻,或嘱患者屈肘
再次核对	拔针后再次核对,交代注意事项
整理记录	(1)协助患者取舒适体位,整理床单位 (2)清理用物 (3)洗手 (4)记录注射的时间,药物名称、剂量,患者的反应等

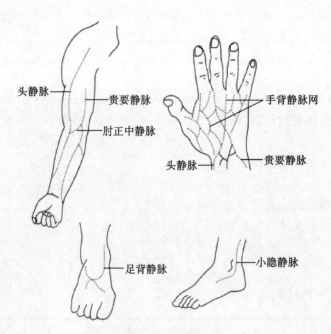

图 8-4-1　四肢浅静脉

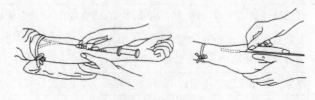

图 8-4-2　静脉注射进针法

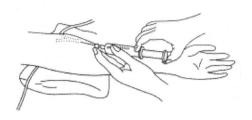

图 8-4-3　静脉注射推药

（二）小儿头皮静脉注射

操作步骤	具 体 内 容
按医嘱取药	遵循无菌操作原则,严格执行查对制度,按医嘱吸取药液
核对解释	携用物至患儿床旁,核对患儿床号、姓名、药液,向患儿及家属解释
选择静脉	使患儿仰卧或侧卧,选择头皮静脉(图 8-4-4),必要时剃除注射部位毛发
常规消毒	常规消毒皮肤,待干
二次核对	二次核对患儿姓名、床号、药液
排尽空气	排尽注射器内的空气
穿刺	(1) 由助手固定患儿头部 (2) 操作者一手拇指、示指固定静脉两端,另一手持头皮针小翼,沿静脉向心方向平行刺入,见回血后推药少量 (3) 如无回血,用胶布固定针头
注入药液	缓慢注入药液
拔针按压	注射完毕,拔出针头,按压局部
再次核对	拔针后再次核对,交代注意事项
整理记录	(1) 协助患儿取舒适体位,整理床单位 (2) 清理用物 (3) 洗手 (4) 记录注射的时间,药物名称、剂量,患儿的反应等

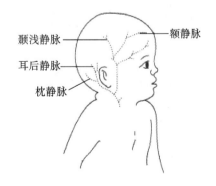

颞浅静脉　　　　　　　额静脉
耳后静脉
枕静脉

图 8-4-4　小儿头皮静脉分布

Note

（三）股静脉注射

操作步骤	具 体 内 容
按医嘱取药	遵循无菌操作原则，严格执行查对制度，按医嘱吸取药液
核对解释	携用物至患者床旁，核对患者床号、姓名、药液，向患者及家属解释
选择体位	协助患者取仰卧位，下肢伸直略外展外旋
常规消毒	常规消毒局部皮肤并消毒术者左手示指和中指
二次核对	二次核对患者姓名、床号、药液
排尽空气	排尽注射器内的空气
确定穿刺部位	用左手示指于腹股沟扪及股动脉搏动最明显部位并予以固定
穿刺	右手持注射器，使针头和皮肤成90°或45°角，在股动脉内侧0.5 cm处刺入，抽动活塞见有暗红色回血，提示针头已进入股静脉（图8-4-5）
注入药液	固定针头，推注药液
拔针按压	注射完毕，拔出针头。局部用无菌纱布加压止血3～5分钟，以免引起出血或形成血肿，然后用胶布固定
再次核对	拔针后再次核对，交代注意事项
整理记录	（1）协助患者取舒适体位，整理床单位 （2）清理用物 （3）洗手 （4）记录注射的时间，药物名称、剂量，患者的反应等

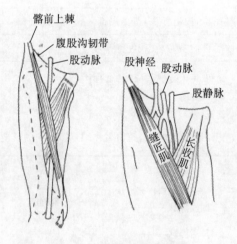

图8-4-5　股静脉解剖位置

四、重点内容提示

1. 注射前注意事项　严格执行查对制度和遵循无菌操作原则及消毒隔离原则。

2. 四肢静脉注射

（1）选择合适静脉。

①选择粗、直、弹性好、易于固定的静脉，避开关节和静脉瓣。

②以手指探明静脉走向及深浅。

③对需长期注射者,应有计划地由小到大、由远心端到近心端选择静脉。

(2)系止血带时,止血带末端向上,以防污染无菌区域。

(3)穿刺时应沉着,切勿乱刺,一旦出现局部血肿,立即拔出针头,按压局部,另选其他静脉重新穿刺。

(4)缓慢注入药液。

①静脉注射对组织有强烈刺激的药物时,应另备抽有生理盐水的注射器和头皮针,穿刺成功后,先注入生理盐水,证实针头确在静脉内,再换上抽有药液的注射器进行推药,以防药液外溢而致组织坏死。

②根据患者的年龄、病情及药物性质掌握注药速度,并随时听取患者主诉,观察局部情况及病情变化。

3．小儿头皮静脉注射

(1)穿刺、注射过程中注意约束患儿,防止其抓拽注射部位。

(2)注药过程中要试抽回血,以检查针头是否仍在静脉内。如有局部疼痛或肿胀隆起、回抽无回血,提示针头滑出静脉,应拔出针头,更换部位,重新穿刺。

4．股静脉注射　穿刺后如抽出血液为鲜红色,提示针头进入股动脉,应立即拔出针头,用无菌纱布紧压穿刺部位5～10分钟,直到无出血为止。

5．静脉注射失败的常见原因

(1)针头刺入静脉过少,抽吸虽有回血,但松解止血带时静脉回缩,针头滑出血管,药液注入皮下。

(2)针头斜面未完全刺入静脉,部分在血管外,抽吸虽有回血,但推药时药液溢至皮下,导致局部隆起并有疼痛感。

(3)针头刺入较深,斜面一半穿破对侧血管壁,抽吸有回血,推注少量药液时局部可无隆起,但因部分药液溢出至深层,患者有疼痛感。

(4)针头刺入过深,突破对侧血管壁,抽吸无回血。

6．特殊患者的静脉穿刺要点

(1)老年人皮下脂肪较少,静脉易滑动且脆性较大,针头难以刺入或易穿破对侧血管壁。注射时可用手指分别固定穿刺静脉上、下两端,再沿静脉走向穿刺。

(2)肥胖者皮下脂肪较厚,静脉位置较深,不明显,但相对固定,注射时在摸清血管走向后由静脉上方进针,进针角度稍加大(30°～40°)。

(3)脱水患者血管充盈不良,穿刺困难,可做局部热敷、按摩,待血管充盈后再穿刺。

(4)对于水肿患者,可沿静脉解剖位置用手按摩局部,以暂时驱散皮下水分,使静脉充分显露后再行穿刺。

五、能力检测

(1)四肢静脉注射常用的穿刺血管有哪些?

(2)静脉注射对组织有强烈刺激性的药物时有哪些注意事项?

(3)股静脉穿刺的注意事项是什么?

(4)静脉注射失败的常见原因有哪些?

(田秀蓉)

第五节　静脉输液法

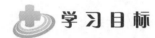

1. **掌握**：静脉输液法的适应证与禁忌证、操作步骤；调节输液速度应遵循的原则。
2. **熟悉**：静脉输液法的准备工作；静脉输液过程中需加强巡视的内容。
3. **了解**：静脉输液法的概念、分类；结扎止血带时的注意事项。

静脉输液法是将大量无菌溶液或药物直接输入静脉的治疗方法。按照输入的液体是否与大气相通，静脉输液法可分为密闭式静脉输液法和开放式静脉输液法；按照进入血管通道的器材所到达的位置，静脉输液法可分为周围静脉输液法和中心静脉输液法。本节重点学习密闭式周围静脉输液法（头皮针静脉输液法）。

一、适应证与禁忌证

1. 适应证

（1）补充水及电解质，预防和纠正水、电解质及酸碱平衡紊乱。常用于各种原因引起的脱水、酸碱平衡失调，如腹泻、剧烈呕吐、大手术后的患者。

（2）增加循环血容量，改善微循环，维持血压及微循环灌注量。常用于严重烧伤、大出血、休克等患者。

（3）供给营养物质，促进组织修复，增加体重，维持正氮平衡。常用于慢性消耗性疾病、胃肠道吸收障碍及不能经口进食（如昏迷、口腔疾病）的患者。

（4）输入药物，治疗疾病。如输入抗生素控制感染，输入解毒药物达到解毒作用，输入脱水剂降低颅内压等。

2. 禁忌证

（1）心肌疾病、心力衰竭、高血压患者。

（2）肾功能减退，特别是急性肾功能衰竭无尿期患者。

（3）肺实质广泛性炎症、肺充血、肺水肿患者。

（4）穿刺部位有炎症、肿瘤、外伤、瘢痕者。

（5）有严重出血、凝血倾向，血小板明显减少，或用肝素、双香豆素等进行抗凝治疗者。

二、准备

1. 物品及设备准备

（1）治疗车上层：注射盘、弯盘、按医嘱准备的药物、加药用注射器及针头、止血带、胶布（或输液敷贴）、静脉小垫枕、治疗巾、瓶套、砂轮、开瓶器、输液器一套、输液贴、输液卡、输液记录单、手消毒液。

（2）治疗车下层：锐器收集盒、生活垃圾桶、医用垃圾桶。

（3）其他：输液架，必要时备小夹板、棉垫及绷带、输液泵。

2．操作者准备

（1）着装整洁,修剪指甲,洗手,戴口罩。

（2）评估并解释。

①询问、了解患者的年龄、病情、治疗情况。

②评估患者的意识状态及营养状况、肢体活动能力。

③评估患者的心理状态及配合程度。

④了解穿刺部位的皮肤状况、静脉充盈度及管壁弹性。

⑤向患者及家属解释静脉输液的目的、方法、注意事项、配合要点、药物的作用及副作用。

（3）若输注需要皮试的抗生素,需对皮试结果先进行核对确认。

3．患者准备

（1）了解静脉输液的目的、方法、注意事项、配合要点、药物的作用及副作用,能积极配合。

（2）输液前排尿或排便。

（3）取舒适卧位。

4．环境准备　环境安静、清洁、舒适、安全,光线适宜或有足够照明。

三、步骤

操作步骤	具体内容
核对并检查药物	（1）核对药液瓶签:操作前根据医嘱严格执行查对制度,核对药液瓶签（药名、剂量）及给药时间和给药方法 （2）检查药液质量:药液是否过期,瓶盖有无松动,瓶身有无裂痕。将输液瓶上下摇动,对光检查药液有无沉淀及絮状物等
加药	（1）套上瓶套 （2）用开瓶器启开输液瓶铝盖的中心部分,常规消毒瓶塞,消毒范围应至铝盖下端瓶颈部 （3）遵医嘱加入药物,加入的药物应合理分配,注意药物之间的配伍禁忌 （4）根据病情需要有计划地安排输液顺序
填写、粘贴输液贴	根据输液卡上的医嘱内容填写输液贴,并将填好的输液贴倒贴于输液瓶上,注意不能覆盖原有的标签
插输液器	检查输液器是否过期,包装有无破损,无问题后取出输液器,将输液器的插头插入瓶塞直至插头根部,关闭调节器
核对患者	携用物至患者床旁,核对患者床号、姓名。再次洗手
排气	（1）将输液瓶挂于输液架上,高度适中,保证液体压力超过静脉压,以促使液体进入静脉 （2）倒置茂菲滴管（图 8-5-1）,挤压滴管使输液瓶内的液体流出。当茂菲滴管内的液面达到滴管容积的 1/2～2/3 时,迅速转正滴管（图 8-5-2）,打开调节器,使液面缓慢下降,直至排尽输液管和针头内的空气,防止发生空气栓塞 （3）将输液管末端放入输液器包装袋内,置于治疗盘中,保证输液装置无菌
选择静脉穿刺部位	根据静脉的选择原则选择穿刺部位,将小垫枕置于穿刺肢体下,铺治疗巾,在穿刺点上方 6～8 cm 处扎止血带

Note

续表

操作步骤	具 体 内 容
消毒皮肤	常规消毒穿刺部位的皮肤,消毒范围直径大于 5 cm,待干,备胶布
二次核对	核对患者床号、姓名,所用药液的药名、浓度、剂量及给药时间和给药方法
静脉穿刺	(1) 嘱患者握拳,使静脉充盈 (2) 为确保穿刺前滴管下端输液管内无气泡,再次排气、排液于弯盘中 (3) 取下护针帽,按静脉注射法穿刺(沿静脉走行进针,防止刺破血管)。见回血后,将针头与皮肤平行再进针少许,使针头斜面全部进入血管内
固定	固定好针柄,松开止血带,嘱患者松拳,打开调节器。待液体滴入通畅、患者无不适感后,用输液敷贴(或胶布)固定针柄、针眼部位,最后将针头附近的输液管环绕后固定(图 8-5-3)。对于不合作的患者,必要时用夹板固定肢体
调节滴速	根据患者的年龄、病情及药液的性质调节输液滴速 (1) 通常情况下,成人为 40~60 滴/分,儿童为 20~40 滴/分 (2) 目前临床常用的输液器的点滴系数是 20,因此,成人的输液滴速应为 55~80 滴/分
再次核对	操作后再次核对患者的床号、姓名,药物名称、浓度、剂量,给药时间和给药方法
操作后处理	(1) 撤去治疗巾,取出止血带和小垫枕,整理床单位,协助患者取舒适卧位 (2) 将呼叫器放于患者易取处 (3) 整理用物,洗手 (4) 在输液记录单上记录输液开始的时间,滴入药液的种类、滴速,患者的全身及局部状况,并签名
更换液体	持续输液应及时更换输液瓶,在第一瓶液体输完前开始准备第二瓶液体,以防空气进入导致空气栓塞 (1) 核对第二瓶液体,确保无误 (2) 除去第二瓶液体铝盖中心部分,常规消毒 (3) 确认滴管中液体的高度至少为滴管容积的 1/2,拔出第一瓶内的输液器插头,迅速插入第二瓶内。更换输液瓶时注意严格无菌操作,防止污染 (4) 检查滴管液面高度是否合适、输液管中有无气泡,待点滴通畅后方可离去
输液完毕后处理	(1) 关闭输液器,轻揭输液敷贴(或胶布),用无菌棉签或无菌棉球轻压穿刺点上方,快速拔针,局部按压 1~2 分钟(至无出血为止) (2) 协助患者适当活动穿刺肢体,并协助其取舒适体位 (3) 整理床单位,清理用物 (4) 洗手,记录输液结束的时间、液体和药物滴入的总量、患者有无全身和局部反应

四、重点内容提示

1. 静脉输液前注意事项　严格遵循无菌操作原则及执行查对制度,避免感染及差错事故的发生。

2. 合理安排输液及药物分配　根据患者病情需要合理安排输液顺序,并根据治疗原则,按急、缓及药物半衰期等情况合理分配药物。注意药物的配伍禁忌,对于刺激性或特

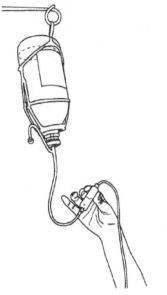
图 8-5-1　倒置茂菲滴管

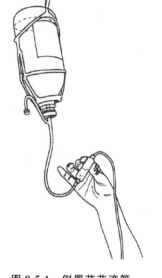
图 8-5-2　转正茂菲滴管

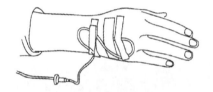
图 8-5-3　胶布固定法

殊药物,应在确认针头已刺入静脉内后再输入。

3. 长期输液的注意事项　对需要长期输液的患者,要注意保护和合理使用静脉,一般从远端小静脉开始穿刺,但抢救时除外。

4. 输液器插头保持无菌　输液器的插头插入瓶塞时注意保持无菌。

5. 输液前要排尽空气　输液前要排尽输液管及针头内的空气,如茂菲滴管下端的输液管内有小气泡不易排除时,可以轻弹输液管,把气泡弹至茂菲滴管内。

6. 结扎止血带注意事项　结扎止血带时要使止血带的尾端向上,止血带的松紧度以能阻断静脉血流而不阻断动脉血流为宜。

7. 静脉充盈不良的处理　如果静脉充盈不良,可以采取按摩血管,嘱患者反复握、松拳几次,用手指轻拍血管等措施。

8. 消毒范围　消毒范围直径应大于 5 cm,以保证穿刺点及周围皮肤的无菌状态,防止感染。

9. 严格掌握输液速度　对年老体弱、婴幼儿、心肺功能不良的患者滴速应慢;升压药物、含钾药物、高渗盐水、刺激性强的药物的输入速度应慢;一般药液、利尿剂的输入速度可稍快;对严重脱水、心肺功能良好者可适当加快输液速度。

10. 严防空气栓塞　药液滴尽前要及时更换输液瓶或拔针,严防造成空气栓塞。

11. 拔针时的注意事项　拔针时应先拔出针头再按压,防止加重血管损伤;按压局部时勿用力,以免引起疼痛;按压部位应稍靠皮肤穿刺点以压迫静脉进针点,防止皮下出血。

12. 24 小时持续输液的注意事项　对需要 24 小时持续输液者,应每日更换输液器,

Note

241

更换时注意无菌操作。

13. 加强巡视观察 输液过程中需加强巡视,注意观察下列情况。

(1)药液滴入是否通畅,针头或输液管有无漏液,针头有无脱出、阻塞或移位,输液管有无扭曲、受压。

(2)有无溶液外溢,注射局部有无肿胀或疼痛。有些药物如去甲肾上腺素、甘露醇等外溢后会引起局部组织坏死,如发现上述情况,应立即停止输液并通知医生予以处理。

(3)密切观察患者有无输液反应,如患者出现心悸、畏寒、持续性咳嗽等情况,应立即减慢或停止输液,及时处理。

五、能力测试

(1)静脉输液前应检查药液哪些方面的质量问题?

(2)常规消毒瓶塞的范围是多大?

(3)静脉输液前应如何排气?

(4)调节输液速度时应遵循哪些原则?

(5)结扎止血带时有哪些注意事项?

(6)输液巡视过程中应注意观察哪些情况?

(田秀蓉)

第六节 静脉留置针输液法

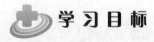

学习目标

1. **掌握**:静脉留置针输液法的适应证与禁忌证;连接静脉留置针与输液器的操作;用静脉留置针进行静脉穿刺的操作要点;静脉留置针的固定、封管及留置时间。

2. **熟悉**:静脉留置针输液法的准备工作;再次输液的处理。

3. **了解**:静脉留置针输液法的概念及结果的记录。

静脉留置针输液法是指采用专门的静脉留置针输液的方法。静脉留置针又称为套管针,由针芯、外套管、针柄及肝素帽等组成,可用于静脉输液、输血及动、静脉采血等。其材料与血管的相融性好,柔软无刺激,能在血管内保存较长时间。

一、适应证与禁忌证

1. 适应证

(1)长期输液、年老体弱、静脉穿刺困难的患者。

(2)随时保持通畅的静脉通路,便于紧急情况时的抢救和给药。

2. 禁忌证

(1)血管脆性大、凝血功能较强的患者。

(2)狂躁患者,有自伤倾向的患者。

（3）有创伤的患者在伤口处避免使用。

二、准备

1. 物品及设备准备

（1）治疗车上层：注射盘、弯盘、按医嘱准备的药物、加药用注射器及针头、止血带、胶布（或输液敷贴）、静脉小垫枕、治疗巾、瓶套、砂轮、开瓶器、输液器一套、输液贴、输液卡、输液记录单、手消毒液、静脉留置针一套、封管液（无菌生理盐水）。

（2）治疗车下层：锐器收集盒、生活垃圾桶、医用垃圾桶。

（3）其他：输液架，必要时备小夹板、棉垫及绷带、输液泵。

2. 操作者准备

（1）衣帽整洁，修剪指甲，洗手，戴口罩。

（2）评估并解释。

①询问、了解患者的年龄、病情、治疗情况。

②评估患者的意识状态、肢体活动能力。

③评估患者的心理状态及对用药计划的了解、认知及合作程度。

④了解穿刺部位的皮肤状况、静脉充盈度及管壁弹性。

⑤向患者及家属解释静脉留置针输液的目的、方法、注意事项、配合要点、药物的作用及副作用。

3. 患者准备

（1）了解静脉留置针输液的目的、方法、注意事项、配合要点、药物的作用及副作用，能积极配合。

（2）输液前排尿或排便。

4. 环境准备 环境安静、清洁、舒适、安全，光线适宜或有足够照明。

三、步骤

操作步骤	具 体 内 容
核对并检查药物	（1）核对药液瓶签：操作前根据医嘱严格执行查对制度，核对药液瓶签（药名、剂量）及给药时间和给药方法 （2）检查药液质量：检查药液是否过期，瓶盖有无松动，瓶身有无裂痕。将输液瓶上下摇动，对光检查药液有无沉淀及絮状物等
加药	（1）套上瓶套 （2）用开瓶器启开输液瓶铝盖的中心部分，常规消毒瓶塞，消毒范围应至铝盖下端瓶颈部 （3）遵医嘱加入药物，加入的药物应合理分配，注意药物之间的配伍禁忌 （4）根据病情需要有计划地安排输液顺序
填写、粘贴输液贴	根据输液卡上的医嘱内容填写输液贴，并将填好的输液贴倒贴于输液瓶上，注意不能覆盖原有的标签
插输液器	检查输液器是否过期，包装有无破损，无问题后取出输液器，将输液器的插头插入瓶塞直至插头根部，关闭调节器
核对患者	携用物至患者床旁，核对患者床号、姓名。再次洗手

续表

操作步骤	具 体 内 容
排气	(1) 将输液瓶挂于输液架上,高度适中,保证液体压力超过静脉压,以促使液体进入静脉 (2) 倒置茂菲滴管,挤压滴管使输液瓶内的液体流出。当茂菲滴管内的液面达到滴管容积的 1/2~2/3 时,迅速转正滴管,打开调节器,使液面缓慢下降,直至排尽输液管和针头内的空气,防止发生空气栓塞 (3) 将输液管末端放入输液器包装袋内,置于治疗盘中,保证输液装置无菌
连接静脉留置针与输液器	(1) 检查静脉留置针等外包装上的有效期及有无破损,如无问题打开静脉留置针及肝素帽或可来福接头的外包装 (2) 手持外包装将肝素帽或可来福接头对接在静脉留置针的侧管上 (3) 将输液器与肝素帽或可来福接头连接,连接时注意无菌操作
再次排气	打开调节器,将套管针内的气体排于弯盘中,关闭调节器,将静脉留置针放回静脉留置针盒内
选择穿刺部位	将小垫枕置于穿刺肢体下,铺治疗巾,在穿刺点上方 6~8 cm 处扎止血带
消毒皮肤	常规消毒穿刺部位的皮肤,消毒范围直径大于 5 cm,待干,备胶布及透明胶布,并在透明胶布上写明日期和时间,为更换套管针提供依据
二次核对	核对患者床号、姓名,所用药液的药名、浓度、剂量及给药时间和给药方法
静脉穿刺	(1) 取下针套,旋转松动外套管(旋动针芯)(图 8-6-1) (2) 右手拇指与示指夹住两翼,再次排气于弯盘中 (3) 进针:嘱患者握拳,绷紧皮肤,固定静脉,右手持静脉留置针,在血管上方使针头与皮肤成 15°~30° 角进针。见回血后压低角度(放平针翼),沿静脉走行再进针 0.2 cm (4) 送外套管:左手持 "Y" 形接口,右手后撤针芯约 0.5 cm,持针座将针芯与外套管一起送入静脉内(避免针芯刺破血管),确保外套管在静脉内 (5) 撤针芯:左手固定两翼,右手迅速将针芯抽出,避免将外套管带出。把针芯放入锐器收集盒中,防止刺破皮肤
固定	(1) 松开止血带,打开调节器,嘱患者松拳,使静脉恢复通畅 (2) 用无菌透明敷贴对留置针管做密闭式固定,用注明置管日期和时间的透明胶布固定三叉接口,再用胶布固定插入肝素帽内的输液器针头及输液管(图 8-6-2)。固定要牢固,避免过松或过紧
调节滴速	根据患者的年龄、病情及药液的性质调节输液滴速 (1) 通常情况下,成人为 40~60 滴/分,儿童为 20~40 滴/分 (2) 目前临床常用的输液器的点滴系数是 20,因此,成人的输液滴速应为 55~80 滴/分
再次核对	操作后再次核对患者的床号、姓名,药物名称、浓度、剂量,给药时间和给药方法
操作后处理	(1) 撤去治疗巾,取出止血带和小垫枕,整理床单位,协助患者取舒适卧位 (2) 将呼叫器放于患者易取处 (3) 整理用物,洗手 (4) 在输液记录单上记录输液开始的时间,滴入药液的种类、滴速,患者的全身及局部状况,并签名

续表

操作步骤	具 体 内 容
封管	（1）拔出输液器针头 （2）常规消毒静脉帽的胶塞 （3）用注射器向静脉帽内注入封管液 ①边推注封管液边退针，直至针头完全退出为止，确保正压封管 ②常用封管液为无菌生理盐水，每次用 5～10 mL，每隔 6～8 小时重复冲管一次
再次输液	再次输液时常规消毒静脉帽胶塞，将静脉输液针头插入静脉帽内完成输液
输液完毕后处理	（1）关闭输液器 （2）揭开胶布及无菌敷贴 （3）用无菌干棉签或无菌棉球轻压穿刺点上方，快速拔针，局部按压至无出血为止 （4）协助患者适当活动穿刺肢体，并协助其取舒适体位 （5）整理床单位，清理用物 （6）洗手，记录输液结束的时间、液体和药物滴入的总量、患者有无全身和局部反应

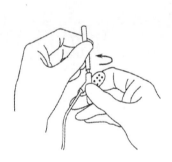

图 8-6-1　旋转松动外套管

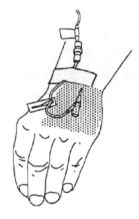

图 8-6-2　静脉留置针固定

四、重点内容提示

1. 防止空气栓塞　输液完毕后及时拔针，以防空气进入导致空气栓塞。

2. 拔针时注意事项　拔针时勿用力按压局部，以免引起疼痛；按压部位应稍靠皮肤穿刺点以压迫静脉进针点，防止皮下出血。

3. 把握静脉留置针的留置时间　严格掌握静脉留置针的留置时间，一般静脉留置针可以保留 72～96 小时，或严格按照产品说明执行。

五、能力检测

（1）用静脉留置针进行静脉穿刺时该如何操作？

（2）如何固定静脉留置针？

（3）封管应如何操作？

（田秀蓉）

Note

第七节　静　脉　输　血

学 习 目 标

1. 掌握：静脉输血的适应证与禁忌证、操作步骤；输血的"三查八对"原则；取血后的注意事项；静脉输血时静脉选择的原则；输血滴速控制和调节。

2. 熟悉：静脉输血的准备工作；直接输血法和间接输血法的区别。

3. 了解：静脉输血的概念及结果的记录。

静脉输血是指将全血或成分血（如血浆、红细胞、白细胞或血小板等）通过静脉输入体内的方法。

一、适应证与禁忌证

1. 适应证

（1）各种原因引起的大出血。一次出血量小于 500 mL 时，机体可自我代偿，不必输血；失血量超过血液总量的 20%（1000 mL）时，需要立即输血。

（2）贫血或低蛋白血症，需输注浓缩红细胞、血浆、白蛋白。

（3）严重感染时，需输入新鲜血以补充抗体和补体，切忌使用库存血。

（4）凝血功能障碍，需输注相关血液成分。

2. 禁忌证

（1）急性肺水肿、肺栓塞、充血性心力衰竭、恶性高血压、真性红细胞增多症。

（2）肾功能极度衰竭及对输血有变态反应。

二、准备

1. 输血前准备

（1）备血：根据医嘱抽取患者血液标本 2 mL，与填写完整的输血申请单和配血单一并送血库，做血型鉴定和交叉配血试验。采血时禁忌同时采集两例患者的血液标本，以免发生混淆。

（2）取血：根据输血医嘱，凭取血单到血库取血，并与血库工作人员共同做好"三查八对"。

①三查：查血液的有效期、血液的质量以及血液的包装是否完好无损。

②八对：核对姓名、床号、住院号、血袋（瓶）号（储血号）、血型、交叉配血试验的结果、血液的种类、血量。核对完毕，确认血液没有过期，血袋完整无破漏或裂缝，血液分为明显两层（上层为浅黄色血浆，下层为暗红色红细胞，两者边界清楚，无红细胞溶解），血液无变色、混浊，无血凝块、气泡或其他异常物质。确认无误后于交叉配血单上签全名并取回。

（3）取血后注意事项：血液自血库取出后勿剧烈震荡，以免红细胞大量破坏引起溶血。切勿将血液加温，防止血浆蛋白凝固变性而引起输血反应。如为库存血，可在室温下放置 15～20 分钟后再输。取出后的血液应在 4 小时内输完。

（4）核对：输血前，需与另一位操作者再次进行核对，确认无误并检查血液无凝块后方可输血。

（5）知情同意：输血前，应先取得患者的理解并征求患者同意，签署知情同意书。

2．物品及设备准备

（1）间接静脉输血法：同静脉输液法，仅把一次性输液器换为一次性输血器（滴管内有滤网，9 号静脉穿刺针）。

（2）直接静脉输血法：同静脉注射，另备 50 mL 注射器及针头数个（根据输血量多少而定）、3.8％枸橼酸钠溶液、血压计袖带。

（3）生理盐水、血液制品（遵医嘱准备）、一次性手套。

3．操作者准备

（1）衣帽整洁，修剪指甲，洗手，戴口罩。

（2）评估并解释。

①询问、了解患者的病情、治疗情况。

②询问患者的血型、输血史及过敏史。

③评估患者的心理状态及对输血相关知识的了解程度。

④了解穿刺部位的皮肤、血管状况：根据病情、输血量、年龄选择静脉，并避开破损、发红、硬结、皮疹等部位的血管。一般情况下选用四肢浅静脉，急症输血时多选用肘部静脉，周围循环衰竭时选用颈外静脉或锁骨下静脉。

⑤向患者及家属解释静脉输血的目的、方法、注意事项、配合要点。

4．患者准备

（1）了解静脉输血的目的、方法、注意事项、配合要点。

（2）采血液标本以做血型鉴定和交叉配血试验。

（3）签署知情同意书。

（4）排空大小便，取舒适卧位。

5．环境准备　环境安静、清洁、舒适、安全。

三、步骤

（一）间接静脉输血法

间接静脉输血法是将抽出的血液按静脉输液法输给患者的方法。

操作步骤	具体内容
核对检查	将用物携至患者床旁，按取血时的"三查八对"与另一位操作者一起再次核对和检查，确保准确无误
建立静脉通道	按静脉输液法建立静脉通道，输入少量生理盐水，冲洗输血器管道
摇匀血液	以手腕转动将血袋内的血液轻轻摇匀，避免剧烈震荡，以防止红细胞被破坏
连接血袋进行输血	戴手套，打开血袋封口，常规消毒或用安尔碘消毒开口处塑料管，将输血器针头从生理盐水瓶上拔下，插入血袋的输血接口，缓慢将血袋倒挂于输液架上，开始输血。输血器若为双插头，需用锁扣锁住生理盐水通路（或用血管钳夹住生理盐水通路），打开另一输血通路开始输血

Note

续表

操作步骤	具 体 内 容
操作后检查	操作后查对患者的床号、姓名、住院号、血袋(瓶)号(储血号)、血型、交叉配血试验的结果、血液的种类、血量
控制和调节滴速	开始输入时速度宜慢,不要超过 20 滴/分,观察 15 分钟左右,如无不良反应再根据病情及年龄调节滴速。成人一般为 40～60 滴/分,儿童酌减
操作后处理	(1) 撤去治疗巾,取出止血带和小垫枕,整理床单位,协助患者取舒适卧位 (2) 将呼叫器放于患者易取处,告知患者如有不适及时使用呼叫器通知护士 (3) 整理用物,洗手 (4) 在输血卡上记录输血开始的时间、滴速,患者的全身及局部状况,并签全名
续血时的处理	如果输入 2 袋及以上的血液时,应在上一袋血液即将滴尽时,常规消毒或用安尔碘消毒生理盐水瓶塞,然后将针头从血袋中拔出,插入生理盐水瓶中,输入少量生理盐水,然后再按与第一袋血相同的方法连接血袋继续输血。输完血的血袋要保留
输血完毕后的处理	(1) 用上述方法继续滴入生理盐水,直至将输血器内的血液全部输入体内再拔针 (2) 关闭输液器,轻揭输液敷贴(或胶布),用无菌棉签或无菌棉球轻压穿刺点上方,快速拔针,局部按压 1～2 分钟(至无出血为止) (3) 协助患者适当活动穿刺肢体,并协助其取舒适卧位 (4) 整理床单位,清理用物 (5) 血袋及输血器的处理:输血完毕后,用剪刀将输血器针头剪下放入锐器收集盒中,以免被针刺伤;将输血管道放入医用垃圾桶中;将血袋送至输血科保留 24 小时,以备患者在出现输血反应时查找原因 (6) 洗手,记录输血时间、种类、血量、血型、血袋号(储血号),有无输血反应

(二) 直接静脉输血法

直接静脉输血法是将供血者的血液抽出后立即输给患者的方法,适用于无库存血而患者又急需输血及婴幼儿的少量输血时。

操作步骤	具 体 内 容
准备卧位	请供血者和患者分别卧于相邻的两张床上,露出各自供血或受血的一侧肢体
核对检查	认真核对供血者和患者的姓名、血型及交叉配血试验结果
抽取抗凝剂	用备好的注射器抽取一定量的抗凝剂(一般为 50 mL 血液中加入 3.8% 的枸橼酸钠溶液 5 mL)

Note

续表

操作步骤	具 体 内 容
抽、输血液	（1）将血压计袖带缠于供血者上臂并充气。压力多维持在 100 mmHg 左右，使静脉充盈，易于操作 （2）选择粗大静脉（常用肘正中静脉），常规消毒皮肤 （3）三人配合抽、输血液 ①一位操作者用加入抗凝剂的注射器缓慢抽取供血者的血液，快速交给传递者，传递者交给另一位操作者，将血液缓慢输注给患者。操作中注意观察供血者和患者的反应，并询问有无不适感 ②抽血时，不必拔出针头，只需更换注射器，在抽血间期放松袖带，并用手指压迫穿刺部位前端静脉，以减少出血
输血完毕后的处理	（1）拔出针头，用无菌纱布按压穿刺点至无出血 （2）协助患者适当活动穿刺肢体，并协助其取舒适卧位 （3）整理床单位，清理用物 （4）洗手，记录输血时间、血量、血型，患者有无输血反应

四、重点内容提示

1. 取血和输血过程中的注意事项　在取血和输血过程中，要严格执行无菌操作及遵守查对制度。在输血前，一定要由两位操作者按照"三查八对"的原则再次进行查对，避免差错事故的发生。

2. 输血前、后及续血时的注意事项　输血前、后及续血时更换血袋前需滴注少量生理盐水，以防发生不良反应。

3. 血液内不能随意加入其他药品　血液内不能随意加入其他药品，如钙剂、酸性及碱性药物、高渗或低渗液体，以防血液发生凝集或溶血。

4. 输血过程中的巡视　输血过程中，一定要加强巡视，观察有无输血反应的征象，并询问患者有无任何不适感觉。一旦出现输血反应，应立即停止输血，并按输血反应进行处理。

5. 严格掌握输血速度　严格掌握输血速度，对年老体弱、严重贫血、心力衰竭患者应谨慎，滴速宜慢。

6. 输血后血袋的处理　输血完的血袋需送回输血科低温保留 24 小时，以备患者在输血后发生输血反应时检查分析原因。

五、能力测试

（1）输血的"三查八对"原则是什么？
（2）如何控制和调节输血滴速？
（3）静脉输血时选择静脉的原则有哪些？

（田秀蓉）

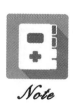

第九章　X 线影像学诊断

第一节　X 线检查方法

X 线检查时,基于人体组织结构固有的密度和厚度差异所形成的灰度对比,称为自然对比。依靠自然对比所获得的 X 线摄影图像,常称为平片(plain film)。对于缺乏自然对比的组织或器官,可以人为引入密度高于或低于该组织或器官的物质,使之产生灰度对比,称之为人工对比。这种引入的物质称为对比剂,也可称为造影剂。通过人工对比方法进行的 X 线检查即为 X 线造影检查。

一、X 线检查方法

(一) 普通检查

1. X 线摄影　常简称为拍片,广泛用于检查人体各部位。X 线摄影时,常需行两个或两个以上方位摄片,例如正位和侧位、正位和侧位及斜位。目的是更好地发现病变,显示病变的特征和空间位置。

2. 荧光透视　目前多采用 FPD 和影像增强电视系统。主要用于胃肠道钡剂造影检查、介入治疗骨折复位等。

(二) 特殊检查

1. 软 X 线摄影(soft ray radiography)　应用钼靶或铑靶 X 线管的摄影技术,专门用于乳腺 X 线检查。

2. X 线减影技术　应用 CR 或 DR 的减影功能,可获取单纯软组织或骨组织图像,可提高对疾病的诊断能力。但目前日常工作中很少应用。

3. 体层容积成像　应用 DR 技术能够获取任意深度、厚度的多层面图像,从而可提供更为丰富的诊断信息。目前,体层容积成像多在乳腺检查中应用,而其他部位基本被 CT 检查等更先进的检查方法替代。

(三) X 线造影检查

1. X 线对比剂类型及应用

(1) 医用硫酸钡:仅用于食管和胃肠道造影检查。

(2) 水溶性有机碘对比剂:分为离子型和非离子型,主要用于血管造影、尿路造影、子宫输卵管造影、窦道和瘘管及 T 形管造影等。需要特别指出的是,应用水溶性有机碘对比剂有可能引起不良反应,有时甚至很严重。

Note

2. X线对比剂引入途径

（1）直接引入法：口服，如上消化道钡餐检查；灌注，（如钡剂灌肠、逆行尿路造影、子宫输卵管造影）等；穿刺，如血管造影、经皮经肝胆管造影等。

（2）间接引入法：经静脉注入行排泄性尿路造影等。

二、X线图像特点

1. 黑白灰度图像　在被照射物体厚度相同的条件下，图像上的黑白灰度反映的是组织结构的密度差异，诊断描述时分别称之为低密度、中等密度和高密度。其中"低""中等"和"高"代表图像的黑白程度，"密度"则指组织结构单位体积的质量。两者意义不同，但具有一致性关系，如含气肺组织的质量低，呈低密度影。当病变造成图像密度改变时，诊断描述时称为密度增高或密度减低。

2. 组织结构影像的叠加图像　X线图像为X线束穿透某一部位不同密度和厚度的组织结构后的投影总和，是这些组织结构影像的叠加。这种叠加可使某些位置的病变较难显示或不能显示。例如，胸部正、侧位平片即为胸壁软组织、胸廓骨组织、肺组织以及心脏大血管等结构影像的叠加；因此，位于心后或椎旁的肺组织病变就有可能由于正位上心影或大血管影及侧位上胸椎影像的重叠而显示不清。数字化X线成像时，应用减影技术和多层面容积成像技术可在一定程度上减轻影像叠加的影响，提高病变的检出率。X线造影图像与此类似，所不同的是组织器官内含有高密度的对比剂。

三、操作步骤

（1）认真核对患者的姓名、性别、年龄、摄片位置。

（2）确定摄片位置。

（3）依据检查部位的实际大小选择适当尺寸的胶片。

（4）胶片上的各种标记要核对清楚，放到规定位置，避开照片的诊断区。

（5）腹部、脊柱、骨盆和头颅等较厚的部位，需使用滤线栅。

（6）除去衣物或身体各部位能影响X线穿透力的物质，如发卡、金属饰物、膏药和敷料等。

（7）选择适当的曝光条件，如焦点大小、压力、电流、时间、焦片距等。

（8）摄影部位与呼吸有关者，如胸部、腹部X线检查者应做呼气、吸气、屏气的训练。

（9）摆好位置、测量中心线、开机曝光；摄影完毕，做好摄影条件记录并签名。

四、操作中的重点内容提示

（1）普通体格检查进行的X线检查，成年人每年不超过一次。中老年人的防癌检查，X线检查每年最好也控制在一次及以内。

（2）青少年受X线照射可能影响生长发育，如果直接照射下腹部和性腺容易造成成年后不孕不育，小儿骨髓受照射后患白血病的危险性要比成人大，因此青少年体格检查不应将X线检查列为常规检查。

（3）女性孕期时受X线照射可能引起胎儿畸形、新生儿智力低下、造血系统和神经系统缺陷。因此孕期尽量不要做X线检查，出于检查疾病的原因而必须做时，整个孕期最好不要超过两次。

（4）如治疗诊断要求必须做X线检查，应穿戴铅保护用品。应对非受照部位，特别是性腺、甲状腺等对X线反应敏感的部位进行防护，穿戴防护设备，在接受检查时可主动向医生提出。

（5）X线机处于工作状态时,放射室门上的警告指示灯会亮,此时候诊者一律在防护门外等候,不要在检查室内等候拍片。

五、能力检测

（1）普通X线检查有哪些方法?

（2）女性孕期进行X线检查时应当注意什么?

第二节　正常胸片

一、胸廓正常表现

正常胸部的X线影像是胸腔内外各种组织、器官(包括胸壁软组织、骨骼、心脏大血管、肺、胸膜和膈肌等)相互重叠的综合投影。一些胸壁软组织和骨结构可以投影于肺野内,注意不要误认为病变。

（一）胸壁软组织

（1）胸锁乳突肌和锁骨上皮肤皱褶:胸锁乳突肌与颈根部软组织在两肺尖内侧形成外缘锐利、均匀致密的阴影。锁骨上皮肤皱褶表现为与锁骨上缘平行的3～5 mm薄层组织,系锁骨上皮肤及皮下组织的投影。

（2）胸大肌:在胸大肌发达的男性胸片上,于两侧肺野中、外带可见扇形致密影,下缘锐利,成一斜线与腋前皮肤皱褶连续。两侧胸大肌影可以不对称。

（3）乳房及乳头:女性乳房重叠于两肺下野,形成下缘清楚、上缘不清楚且密度向上逐渐变淡的半圆形致密影,其下缘向外与腋部皮肤连续。乳头在两肺下野相当于第5前肋间处,形成小圆形致密影,多见于年龄较大和较瘦的女性,也可见于少数男性。

（二）骨性胸廓

（1）胸椎:正位胸片上横突可突出于纵隔影之外。

（2）肋骨:肋骨后段呈水平向外走行,前段自外上向内下斜行。同一肋骨的前、后端不在同一水平,一般第6肋骨前端相当于第10肋骨后端的高度。前段肋骨扁薄,不如后段肋骨清晰。第1～10肋骨前端有肋软骨与胸骨相连,因软骨不显影,故肋骨前端表现为游离状。成人肋软骨常见钙化,表现为不规则的斑片状致密影。

（3）胸骨:正位胸片上,胸骨几乎完全与纵隔影重叠,仅胸骨柄两侧外上角可突出于纵隔影之外。在侧位及斜位胸片上,胸骨可以全貌显示。

（4）锁骨:两侧锁骨内端与胸骨柄形成胸锁关节,两侧胸锁关节间隙应对称,否则为投照位置不正。锁骨内端下缘有半月形凹陷,为菱形韧带附着处。

（5）肩胛骨:肩胛骨内缘可与肺野外带重叠。青春期肩胛骨下角可出现二次骨化中心。

（三）胸膜

胸膜菲薄,分为包裹肺及肺叶间的脏层和与胸壁、纵隔及膈肌相贴的壁层,两层胸膜之间为潜在的胸膜腔。在胸膜返折处且X线投照方向与胸膜走行方向平行时,胸膜可显示为线状致密影。在正位胸片上,于右侧多见水平裂胸膜,表现为从腋部第 6 肋骨水平向内止于肺门外约 1.0 cm 处的水平线状致密影。在侧位胸片上,斜裂胸膜表现为自后上(第 4、5 胸椎水平)斜向前下的线状致密影,常在前肋膈角后 2~3 cm 处与膈肌相连;水平裂胸膜(横断)起自右侧斜裂中点,向前水平走行达前胸壁。

二、肺部正常表现

(一) 肺野

正常充气的两肺在 X 线胸片上表现为均匀一致的较为透明的区域,称肺野。在正位胸片上,两侧肺野透明度基本相同,其透明度与肺内所含气体量成正比。两侧肺野可划分为上、中、下野及内、中、外带。

(1) 横向划分为野,分别在第 2、4 肋骨前端下缘引一水平线,即将每侧肺划分为上、中、下三野。

(2) 纵向划分为带,分别将两侧肺纵行分为三等分,即将肺分为内、中、外三带。

(3) 第 1 肋骨圈外缘以内的部分称为肺尖区,锁骨以下至第 2 肋骨圈外缘以内的部分称为锁骨下区。

(二) 肺

肺门影由肺动脉、支气管及肺静脉构成。在正位胸片上,肺门影位于两肺中野内带,左侧比右侧高 1~2 cm;两侧肺门可分为上、下两部,右肺门上、下部相交形成一钝角,称肺门角。在侧位胸片上,两侧肺门影大部分重叠,右肺门略偏前;肺门影表现似一尾部拖长的"逗号",其前缘为上肺静脉干,后上缘为左肺动脉弓,拖长的尾部由两下肺动脉干构成。

(三) 肺纹理

在正常充气的肺野上,可见自肺门向外呈放射状分布的树枝状影,称为肺纹理。在正位胸片上,肺纹理表现为自肺门向肺野中、外带延伸,逐渐变细至肺野外围。

(四) 肺叶和肺段

肺叶由叶间胸膜分隔而成,右肺包括上、中、下三个肺叶,左肺包括上、下两个肺叶。肺叶由 2~5 个肺段组成,每个肺段有单独的段支气管。肺段常呈圆锥形,尖端指向肺门,底部朝向肺的外围,肺段间没有明确的边界。各肺段的名称与其相应的段支气管的名称一致。

(1) 右肺叶:①上叶:位于右肺前上部,上缘达肺尖,下缘以横裂与中叶分界,后缘以斜裂与下叶分界;②中叶:位于右肺前下部,上缘以横裂与上叶分界,后下缘以斜裂与下叶分界,呈三角形;③下叶:位于右肺后下部,以斜裂与上叶及中叶分界。

(2) 左肺叶:①上叶:相当于右肺上叶和中叶所占据的范围;②下叶:相当于右肺下叶所占据的范围。

(3) 副叶:属正常变异。副叶是由副裂深入肺叶内形成,常见为奇叶,其次为下副叶。当副裂与 X 线投照方向一致时,表现为致密线状影。副裂和副叶有其固定的位置。

正位胸片上,上叶下部与下叶上部重叠,中叶与下叶下部重叠;侧位胸片上,上叶位于前上部,中叶位于前下部,下叶位于后下部,彼此不重叠。

各肺段之间无明确的分界,但在胸片上仍可根据相应的段支气管确定其大致的位置。

（五）气管、支气管

气管在第5、6胸椎平面分为左、右主支气管。气管分叉部下壁形成隆突,分叉角为60°～85°。两侧主支气管逐级分出叶、肺段、亚肺段、小支气管、细支气管、呼吸细支气管直至肺泡管和肺泡囊。

三、纵隔正常表现

X线胸片上除气管及主支气管可分辨外,其余纵隔结构缺乏对比,只能观察其与肺部邻接的轮廓。纵隔的分区在判断纵隔病变的起源和性质上有重要意义。纵隔的分区方法有多种,较简单而常用的是六分区法:在侧位胸片上,从胸骨柄体交界处至第4胸椎下缘画一水平线,其上为上纵隔,其下为下纵隔;以气管、升主动脉及心脏前缘的连线为前、中纵隔的分界,再以食管前壁及心脏后缘连线为中、后纵隔的分界,从而将上、下纵隔各分为前、中、后3区,共6区。

四、能力检测

（1）请简述正常纵隔的X线影像学表现。
（2）请简述正常肺野的X线影像学表现。
（3）请简述正常肺纹理的X线影像学表现。

（徐　健）

第三节　异常胸片

一、肺炎

肺炎为肺部常见病、多发病,临床上常按病因分为感染性、理化性、免疫和变态反应性,以感染性最常见;影像学上正确判断肺炎的病因及何种病原体感染常有困难,故按病变的解剖分布分为大叶性、小叶性及间质性肺炎。

（一）大叶性肺炎

大叶性肺炎常为肺炎链球菌感染,炎症常累及一个或多个完整的肺叶,也可仅累及肺段。

1. 病理分期　病理上常分为四期:①充血期:肺泡壁毛细血管充血扩张,肺泡内有少量浆液渗出,肺泡腔内仍存有空气。②红色肝变期:此期肺大体切面呈红色肝样,因肺泡内充有大量红细胞和纤维蛋白等渗出物所致。③灰色肝变期:随着肺泡内红细胞减少,代之以大量白细胞,肺切面呈灰色肝样。④消散期:肺泡内纤维蛋白等渗出物溶解、吸收,肺泡重新充气。经积极有效治疗,通常1周后病变开始转入消散期,病理上的动态变化决定了各期影像学表现的不同。

2. X线影像学表现　①充血期:可无阳性发现,或仅显示肺纹理增多,肺透明度减低。②红色和灰色肝变期:表现为密度均匀的致密影;不同肺叶或肺段受累的表现不一,累及肺段表现为片状或三角形致密影,累及整个肺叶则呈现以叶间裂为界的大片状致密影;实变影中常可见透亮支气管影,即"空气支气管征"。③消散期:实变区密度逐渐减低,表现为大小不等、分布不规则的斑片状影;炎症最终可完全吸收,或仅残留少量索条状影,偶可演变为机化性肺炎。

（二）小叶性肺炎

小叶性肺炎又称支气管肺炎,多见于婴幼儿、老年人和极度衰弱的患者或为手术后并发症。

X线影像学表现:病变多位于两肺中、下野的内、中带,沿肺纹理分布;表现为多发散在斑片状影,边缘模糊不清,密度不均,并可融合成较大的片状影;支气管壁充血水肿引起肺纹理增多、模糊。

（三）间质性肺炎

间质性肺炎是以肺间质炎症为主的肺炎,多见于婴幼儿,常继发于麻疹、百日咳或流行性感冒等急性传染病。

X线影像学表现:两肺中、下野为好发部位,常表现为肺纹理增粗、模糊,交织成网状或小斑片状影;可伴有弥漫性肺气肿;肺门密度增高、结构不清常为肺门周围间质内炎性浸润所致。

二、浸润性肺结核

肺结核为人型或牛型结核分枝杆菌引起的肺部慢性传染病。肺结核需以临床症状、影像学表现和痰菌检查为依据进行综合诊断。2004年我国实施新的结核病分类标准,将肺结核分为原发性肺结核、血行播散性肺结核、继发性肺结核（含浸润性肺结核）、结核性胸膜炎、其他肺外结核。本节主要介绍浸润性肺结核。

浸润性肺结核为再度感染结核分枝杆菌或已静止的原发病灶重新活动所致。在此情况下,由于机体对结核分枝杆菌已产生特异性免疫力,病变常局限,多好发于肺上叶尖段、后段及下叶背段。

X线和CT影像学表现:表现多种多样,可以一种征象为主或多种征象混合并存。CT较X线胸片更易发现结核灶的细微改变及空间结构关系,并有助于活动性判定和鉴别诊断。其主要征象如下所示。

（1）局限性斑片:见于两肺上叶尖段、后段和下叶背段。

（2）大叶性干酪样肺炎:一个肺段或肺叶呈大片致密性实影,其内可见不规则的"虫蚀样"空洞,边缘模糊。

（3）增殖性病变:呈斑点状影,边缘较清晰,排列成"梅花瓣"状或"树芽征",为结核病的较典型表现。

（4）结核球:圆形、椭圆形块状影,大小为0.5～4 cm,多为2～3 cm,边缘清晰,轮廓光滑,偶有分叶,密度较高,内部可见斑点、层状或环状钙化;结核球周围常见散在的纤维增殖性病灶,称"卫星灶";增强CT检查,结核球常不强化或环状强化。

（5）结核性空洞:空洞壁薄,壁内、外缘较光滑,周围可有不同性质的"卫星灶"。

（6）支气管播散病变:结核空洞干酪样物质经引流支气管排出,引起同侧或对侧肺野的支气管播散,表现为沿支气管分布的斑片状影或"树芽征"。

（7）肺间质改变:少数患者以累及肺间质结构为主,增强CT检查表现为小叶内细网状线影、微结节、"树芽征"、磨玻璃密度影、小叶间隔增厚和气管壁增厚等。

（8）硬结钙化或索条影:提示病灶愈合。

三、肺部肿瘤

肺部肿瘤分为原发性与转移性,原发性肺肿瘤又分良性及恶性,恶性者占绝大多数,其中 98% 为原发性支气管肺癌,少数为肺肉瘤及类癌等。

(一) 原发性支气管肺癌

原发性支气管肺癌是指起源于支气管、细支气管肺泡上皮及腺上皮的恶性肿瘤,常简称为肺癌。其死亡率较高,发病率呈逐年增高趋势,目前已跃居为各种恶性肿瘤发病之首。

1. 中央型肺癌

(1) 早期中央型肺癌:局限于支气管腔内或沿管壁浸润生长,周围肺实质未被累及,且无远处转移的肿瘤。

X 线影像学表现:胸片上常无异常表现,偶尔可有局限性肺气肿或阻塞性肺炎表现。

(2) 中晚期中央型肺癌:X 线胸片检查常有明确表现。

X 线影像学表现:胸片上主要表现为肺门区肿块,呈分叶状或边缘不规则形,常可伴有阻塞性肺炎或肺不张。

2. 周围型肺癌

(1) 早期周围型肺癌:瘤体直径小于 2.0 cm,且无远处转移的恶性肿瘤。

X 线影像学表现:胸片上表现为肺内结节影,形态可不规则,常见分叶征、毛刺征或胸膜凹陷征。

(2) 中晚期周围型肺癌:常形成肺内较大结节或肿块影。

X 线影像学表现:胸片上大多表现为肺内球形肿块影,可见分叶、短细毛刺及胸膜凹陷征;当肿瘤坏死并经支气管引流后,可形成厚壁偏心空洞;肿块内钙化较少见。

3. 弥漫型肺癌　X 线影像学表现:胸片上弥漫型肺癌常表现为两肺广泛分布细小结节,也可表现为大片肺炎样改变;病变呈进行性发展,有融合倾向,融合病灶呈肿块状,甚至发展为整个肺叶的实变,有时可见"空气支气管征"。

(二) 继发性肺肿瘤

肺部以外部位的恶性肿瘤细胞可以经血行、淋巴道转移或直接蔓延等途径到达肺部形成肺转移瘤。

X 线影像学表现:经血行发生的肺转移瘤常表现两肺多发结节或棉球样阴影,密度多均匀,大小不一,轮廓清楚,以两肺中、下野的外带较多见,也可局限于一侧肺野;少数可为单发球形病灶;血供丰富的原发性肿瘤可发生粟粒状转移,多分布在中、下肺野;偶可表现为多发小片状浸润影。淋巴道转移可表现为两肺门和(或)纵隔淋巴结增大,同时可见自肺门向外呈放射状分布的条索状影伴"串珠样"结节。

四、正常心脏及心脏增大

(一) 心脏与心包正常表现

X 线影像学表现:正位 X 线胸片上左心缘由三段构成,上段凸出部分为主动脉结,中段为肺动脉段,下段为左心室;右心缘由两段构成,上段为升主动脉和上腔静脉的复合投影,下段为右心房。心胸比为心脏横径与最大胸廓横径之比,正常成人该比值的上限是 0.5。

（二）冠状动脉正常表现

X线影像学表现:冠状动脉造影(CAG)要求多角度投照,避免血管重叠。CAG 投照的参考体位如下所示。

（1）左主干和前降支:①左前斜位 60°;②左前斜位 60°＋足头位 20°(X 线球管在足侧);③左前斜位 45°＋头足位 25°(X 线球管在头侧,蜘蛛位);④右前斜位 30°;⑤右前斜位 30°＋足头位 20°;⑥右前斜位 30°＋头足位 20°。

（2）右冠状动脉:①左前斜位 60°;②后前位;③右前斜位 30°。

一般情况下,左冠状动脉要求投照体位多于 4 个,右冠状动脉多于 2 个,对于有狭窄病变的血管,尽可能多增加不同投照体位。

（三）主动脉和肺血管正常表现

X线影像学表现:X 线胸片左心缘上段凸出部位为主动脉结,中段为肺动脉段,右心缘上段为升主动脉和上腔静脉的复合投影。主动脉造影可显示升主动脉、主动脉弓、弓降部及头臂动脉;肺动脉造影可显示左右肺动脉和肺内分支血管。但是,经导管血管造影技术为有创方法,目前临床较少使用。

（四）心脏形态和大小异常

整体形态异常根据 X 线胸片分为三型:二尖瓣型、主动脉瓣型和普大型。

X线影像学表现:心脏增大,可以是心肌肥厚或心腔扩大或两者并存,X 线胸片不能区分,故统称增大。胸片上测量心胸比,0.50～0.55 为轻度增大;0.56～0.60 为中度增大;0.60 以上为重度增大。

五、气胸

空气进入胸腔内为气胸。空气进入胸腔是因脏层或壁层胸膜破裂所致。

X线影像学表现:气胸区无肺纹理,为气体密度。

（1）少量气胸时,气胸区呈线状或带状无纹理区,可见被压缩肺的边缘,呼气时显示较清楚。

（2）大量气胸时,气胸区可占据肺野的中、外带,内带为压缩的肺,呈密度均匀软组织影;同侧肋间隙增宽,横膈下降,纵隔向健侧移位。

（3）液气胸时,立位胸片可见气-液平面,严重时,气-液平面可横贯患侧整个胸腔。

（4）脏、壁层胸膜粘连时,可形成局限性或多房性气胸或液气胸。

六、胸腔积液

任何因素使胸膜腔内液体形成过快或吸收过缓,即产生胸腔积液,也称胸水。感染、肿瘤、损伤、自身免疫性疾病、心力衰竭、低蛋白血症及放射治疗等均可以引起胸腔积液。胸腔积液分为渗出液和漏出液,可透明清亮,也可以是脓性、血性、乳糜性或胆固醇性。

X线影像学表现:胸腔积液的表现与积液量、体位和是否包裹或粘连有关,可分为以下两种类型。

（一）游离性胸腔积液

（1）少量积液:站立位时,极少量的积液积聚于位置最低的后肋膈角处,仅于侧位片上显示后肋膈角变钝。当积液量达 250 mL 左右时,后前位胸片可见外侧肋膈角变钝、变浅,随着积液量增加,外侧肋膈角消失,积液掩盖膈顶,呈外高内低的弧形致密影,其上缘在第 4 肋前端以下。仰卧位时,因液体散开,胸腔积液不易显示,后前位胸片上仅表现为肺野密度升高或叶间裂增厚。

(2)中量积液:上缘表现为弧形凹面,患侧下肺野呈均匀致密影;上缘超过第 4 肋前端的下缘,并在第 2 肋前端下缘平面以下。

(3)大量积液:弧形凹面上缘超过第 2 肋前端下缘,患侧肺野呈均匀致密影,有时仅见肺尖部透明;可见患侧肋间隙增宽,横膈下降,纵隔向健侧移位。

(二)局限性胸腔积液

(1)包裹性胸腔积液:脏、壁层胸膜发生粘连导致积液局限于胸膜腔的某一部位而成,多见于胸膜炎,好发于下胸部。侧后胸壁切线位片上,包裹性胸腔积液表现为自胸壁向肺野突出的半圆形或扁丘状均匀致密影,边缘清楚,其上、下缘均与胸壁成钝角相交。

(2)叶间胸腔积液:局限于水平裂或斜裂内的胸腔积液,可单独存在或与游离性胸腔积液并存发生于斜裂者,正位胸片上多难以诊断,侧位胸片则易于发现,典型表现为叶间裂部位呈梭形影,密度均匀,边缘清楚。游离性胸腔积液进入叶间裂时多局限于斜裂下部,侧位胸片表现为尖端向后上的三角形密度增高影。

(3)肺底积液:位于肺底与横膈之间的胸腔积液,右侧较多见。被肺底积液向上推挤的肺下缘呈圆顶形,易被误认为"横膈升高"。肺底积液所致的"横膈升高"的圆顶最高点位于偏外 1/3,且肋膈角深而锐利。仰卧位胸片能显示正常位置的横膈,可供鉴别。

七、能力检测

(1)请简述游离性胸腔积液的 X 线影像学表现。
(2)请简述气胸的 X 线影像学表现。
(3)请简述冠状动脉正常时的 X 线影像学表现。
(4)请简述周围型肺癌的 X 线影像学表现。
(5)请简述小叶性肺炎的 X 线影像学表现。

(徐 健)

第四节 正常腹部平片

X 线平片仅用于与食管、胃肠道疾病相关的急症检查,包括食管、胃肠道的金属性异物、穿孔和肠梗阻等。

一、食管

X 线影像学表现:梨状隐窝两侧对称,于中线汇合,向下引入食管。食管上端于第 6 颈椎水平与下咽部相连,下端于第 10～11 胸椎水平与贲门相连。在与咽连接处及在食管裂孔处各有一生理性高压区,为上、下食管括约肌。下食管括约肌有防止胃内容物反流的作用。

吞钡后食管的蠕动将钡剂自上向下推进,显示食管轮廓光滑整齐,管壁伸缩自如,宽度可达 2～3 cm。食管的黏膜皱襞表现为数条纵行且相互平行的纤细透明条纹影,相邻透明条纹影之间的致密线影为充盈钡剂的黏膜皱襞间沟,食管黏膜皱襞向下通过贲门与胃小弯的黏膜皱襞相连续。食管前缘可见三个压迹,由上至下依次为主动脉弓、左主支气管和左心房压迹。

二、胃与十二指肠

胃分为胃底、胃体、胃窦三部分及胃小弯和胃大弯。胃轮廓的右侧缘为胃小弯、左侧缘为胃大弯,贲门入口水平线以上的胃腔称胃底,立位胃底含气时又称胃泡;胃小弯转弯处为角切迹,角切迹与胃大弯最下一点连线以远的胃腔称胃窦;此连线与胃底之间的部分则称胃体。幽门连接胃和十二指肠。

1. 胃的形状　与体型、张力和神经功能状态有关,分四种类型。

(1)牛角型胃:张力高,呈横位,胃角不明显,多见于胖型人。

(2)钩型胃:张力中等,胃角明显,胃下极大致位于髂嵴水平。

(3)瀑布型胃:胃底呈囊袋状向后倾,胃泡大,张力高,钡剂先进入后倾的胃底,再溢入胃体,犹如瀑布。

(4)长型胃:又名无力型胃,位置与张力均较低,胃腔上窄下宽如水袋状,胃下极常在髂嵴平面以下,多见于瘦长型人。

2. 胃的轮廓　胃小弯和胃窦大弯侧轮廓光滑整齐;胃底及胃体大弯侧轮廓常呈锯齿状,系横、斜向走行的黏膜皱襞所致。

3. 胃的黏膜　黏膜皱襞本身呈透明条纹影,皱襞间沟内含钡剂,呈条纹状致密影。胃小弯侧的皱襞平行整齐,大弯侧逐渐变粗并呈横行或斜行。胃底皱襞较粗而弯曲,略呈网状。胃窦黏膜皱襞主要与小弯平行,有时也可呈斜行。

4. 胃的蠕动和排空　蠕动由胃体上部开始,有节律地向幽门方向推进胃的排空。受胃张力、蠕动、幽门功能和精神状态等影响,一般于服钡后2～4小时排空。

十二指肠全程呈"C"形,分球部、降部、水平部和升部,将胰头包绕其中。球部一般呈锥形,两缘对称,底部平整,幽门开口于底部中央;球部轮廓光滑整齐;黏膜皱襞为纵行平行的条纹;球部的运动为整体性收缩,可一次将钡排入降部。降部及以下黏膜皱襞多呈羽毛状,与空肠相似;蠕动多呈波浪状向前推进。

三、小肠

X线影像学表现:空肠位于左上中腹,富于环状黏膜皱襞,常显示为羽毛状。空肠与回肠之间没有明确的分界。回肠位于右下腹和盆腔,肠腔较窄,黏膜皱襞少而浅,轮廓光滑。末段回肠自盆腔向右上行与盲肠相连。回盲瓣的上、下瓣呈唇状突起,可在充钡的盲肠中形成透明影。空肠蠕动迅速有力,回肠蠕动慢而弱。服钡后2～6小时钡剂前端可达盲肠,7～9小时小肠排空。

四、大肠

X线影像学表现:结肠气钡双重对比造影时,钡剂逆向涂布直肠、结肠和盲肠内壁。盲肠位于右髂窝处,下方为盲端,阑尾开口于其内下方,内侧通过回盲瓣与回肠相延续,升、降结肠分别位于腹腔两侧,纵向走行,降结肠与乙状结肠在左髂窝处相移行。结肠的主要特征是充钡时可见多个大致对称的袋状凸出,称为结肠袋,它们之间是由半月皱襞形成的不完全间隔。阑尾在钡餐或结肠气钡双重对比造影时都可能显影,呈长带状,位于盲肠内下方,一般粗细均匀、边缘光整、易推动。阑尾不显影、充盈不均匀或含粪石而造成的充盈缺损，不一定代表病变。

五、能力检测

（1）请简述小肠的正常 X 线影像学表现。
（2）请简述胃的正常 X 线影像学表现。
（3）请简述食管的正常 X 线影像学表现。

（徐　健）

第五节　异常腹部平片

一、胃肠道穿孔

胃肠道穿孔常继发于溃疡、外伤破裂、炎症及肿瘤，其中胃、十二指肠溃疡穿孔最为常见；外伤性肠管破裂多由闭合性损伤引起；肿瘤穿孔是因肿瘤坏死或肿瘤引起继发肠梗阻所致；此外，肠伤寒、局限性肠炎、坏死性肠炎以及溃疡性结肠炎也可造成肠穿孔。

胃、十二指肠溃疡穿孔分为急性和慢性：前者多发生在前壁，穿孔直径一般为 0.5～1.6 cm，穿孔的同时胃、十二指肠内的气体和内容物流入腹腔，引起气腹和急性腹膜炎；后者多发生在后壁，尤见于十二指肠后壁，穿透前浆膜与附近组织器官粘连，有时溃疡虽很深，但内容物不流入腹腔。小肠穿孔时，由于小肠肠曲彼此紧靠，穿孔后纤维蛋白沉着，相互粘连，穿孔很快被封闭，故小肠内容物流出少，且小肠气体少，也较少造成气腹。结肠气体量较多，穿孔后肠内容物随大量气体流入腹腔，易形成气腹和局限性或全腹腹膜炎。

临床特点是起病骤然，持续性上腹部剧痛，不久可延及全腹，产生腹肌紧张、全腹压痛与反跳痛等腹膜刺激症状。

X 线影像学表现：当胃肠道穿孔至腹腔时，腹部平片的主要异常表现为气腹、腹腔积液、肋腹线异常和肠麻痹等的影像学表现，还可继发腹腔脓肿。

1. 气腹　胃肠道穿孔时，以游离气腹最常见，应注意以下几种情况。

（1）胃、十二指肠球部及结肠正常时可有气体，因此穿孔后大都有游离气腹表现。

（2）小肠及阑尾正常时一般无气体，穿孔后很少有游离气腹表现。

（3）胃后壁溃疡穿孔，胃内气体可进入小网膜囊，如网膜孔不通畅，则气体局限在网膜囊内，立位腹平片于中腹部可显示气腔或气液腔。

（4）腹膜间位肠管向腹膜后间隙穿孔可出现腹膜后间隙充气征象，而腹腔内并无游离气体，因此，没有游离气腹征象并不能排除肠道穿孔。

此外，还要注意游离气腹并非胃肠道穿孔所特有，也可见于输卵管通气检查、腹部手术后、腹部产气菌感染后等。

2. 腹腔积液、肋腹线异常及肠麻痹　腹腔积液为胃肠道穿孔后，胃肠内容物进入腹腔引起的化学性和细菌性腹膜炎表现，除腹腔积液外，还可显示相邻肋腹线变模糊、肠曲反应性淤积和肠麻痹等征象。

3. 腹腔脓肿　局限性腹膜炎可形成腹腔脓肿，多位于腹腔间隙或隐窝处，常以腹壁、器官及韧带形成脓腔壁。主要表现如下所示。

（1）可见气液腔或气泡影。

（2）脓腔无气体时，表现为组织肿块影。

（3）脓肿周围炎性浸润，相邻脂肪线（带）增宽、密度增高或消失。

（4）上腹腔淋巴炎性引流，可出现胸腔积液、肺底炎症及下叶肺不张等。

二、肠梗阻

肠梗阻是指肠内容物不能正常运行、顺利通过肠道，为临床上常见的急腹症之一。肠梗阻一般分为机械性、动力性和血运性三类：

1. 机械性肠梗阻　分为单纯性与绞窄性两类；前者只有肠管通过障碍，无血液循环障碍；后者同时有血液循环障碍。

2. 动力性肠梗阻　分为麻痹性肠梗阻与痉挛性肠梗阻，肠管本身均无导致通过障碍的器质性病变。

3. 血运性肠梗阻　见于肠系膜血栓形成或栓塞，有血液循环障碍和肠肌运动功能失调。

X线影像学表现：不同类型肠梗阻有不同的影像学表现。

（1）单纯性小肠梗阻：梗阻发生后3～6小时，可显示梗阻近端肠曲胀气扩大，肠内有高低不等的阶梯状气液平面；除非病程较长，肠壁与肠黏膜皱襞一般无明显增厚；梗阻端远侧无气体或仅有少许气体。依据扩大肠曲的类型，可估计梗阻的位置；高位梗阻时，梗阻近端肠管主要存留液体，气体多因呕吐而排出，此时仅于上腹部见数目有限、含气量少的扩张小肠影，应警惕高位小肠梗阻的可能；低位小肠梗阻的特征是扩张的肠腔积液增多，分布范围可占据整个腹部。不同的病因所致小肠梗阻在X线片上有不同特征，如胆石性小肠梗阻可在非胆囊区显示阳性结石影，还可显示胆肠瘘所致的肝内胆管积气；蛔虫堵塞所致的小肠梗阻可在小肠内显示有大量成团、成束的蛔虫影像。

（2）绞窄性小肠梗阻：多为闭襻性肠梗阻，常见于扭转、内疝、套叠和粘连等。绞窄性小肠梗阻多有小肠系膜受累、肠曲活动受限，因而有肠曲向某一固定部位聚集的表现。肠壁血液循环障碍可导致肠壁水肿增厚（后期可变薄）、黏膜皱襞增粗、肠内积液量多和液面较高等改变。肠腔内充满液体，表现为软组织密度的肿块，称为"假肿瘤"征；如充气闭襻肠管呈"U"形，形态上类似咖啡豆，称为"咖啡豆征"。绞窄性小肠梗阻后期由于肠系膜的血管常发生绞窄或闭塞，易引起肠坏死，还可并发腹腔积液。

不同病因所致绞窄性小肠梗阻还具有不同的影像学表现特点：①小肠扭转和内疝时，常合并"假肿瘤征"或"咖啡豆征"；②粘连性肠梗阻，比较其仰卧前、后位与侧卧位水平正位片，显示肠曲排列固定，还可出现肠曲纠集征象和肠曲转角较急的表现；③急性肠套叠造影检查时，显示套叠所形成的杯口状充盈缺损。

（3）大肠梗阻：大肠癌、乙状结肠扭转是大肠梗阻常见的病因，均可能产生闭襻性肠梗阻征象。前者因回盲瓣作用而导致肿瘤与回盲瓣双端闭锁，形成闭襻，使该段大肠内大量积液；后者为乙状结肠连同系膜扭转而导致该段肠曲双端闭锁，也形成闭襻。

X线影像学表现：闭襻段大肠明显扩张、积气积液发生；乙状结肠扭转时，扩张的乙状结肠形同马蹄状，其圆弧部向上，两肢向下并拢达左下腹梗阻点，这种特征性的表现可在立位X线平片上清晰显示；钡剂灌肠时，完全梗阻的患者表现为钡剂充盈乙状结肠下部，向上逐步变细，并指向一侧，呈鸟嘴状。

（4）麻痹性肠梗阻：又称肠麻痹，全部肠管均处于麻痹扩张状态，无器质性狭窄。常见于急性腹膜炎、脓毒败血症、腹部术后、低钾血症、严重外伤或外伤性休克以及腹膜后间隙感染或血肿等。

　　X线影像学表现：腹部X线平片示大小肠均呈普遍性扩张和积气，可有液平面形成。除小肠、大肠扩张外，有时胃也扩张；其中大肠扩张显著，通常以全部大肠充气为诊断本病的重要依据。麻痹性肠梗阻立位平片也可见到液平面，但一般少于机械性肠梗阻。多次检查肠管形态改变不明显是本病的又一重要征象。

三、能力检测

（1）请简述麻痹性肠梗阻的X线影像学表现。

（2）请简述大肠梗阻的X线影像学表现。

（徐　健）

第六节　泌尿系统结石X线影像

　　尿液中的矿物质结晶可沉积在肾盂肾盏内形成结石，患者多无临床症状；小的肾结石可下移，易停留在输尿管生理性狭窄处而造成尿路梗阻，临床表现为向下腹和会阴部的放射性疼痛及血尿。结石常由多种化学成分构成，主要包括草酸钙、磷酸钙、尿酸盐和胱氨酸盐等，其中常以某一成分为主。不同成分构成的结石的大小和形态差异很大。

　　X线影像学表现：泌尿系统结石的成分不同，含钙量亦不同，X线检查时密度有很大差异。约90％的结石可由腹部X线平片显示，称为阳性结石；余少数结石（如尿酸盐结石）腹部平片难以发现，故称为阴性结石。阳性结石和阴性结石均可被超声或CT检查发现。

　　（1）肾结石：结石位于肾影内，表现为圆形、卵圆形、桑葚状或鹿角状高密度影，可均匀一致，也可浓淡不均或分层；侧位片结石与脊柱影重叠，可与胆囊结石、淋巴结钙化等鉴别。

　　（2）输尿管结石：超声检查表现为输尿管走行区内强回声灶伴后方声影，但显示效果较差；在腹部X线平片上，结石表现为输尿管走行区内类圆形致密影，其间接征象为结石上方肾盂、肾盏和输尿管扩张积液。

　　（3）膀胱结石：结石位于盆腔内膀胱区，与肾、输尿管结石表现类似，X线平片上表现为圆形、卵圆形高密度影，超声检查表现为相应区域内强回声伴后方声影。

（徐　健）

第七节　骨折X线影像

一、长骨骨折

1. 常见的长骨骨折

（1）Colles骨折：又称伸直型桡骨远端骨折，为桡骨远端3 cm以内的横行或粉碎性骨折,骨折远端向背侧移位,断端向掌侧成角畸形,可伴尺骨茎突骨折。

(2) 肱骨髁上骨折:多见于儿童。骨折线横过缘突窝和鹰嘴窝,远侧端多向背侧移位。

(3) 股骨颈骨折:多见于老年妇女。骨折可发生于股骨头下、股骨颈中部或基底部,断端常有错位或嵌插。股骨头的血供几乎均来自股骨颈基底部,股骨头下骨折影响了对股骨头及颈的血供,致骨折愈合缓慢,甚至发生股骨头缺血性坏死。

2. X线平片影像学表现　易发现 Colles 骨折、肱骨髁上骨折的骨折线,并可确定骨折移位、成角等改变,复位后还可评估骨折对位、对线情况。对股骨颈骨折,X线平片能发现其中大多数骨折,但约有 10% 为嵌入性骨折而难以检出,此时应结合临床表现,进一步行 CT 或 MRI 检查。

二、脊柱骨折

患者多有自高处跌下、足或臀部着地,或由重物落下冲击头肩部的外伤史,由于脊柱受到突然的纵向性暴力冲击,脊柱骤然发生过度前屈,使受应力的椎体发生压缩。常见于活动范围较大的脊椎,如第5、6颈椎,第11、12胸椎,第1、2腰椎等部位,以单个椎体多见。外伤患者出现局部肿胀、疼痛,活动障碍,甚至神经根或脊髓受压等症状,有些还可见脊柱局部轻度后突成角畸形。断裂的骨质常重叠或嵌入,椎体变扁。

X线平片影像学表现如下。

(1) 单纯压缩骨折:表现为椎体压缩呈楔形,前缘变短,无骨折线,呈横行不规则带状致密带,为典型的压缩骨折。其上、下椎间隙一般保持正常。

(2) 爆裂骨折:爆裂骨折为脊椎垂直方向上受压后的粉碎性骨折,椎体和附件的骨折片向左、右、前、后各个方向移位,椎体压缩变扁。

(3) 骨折并脱位:骨折伴有椎体脱位、关节突交锁,有时可见突入椎管的游离骨折片。严重时常并发脊椎后突成角、侧移。

三、能力检测

(1) 请简述脊柱骨折的 X 线影像学表现。
(2) 请简述长骨骨折的 X 线影像学表现。

(徐　健)

第八节　胃肠道疾病 X 线影像

一、食管静脉曲张

食管静脉曲张是门静脉高压的主要并发症,常见于肝硬化。正常情况下,食管下段的静脉网与门静脉系统的胃冠状静脉、胃短静脉之间存在着吻合,当门静脉压力增高时,来自消化器官及脾的静脉血液回流受阻,大量血液通过胃冠状静脉和胃短静脉进入食管乳膜下静脉和食管周围静脉丛,经奇静脉入上腔静脉,形成食管和胃底静脉曲张。

临床上可有呕血和黑便,重者发生失血性休克或死亡。

X线影像学表现:早期食管静脉曲张表现为食管下段黏膜皱襞稍宽或略为迂曲;随着疾病的发展,食管中、下段的黏膜皱襞明显增宽、迂曲,呈蚯蚓状或串珠状充盈缺损,管壁边缘呈锯齿状,伴有食管张力降低,管腔扩张,钡剂排空延迟。

二、食管癌

食管癌好发于40～70岁男性。大体分为三型。

(1)浸润型:管壁呈环状增厚、管腔狭窄。

(2)增生型:肿瘤向腔内生长,形成肿块。

(3)溃疡型:肿块形成一局限性大溃疡,深达肌层。

以上各型可混合出现。临床主要症状是进行性吞咽困难。

X线影像学表现:食管癌的X线造影表现可概括为以下几点。

(1)黏膜皱襞破坏,代之以肿瘤表面杂乱不规则的影像。

(2)管腔狭窄,表现为局限性狭窄,管壁硬化,钡剂通过受阻,其上方食管扩张。

(3)肿瘤向腔内突出,造成形状不规则的充盈缺损。

(4)不规则的龛影。

(5)受累段食管局限性硬化。

以上表现常以不同程度同时存在。食管X线造影可明确肿瘤的位置及病变的范围,有利于临床选择适宜的治疗方案。

三、消化性溃疡

胃、十二指肠溃疡是常见疾病,好发于20～50岁人群中。十二指肠溃疡的发病率约为胃溃疡的5倍。

消化性溃疡的主要临床表现为上腹部疼痛,具有反复性、周期性和节律性的特点。严重者可继发大出血和幽门梗阻。部分胃溃疡可恶变。

X线影像学表现:胃、十二指肠溃疡的X线造影表现可归纳为两类。①直接征象,为溃疡本身所产生的异常表现;②间接征象,为溃疡所造成的功能性和瘢痕性改变。

1. 胃溃疡 胃溃疡的直接征象是龛影,多见于胃小弯,其切线位突出于胃轮廓外,呈火山口状,边缘光滑整齐,底部较平整。龛影口部常有一圈黏膜水肿造成的透明带,是良性溃疡的特征,依其范围而有不同的表现。

(1)黏膜线:龛影口部一光滑整齐的透明线,宽1～2 mm。

(2)项圈征:龛影口部的透明带,宽0.5～1 cm,如一个项圈。

(3)狭颈征:龛影口部明显狭小,透明带也缩短,使龛影犹如有一个狭长的颈。

慢性溃疡周围瘢痕收缩,造成黏膜皱襞均匀性纠集,犹如轮辐状向龛影口部集中,且逐渐变窄直达口部边缘,是良性溃疡的特征。

胃溃疡引起的瘢痕性改变可造成胃的变形和狭窄。幽门处溃疡性瘢痕可造成幽门狭窄或梗阻。

2. 十二指肠溃疡 90%以上的十二指肠溃疡发生在球部。球部腔小壁薄,溃疡易造成球部变形。球部溃疡常较胃溃疡小,造影检查的直接征象是龛影,但更常见的是球部溃疡本身不显示,只表现为球部的变形,主要是由于痉挛、瘢痕收缩、黏膜水肿所致,变形可以是"山"字形、三叶草形、葫芦形等。球部溃疡愈合后龛影消失,变形则可继续存在。

此外,球部溃疡还可出现一些其他征象:①激惹征,表现为钡剂到达球部后不易停留,迅速排出;②幽门痉挛,开放延迟;③造影检查时,球部有固定压痛。

四、胃癌

胃癌是胃肠道最常见的恶性肿瘤，好发于 40～60 岁人群中，可发生在胃的任何部位，以胃窦、小弯和贲门区较常见，大体分三型。

（1）蕈伞型：肿瘤向腔内生长，表面多高低不平，如菜花状。

（2）浸润型：肿瘤沿胃壁浸润生长，常侵犯胃壁各层，使壁增厚、硬化，弹性消失。

（3）溃疡型：肿瘤常深达肌层，形成大而浅的盘状溃疡，边缘有一圈堤状隆起。溃疡型胃癌又称恶性溃疡。

主要临床表现为上腹部疼痛，不易缓解，呕咖啡色血液或排黑便，有时可触及肿块或发生梗阻症状。

X线影像学表现：上消化道造影检查，胃癌表现因病期不同而不同。

（1）进展期胃癌：X线造影表现与大体形态有关，常见以下表现。①不规则的充盈缺损，多见于蕈伞型胃癌。②胃腔狭窄、胃壁硬化，主要由浸润型胃癌引起；如累及胃大部或全部，则形成"皮革胃"。③龛影，多见于溃疡型胃癌；龛影形状不规则，多呈半月形，位于胃轮廓之内，周围绕以宽窄不等的透明带，称为环堤，环堤上见结节状和指压迹状充盈缺损（指压痕），指压痕间有裂隙状钡剂影（裂隙征），以上所有表现统称为半月综合征。④黏膜皱襞破坏、消失或中断，形态固定不变。⑤肿瘤区蠕动消失。

（2）早期胃癌：局限于黏膜或黏膜下的肿瘤，双重造影检查可显示一些异常表现，但诊断需综合 X线造影、胃镜和活组织检查结果。

五、结直肠癌

结直肠癌好发于乙状结肠和直肠，大体分三型。

（1）增生型：肿瘤向腔内生长，呈菜花状，瘤基底宽。

（2）浸润型：肿瘤主要沿肠壁浸润，致肠壁不规则环形增厚和肠腔向心性狭窄。

（3）溃疡型：肿瘤主要表现为深而不规则的溃疡。

主要临床表现为便血、腹泻或顽固性便秘；直肠癌还可表现为粪便变细和里急后重。

X线影像学表现：①肠腔内不规则肿块，如肿块较大，钡剂通过困难；②管腔狭窄，狭窄较局限，可偏于一侧或呈向心性狭窄；③较大的龛影，形状多不规则，龛影周围常有不同程度的充盈缺损和管腔狭窄；④病变段肠壁硬化，结肠袋消失。

六、能力检测

（1）请简述结直肠癌的 X线影像学表现。

（2）请简述胃癌的 X线影像学表现。

（3）请简述胃溃疡的 X线影像学表现。

（4）请简述食管癌的 X线影像学表现。

（徐　健）

References ├────────────────────

[1]　周建军,顾润国.临床医学实践技能[M].北京:人民卫生出版社,2015.

[2]　周建军,刘士生.临床医学实践技能[M].北京:人民卫生出版社,2016.

[3]　万学红,卢雪峰.诊断学[M].8版.北京:人民卫生出版社,2013.

[4]　覃雪,刘惠莲.诊断学[M].北京:人民卫生出版社,2016.

[5]　刘吉祥.实用临床电子鼻咽喉镜诊断学[M].天津:天津科学技术出版社,2014.

[6]　曹聪云,徐宛玲.诊断学[M].3版.西安:第四军医大学出版社,2015.

[7]　谢幸,苟文丽.妇产科学[M].8版.北京:人民卫生出版社,2013.

[8]　陈红.中国医学生临床技能操作指南[M].2版.北京:人民卫生出版社,2014.

[9]　蔚百彦.实用院前急救学[M].2版.西安:西安交通大学出版社,2012.

[10]　毛静芳,彭美娣.急危重症护理学[M].北京:科学出版社,2014.

[11]　王一镗.现场急救常用技术[M].北京:中国医药科技出版社,2003.

[12]　王瑞儒,马中富.农村常见急症手册[M].北京:科学出版社,2005.

[13]　沈守荣.临床技能学[M].北京:人民卫生出版社,2011.

[14]　周春美,张连辉.基础护理学[M].3版.北京:人民卫生出版社,2014.

[15]　黄一帆.护理学基础[M].北京:高等教育出版社,2011.

[16]　李小寒,尚少梅.基础护理学[M].5版.北京:人民卫生出版社,2012.

[17]　龙明,王立义.外科学[M].7版.北京:人民卫生出版社,2014.

[18]　吴恩惠.医学影像学[M].5版.北京:人民卫生出版社,2006.